全国中医药行业高等职业教育“十三五”规划教材

中药药理基础

（供中药学、中医学、药学等专业用）

主　编◎潘年松　冯彬彬

中国中医药出版社
·北　京·

图书在版编目（CIP）数据

中药药理基础/潘年松，冯彬彬主编．—北京：中国中医药出版社，2018.7（2021.3重印）

全国中医药行业高等职业教育“十三五”规划教材

ISBN 978-7-5132-4839-6

Ⅰ.①中…　Ⅱ.①潘…　②冯…　Ⅲ.①中药学-药理学-高等职业教育-教材　Ⅳ.①R285

中国版本图书馆 CIP 数据核字（2018）第 058647 号

中国中医药出版社出版

北京经济技术开发区科创十三街 31 号院二区 8 号楼

邮政编码　100176

传真　010-64405721

山东百润本色印刷有限公司印刷

各地新华书店经销

开本 787×1092　1/16　印张 17　字数 355 千字

2018 年 7 月第 1 版　2021 年 3 月第 3 次印刷

书号　ISBN 978-7-5132-4839-6

定价　54.00 元

网址　www.cptcm.com

社 长 热 线　010-64405720

购 书 热 线　010-89535836

维 权 打 假　010-64405753

微信服务号　zgzyycbs

微商城网址　https://kdt.im/LIdUGr

官 方 微 博　http://e.weibo.com/cptcm

天猫旗舰店网址　https://zgzyycbs.tmall.com

如有印装质量问题请与本社出版部联系（010-64405510）

全国中医药职业教育教学指导委员会

前言

中医药职业教育是我国现代职业教育体系的重要组成部分，肩负着培养新时代中医药行业多样化人才、传承中医药技术技能、促进中医药服务健康中国建设的重要职责。为贯彻落实《国务院关于加快发展现代职业教育的决定》（国发〔2014〕19号）、《中医药健康服务发展规划（2015—2020年）》（国办发〔2015〕32号）和《中医药发展战略规划纲要（2016—2030年）》（国发〔2016〕15号）（简称《纲要》）等文件精神，尤其是实现《纲要》中"到2030年，基本形成一支由百名国医大师、万名中医名师、百万中医师、千万职业技能人员组成的中医药人才队伍"的发展目标，提升中医药职业教育对全民健康和地方经济的贡献度，提高职业技术院校学生的实际操作能力，实现职业教育与产业需求、岗位胜任能力严密对接，突出新时代中医药职业教育的特色，国家中医药管理局教材建设工作委员会办公室（以下简称"教材办"）、中国中医药出版社在国家中医药管理局领导下，在全国中医药职业教育教学指导委员会指导下，总结"全国中医药行业高等职业教育'十二五'规划教材"建设的经验，组织完成了"全国中医药行业高等职业教育'十三五'规划教材"建设工作。

中国中医药出版社是全国中医药行业规划教材唯一出版基地，为国家中医中西医结合执业（助理）医师资格考试大纲和细则、实践技能指导用书、全国中医药专业技术资格考试大纲和细则唯一授权出版单位，与国家中医药管理局中医师资格认证中心建立了良好的战略伙伴关系。

本套教材规划过程中，教材办认真听取了全国中医药职业教育教学指导委员会相关专家的意见，结合职业教育教学一线教师的反馈意见，加强顶层设计和组织管理，是全国唯一的中医药行业高等职业教育规划教材，于2016年启动了教材建设工作。通过广泛调研、全国范围遴选主编，又先后经过主编会议、编写会议、定稿会议等环节的质量管理和控制，在千余位编者的共同努力下，历时1年多时间，完成了83种规划教材的编写工作。

本套教材由50余所开展中医药高等职业教育院校的专家及相关医院、医药企业等单位联合编写，中国中医药出版社出版，供高等职业教育院校中医学、针灸推拿、中医骨伤、中药学、康复治疗技术、护理6个专业使用。

本套教材具有以下特点：

1. 以教学指导意见为纲领，贴近新时代实际

注重体现新时代中医药高等职业教育的特点，以教育部新的教学指导意

见为纲领，注重针对性、适用性以及实用性，贴近学生、贴近岗位、贴近社会，符合中医药高等职业教育教学实际。

2. 突出质量意识、精品意识，满足中医药人才培养的需求

注重强化质量意识、精品意识，从教材内容结构设计、知识点、规范化、标准化、编写技巧、语言文字等方面加以改革，具备“精品教材”特质，满足中医药事业发展对于技术技能型、应用型中医药人才的需求。

3. 以学生为中心，以促进就业为导向

坚持以学生为中心，强调以就业为导向、以能力为本位、以岗位需求为标准的原则，按照技术技能型、应用型中医药人才的培养目标进行编写，教材内容涵盖资格考试全部内容及所有考试要求的知识点，满足学生获得“双证书”及相关工作岗位需求，有利于促进学生就业。

4. 注重数字化融合创新，力求呈现形式多样化

努力按照融合教材编写的思路和要求，创新教材呈现形式，版式设计突出结构模块化，新颖、活泼，图文并茂，并注重配套多种数字化素材，以期在全国中医药行业院校教育平台“医开讲－医教在线”数字化平台上获取多种数字化教学资源，符合职业院校学生认知规律及特点，以利于增强学生的学习兴趣。

本套教材的建设，得到国家中医药管理局领导的指导与大力支持，凝聚了全国中医药行业职业教育工作者的集体智慧，体现了全国中医药行业齐心协力、求真务实的工作作风，代表了全国中医药行业为“十三五”期间中医药事业发展和人才培养所做的共同努力，谨此向有关单位和个人致以衷心的感谢！希望本套教材的出版，能够对全国中医药行业职业教育教学的发展和中医药人才的培养产生积极的推动作用。需要说明的是，尽管所有组织者与编写者竭尽心智，精益求精，本套教材仍有一定的提升空间，敬请各教学单位、教学人员及广大学生多提宝贵意见和建议，以便今后修订和提高。

国家中医药管理局教材建设工作委员会办公室

全国中医药职业教育教学指导委员会

2018年1月

《中药药理基础》

编 委 会

主　编

潘年松（遵义医药高等专科学校）

冯彬彬（重庆三峡医药高等专科学校）

副主编

雷　霞（黑龙江中医药大学）

陈　文（江西中医药高等专科学校）

苗久旺（山东中医药高等专科学校）

洪巧瑜（北京卫生职业学院）

叶兆伟（信阳农林学院）

编　委（以姓氏笔画为序）

石　青（安徽中医药高等专科学校）

田　园（济南护理职业学院）

许　莉（江苏省连云港中医药高等职业技术学校）

杜安妮（遵义医药高等专科学校）

侯迎迎（安阳职业技术学院）

崔亚迪（邢台医学高等专科学校）

薛晓东（重庆三峡医药高等专科学校附属医院）

编写说明

为贯彻落实《国务院关于加快发展现代职业教育的决定》和《中医药发展战略规划纲要（2016—2030年）》文件精神，提高中医药职业教育质量，构建中医药现代职业教育体系，满足中医药事业发展对于高素质技能人才的需求，国家中医药管理局教材建设工作委员会办公室在国家中医药管理局人事教育司和全国中医药职业教育教学指导委员会进行的全国中医药职业教育现状调查基础上，由中国中医药出版社具体组织，全国中医药职业教育院校（含高职、中职）联合编写出版了本套供中医药职业教育教学使用的教材。

《中药药理基础》是全国中医药行业高等职业教育“十三五”规划教材之一，主要介绍中药的现代药理作用及其现代临床应用。本教材是在中医药理论指导下，结合近年来学科的新进展和教学实践，特别受屠呦呦2015年获诺贝尔生理学或医学奖的启示进行编写的。本教材运用现代科学技术和方法，补充了近5年来中药药理临床应用的新进展，淡化研究性内容及机制，临床实用性更强，在学术思想和服务对象上将充分体现与临床的密切结合。

本教材主要供中药学、中医学、药学等专业高职高专学生用，也可供中药类专业自学考试、执业中药师考试和职称考试参考。也可面向基层医院药剂科、社区医疗保健体系、药品生产企业、药品销售行业的中药学专业技术人员。

本教材编写分工如下：潘年松编写第一章；冯彬彬编写第二章、第二十一章~第二十三章；雷霞编写第三章、第九章；苗久旺编写第四章、第十七章；陈文编写第五章；洪巧瑜编写第六章、第七章；许莉编写第八章、第十三章；薛晓东编写第十章、第十九章；侯迎迎编写第十一章、第十四章；崔亚迪编写第十二章；叶兆伟编写第十五章；田园编写第十六章、第十八章；石青编写第二十章。杜安妮负责本教材的相关协调及统稿工作。

本教材编写得到了遵义医药高等专科学校和重庆三峡医药高等专科学校各级领导，以及其他各参编单位领导的大力支持，在此深表感谢。

由于编者的理论水平和实践经验有限，书中若存在错误或不足之处，恳请广大读者提出宝贵意见，以便再版时修订提高。

《中药药理基础》编委会

2018年2月

总　论

各 论

总　论

扫一扫，看课件

第一章　绪　论

【学习目标】

掌握中药药理学的概念。

了解中药药理学的任务和研究内容。

第一节　中药药理学的研究内容和任务

中药药理学（Pharmacology of Traditional Chinese Medicine）是以中医药基本理论为指导，运用现代科学方法，研究中药和机体相互作用及作用规律的一门学科，是介于传统临床中药学与西医药理学之间的一门交叉学科。其主要内容是研究中药对机体的作用（包括治疗作用、保健作用和毒副作用）、作用机制及产生作用的物质基础。机体对中药的作用，主要是研究中药接触或进入机体后，吸收、分布、代谢和排泄的过程。即阐明传统中药治病的现代科学依据，阐明传统功能与现代药理之间的相互关系，并揭示中药新的临床作用及其作用机制。

中药药理学与传统中药学不同之处在于，中药药理学阐述采用现代自然科学技术和方法对中药治病疗效进行研究和解释。如运用西医药理学、生物化学、免疫学、细胞生物学、分子生物学、天然药物化学、数理统计学等技术和方法，研究和揭示中药临床治病的效果及其机制，并将现代研究的结果与传统中药功能及应用相联系。

中药药理学不同于现代药理学的特点是用中医药基本理论进行指导，研究对象和药效物质形式多样，且中药的药理作用具有多靶点、多环节、多途径、整合调节的特点。具体体现在以下几个方面：第一，不脱离传统中医对于中药的认识和理论阐释；第二，重视中药对机体的整体调节作用，重视动物整体实验的结果及模拟体内条件的体外实验结果等；第三，不违反辨证施治的原则研究和利用中药的现代药理作用；第四，将现代药理学理论与传统中医药理论相结合论述中药的作用机制。例如，人参传统功能与现代药理作用的相互对应关系大致为：大补元气、挽救虚脱的功能与强心、抗心肌缺血、调节血压、抗休克等作用有关；补脾气、益肺气的功能与增强免疫、促进蛋白质及核酸合成、调节内分泌、增强抗应激能力、延缓衰老等作用有关；益气而活血的功能与抗凝血、扩张血管、降血脂、抗肿瘤作用有关；益气而养血的功能与促进骨髓造血作用有关；益气而扶正祛邪的功能之一体现与抗肿瘤作用有关；生津止渴的功能与降低血糖、抗糖尿病有关；安神益智功能的药理作用基础为增强记忆、调节中枢神经系统功能、延缓衰老等。

中药药理学研究的范围与现代药理学相同，有两个方面：其一，中药对机体的作用、作用机制、产生作用的物质基础，即研究中药药效学；其二，机体对中药的作用，即机体对中药的吸收、分布、代谢、排泄过程，即研究中药药动学。中药药效学是用现代科学的理论和方法，研究和揭示中药药理作用产生的机理和物质基础。中药药动学是研究中药及其化学成分在体内的吸收、分布、代谢和排泄过程及其特点。

中药药理学的建立和发展已有几十年历史，其学科任务逐渐明确，主要是探讨中药防病治病的现代科学原理，具体有以下几个方面。第一，阐明中药疗效。对于传统的中药功能，中药药理学采用与之相对应的现代药理学指标进行验证。例如，清热药是否能降低发热动物体温，补益药是否能增强机体免疫力，活血化瘀药能否改善血液浓、黏、凝、滞状态，纠正心、脑血管病理及微循环障碍等。研究中药既要重视单味药的研究，也要注意总结提炼某一类药的共性。第二，探索中药疗效产生的机理，在证实其药理作用的基础之上，中药药理学结合现代科学技术进一步研究其发挥作用的途径、环节或靶点，揭示其作用机制。例如，研究显示，某些具有健脾补肾扶正祛邪功能的中药或复方对肿瘤形成的启动阶段有阻断作用。例如太子参、白术、四君子汤等具有反启动作用，能够抑制起始因子对大鼠肝、胃细胞介导细胞突变。第三，阐明中药药效物质基础，结合中药化学知识进行中药药效物质基础的研究，是中药药理学的另一个重要任务。对单味药成分研究发现，活血行气止痛的延胡索，其止痛有效成分为延胡索乙素；麻黄平喘的有效成分为麻黄碱、伪麻黄碱和麻黄挥发油；麻黄的多种成分可以利尿，但以 d-伪麻黄碱作用最显著；滋补肝肾的五味子具有保肝作用，其保肝有效成分为五味子素。复方研究发现，当归芦荟丸主治湿热证，通过拆方分析发现青黛抗急性粒细胞性白血病，主要成分为靛玉红。第四，促进中医药理论的进步。几十年中药药理学研究成果的积累，对现代中医药理论的进步起到了推动作用。目前对中药药性理论、归经理论，以及中药清热解毒、攻里通下、活血化瘀、扶正固本等作用，已初步建立了与之相关的现代科学概念。第五，参与开发中药新药、发展新药源。中药药理学承担药效学和毒理学研究任务，在开发新药中具有重要的地位。此外，新的药材资源需要通过药理学和毒理学的研究才能说明其药效和毒性，野生药材的人工栽培品或紧缺中药材的代用品都必须通过化学和药理的研究才能说明其质量优劣。另外，寻找贵重药材的代用品，变野生药材为家种，变非中药为中药，扩大中药原有用药范围等工作，都必须在药效学实验验证条件下进行。

由于中药药理作用是进行中药质量评价、制剂工艺条件筛选、中成药研究开发、中药现代应用及合理应用的关键依据，因此，中药药理学实际上还承担着以下任务：研究中药毒性和副作用，阐明其物质基础和作用环节，确定药物安全性范围；利用中药现代研究结果，更加合理地指导临床用药，提高临床疗效，减少中药毒副反应；结合中药现代药理研究，提高中药饮片质量标准化水平，研制新的中成药或改良中药剂型；通过中药现代药理研究，为中西医结合提供依据。

中药药理学是一门实践性很强并与多种学科密切联系的新兴的桥梁性学科。实践性包括中药药性、中药配伍、中药药效、中药药动、中药毒性和代表药、常用配伍、代表方所构建的理论知识体系，又包括中药药理基础实验、专业实验、创新性实验、实训、实践所构成的实践技术体系。目前，中药药理学既是中药学的专业学科，也是中西医结合基础学科。学习中药药理学必须有中医学、中药学、西医基础学科及临床学科知识基础，才能在学习中融会贯通，推陈出新。

第二节　中药药理学的发展简史

中药药理学是中药学的分支学科，是中华民族在长期与疾病做斗争的实践和现代药理研究过程中不断形成的学科体系，蕴含着丰富的用药经验与中药防病治病的基本原理。中药的起源和中药学的发展经历了几千年的发展历程，已经建立了坚固的理论体系，并具有丰富的知识内涵。但是中药药理的发展史与诸多中药学其他学科相似，是逐步发展的过程。中药现代药理研究开始于 20 世纪 20 年代，据今尚不足 100 年。

20 世纪 20 ~ 40 年代　20 世纪 20 年代初期，陈克恢等开始系统研究麻黄、当归的化学成分与药理作用，发现麻黄的主要化学成分是生物碱，如麻黄碱具有拟肾上腺素作用。研究成果报道以后，在国内外学术界引起了强烈的反响和广泛的关注，并由此而开启了传统中药的现代科学研究。之后相继被研究的主要是单味药中药，涉及三七、川芎、何首乌、草乌、延胡索、防己、浙贝母、川贝母、人参、使君子、常山、鸦胆子等 50 多种，出现了中药药理研究的一段高潮。这一时期的研究不仅起到开创性的作用，而且形成了一条延续至今的中药药理研究思路，即从天然药材中提取其化学成分，通过筛选研究确定其药效，再进行相关药理毒理研究。但受限于客观条件，研究的品种不多，成果有限，仅将临床有一定疗效的中药当成一种植物药来研究，很少联系中医药理论和临床。

20 世纪 50 ~ 60 年代 新中国的成立和国家的重视给民族医学带来了生机，使古老的中医药焕发了青春。此期的研究主要是围绕西医疾病或症状进行有目的的中药疗效验证和药物筛选。特别在强心、降血压、镇痛、驱虫、抗菌、抗炎、解热、利尿等方面进行了大量药物筛选，并对心脑血管、抗感染和抗肿瘤作用的研究取得较为丰硕的成果。20 世纪 60 年代，中药药理学在两个方面具有显著进展：一是中药药理的研究开始结合中医理论、中医“证”的动物模型研究；二是中药药理的研究开始结合西医临床，在对西医常见病进行中医辨证分型的基础上，研究中药的治疗作用。例如，高血压分为肝火亢盛、肝肾阴虚、阴阳两虚等证候类型，观察清肝泻火药、滋阴补肾药、滋阴壮阳药的降压作用。

20 世纪 70 ~ 80 年代 中药药理学从药理学和中药学中脱颖而出，成为一门学科。20 世纪 70 年代开始了中药复方的药理研究，包括全方的药理作用，临床效价的评定，拆方分析某些著名经典方剂中主药、各单味药在复方中的作用及其相互关系。特别值得一提的是新中国成立以来，屠呦呦在中医理论指导下，从东晋名医葛洪《肘后备急方》得到启示，采用现代科学技术手段研究青蒿药理作用并获得重大成就，最终获得 2015 年诺贝尔生理学或医学奖。20 世纪 80 年代表现为三个方面的特征：一是开始研究中药药性理论，对于四性、五味、归经、配伍等传统中药术语的内涵，进行现代科学的解释；二是开始研究中药方剂所体现的治法的实质，在揭示活血、扶正、攻下、解毒等治法的实质方面，取得较大成就；三是进行了理论总结，出版了专著、教科书，标志着中药药理学从药理学和中药学中脱颖而出，成为一个独立的分支学科，并且显示出由药→方→法→理（中医药理论核心）的研究发展态势。

20 世纪 90 年代 随着现代科学技术的迅速发展，中药药理学的研究领域不断拓展，中药药理学的研究方法日益先进，中药药理学学科体系进一步完善。在学科发展方面进展显著，中药药理学专业创建。成都中医药大学于 1991 年首次面向全国招收中药药理学专业本科学生，标志着中药药理学学科体系已经基本形成。在研究领域方面，中药代谢动力学研究和中药安全性评价逐渐受到重视，尤其是与中药药性、功效与主治相互联系的中药药理研究，以及复方配伍规律和复方药效物质基础的研究日益增多。在研究水平方面深入到分子水平。由于结合了分子生物学的突飞猛进，使中药作用的机制研究得以深入到蛋白质、核酸等生物大分子结构。

21 世纪 国家大力支持中医药的发展与创新，中药药理学作为中医药现代化最活跃的力量，发展更为迅速，研究内容更加丰富，研究方法更加多样。一方面，随着科学技术的进步，人类基因组揭秘，中药药理学的研究也开始进入基因水平，主要表现：一是利用基因芯片技术对中药原动物、植物进行特定基因或 DNA 序列鉴别，控制中药质量；二是利用基因芯片高通量筛选的技术优势，为中草药多成分、多靶点的作用特点提供研究技术平台。另一方面，符合中药药理学研究特点的中药药理病证动物模型方法、中药血清药理方法、中药脑脊液药理方法、中药毒理评价方法等不断涌现。另外，学科分化趋于完善，国家中医药管理局明确将中药药理学作为二级学科，进行重点建设。中药药理学也逐渐分化为中药药效学、中药药动学和中药毒理学等三级学科。

21 世纪人类生命科学飞速发展，基因组学、蛋白质组学被应用于中药研究，催生了中药功能组学、中药代谢组学等新兴的研究手段与领域，中药药理学更加蓬勃发展。

扫一扫，看课件

第二章 中药药性理论的现代研究

【学习目标】

掌握中药四性（气）、五味理论的现代科学内涵。

了解现代科学对中药升降浮沉及归经理论认识，以及有毒无毒的现代研究。

中药药性理论是关于中药临床特性和功能的基础理论，是对中药临床效果的规律性概括，是几千年来临床用药经验的结晶。中药药性理论是中药理论的核心和中医药理论体系的重要组成部分。中药药性理论主要包括四性（四气）、五味、归经、升降浮沉和有毒无毒。

第一节 中药药性的现代研究

中药药性是指中药的寒、热、温、凉属性，传统称为“四性”或“四气”。它反映药物在影响人体阴阳盛衰、寒热变化方面的作用趋向，是说明中药作用性质的概念之一。四性中温热与寒凉属于两类不同的性质。温次于热，凉次于寒，即在共同性质中又有程度上的差异。

中药药性确定的依据：药性寒热温凉是从药物作用于机体所发生的反应概括出来的，是与所治疾病的寒热性质相对应的。每味药物的寒热属性，是依据其所治疾病的寒热性质而认定的。能治疗寒性病证的为温热性，能治疗热性病证的为寒凉性。

关于中药药性的现代研究，通常将中药分为寒凉及温热两大类进行。针对中医临床寒热病证的表现与机体各系统功能活动变化的关系，发现它们对中枢神经系统、自主神经系统、内分泌系统、能量代谢等方面的影响具有一定规律性。

一、寒凉药的药理作用

寒凉药的药理作用是对抗热证患者的病理变化。中医诊断为热证的患者，常表现出精神振奋、语声高亢、高热惊厥、情绪激动、身热（体温升高或不升高）、口渴喜冷饮、面红目赤、口苦、尿黄少、舌红、苔黄、脉数等症状。中医热证临床症状常见于西医感染性疾病、变态反应与结缔组织疾病、高血压、甲状腺功能亢进症、血液病、恶性肿瘤、自主神经功能紊乱等。

寒凉药的药理作用以抑制性为主，有以下几方面。

1. 抑制作用　寒凉药物对于病理性功能亢进的系统有多方面的抑制作用，从而起到改善临床症状的效果。①抑制中枢神经系统：热证患者常有精神振奋、语言声粗，小儿高热时甚至可致惊厥，属阴虚证范畴的甲状腺功能亢进症患者常有情绪激动等症状。这些都是热证患者常见的中枢兴奋症状。热证患者经寒凉药物治疗后，中枢神经系统症状可获得显著改善。通过实验发现，热证动物模型中可见类似热证患者的中枢神经系统功能的异常变化，如热证大鼠痛阈值和惊厥阈值降低，说明动物中枢处于兴奋状态。同时模型动物脑内神经递质含量也发生相应变化，如热证动物脑内参与合成儿茶酚胺的多巴胺β-羟化酶活性增加，NE、DA 含量逐渐增加，同时脑内酪氨酸羟化酶活性显著增高，兴奋性神经递质 NE 含量增加。多数寒凉药对中枢神经系统呈现抑制性作用，如寒凉药知母、石膏、黄柏、金银花、板蓝根、钩藤、羚羊角、黄芩等可使动物脑内多巴胺、β-羟化酶活性降低，而 NE 合成抑制，含量降低。②抑制自主神经系统：热证患者在自主神经功能紊乱方面的症状主要表现为面红目赤、口渴喜饮、小便短赤、大便秘结等。根据热证患者的唾液分泌量、心率、体温、呼吸频率、收缩压和舒张压六项定量指标制定自主神经平衡指数。临床观察到热证患者自主神经平衡指数偏高，即交感神经-肾上腺系统功能偏高。寒凉药可以减慢心率，扩张血管，降低血压，降低体内 DβH 的活性，减少体内 CA 的合成，提高细胞内环鸟苷酸（cGMP）水平，并减少尿中 CA 和 cAMP 的排出，使异常的 cAMP/cGMP 的比值恢复正常。如石膏、黄芩、黄连、黄柏、牛黄、柴胡、葛根等。③抑制内分泌系统和基础代谢：热证或阴虚证患者基础代谢偏高。长期给予动物寒凉药可使其甲状腺、肾上腺皮质、卵巢等内分泌系统功能受到抑制，使体内促甲状腺激素（TSH）减少，抑制甲状腺激素的分泌，减少耗氧，降低血糖，并使血清 T3、T4 值明显下降。抑制 Na^+-K^+-ATP 酶的活性，减少产热。如知母、石膏、黄连、黄柏、黄芩、栀子、大黄等。

2. 抗感染及增强免疫作用　细菌、病毒等病原体引起的急性感染，常有发热、疼痛等临床症状，一般属于热证，需用寒凉药为主的方药进行治疗。清热药、辛凉解表药的药性多属寒凉，是中医广泛用于治疗热证的药物，其中许多药物都具有一定的抗感染作用。如清热解毒药金银花、连翘、大青叶、板蓝根、野菊花、白头翁、贯众等，以及辛凉解表药菊花、柴胡、葛根、薄荷、桑叶等，具有抗菌、抗病毒、抗炎、解热等多种与抗感染相关的药理作用。许多寒凉药还具有增强机体免疫功能的作用，如穿心莲、鱼腥草、野菊花、金银花、黄连、牡丹皮等能增强巨噬细胞的吞噬能力，加速病原微生物和毒素的清除。有些寒凉药如白花蛇舌草、穿心莲的制剂在体外无显著的抗菌、抗病毒作用，但临床用于治疗感染性疾病有效，主要是通过增强机体免疫功能而发挥抗感染的疗效的。

3. 抗肿瘤作用　许多寒凉性的清热解毒药对动物实验性肿瘤有抑制作用。在临床治疗恶性肿瘤的中药中，以寒凉性的清热解毒药所占的比例最大。主要的抗肿瘤中药有喜树（喜树碱、羟基喜树碱）、野百合（野百合碱）、鸦胆子（鸦胆子油乳剂）、三尖杉（三尖杉酯碱）、长春花（长春新碱）、青黛（靛玉红）、冬凌草（甲素、乙素）、山豆根（苦参碱）、肿节风（挥发油、总黄酮）、藤黄（藤黄酸）、斑蝥（斑蝥酸钠）、山慈菇（秋水仙酰胺）、龙葵（龙葵碱）、穿心莲、七叶一枝花、白花蛇舌草、白英（白毛藤）、半枝莲等。寒凉药物能够通过抑制肿瘤细胞增殖，诱导肿瘤细胞分化成熟，或促进免疫功能等多种途径，达到抗肿瘤细胞生长的效果。如山慈菇、山豆根、青黛、苦参、大黄、白花蛇舌草等。

二、温热药的药理作用

温热药的药理作用是能对抗寒证患者的病理变化。中医寒证患者的临床表现有畏寒肢冷、口淡不渴、喜温、面色青白、小便清长、大便清稀、咳痰、流涕清稀色白、身体局部冷痛得热则减、舌淡、苔白、脉迟。中医寒证临床症状常见于西医学各种原因所致的低血压、某些心血管系统疾病、慢性消耗性疾病后期、内分泌功能减退性疾病、营养不良、体质衰弱。

温热药的药理作用大多表现为兴奋性。温热药的药理作用能纠正多个系统的功能低下状况，使之趋于或恢复正常。有以下几方面：

1. 兴奋作用　①兴奋中枢神经系统：寒证患者常有精神倦息、安静、声不高亢，表现为中枢受抑状态。经温热药物治疗或热证患者经寒凉药物治疗后，可明显改善中枢神经系统症状在内的多种临床症状。温热性药同时使动物脑内兴奋性递质 NA 含量增加，而使 5-HT 含量显著降低，表现出中枢兴奋状态。如五味子、麻黄、麝香等则具有中枢兴奋作用。②兴奋自主神经系统：寒证患者主要表现为形寒肢冷、口不渴、小便清长、大便稀溏、咳痰稀薄等。根据寒证患者的唾液分泌量、心率、体温、呼吸频率、收缩压和舒张压六项定量指标制定自主神经平衡指数。观察到寒证患者的自主神经平衡指数偏低，即交感神经-肾上腺系统功能偏低，表现为唾液分泌量多、心率减慢、基础体温偏低、血压偏低、呼吸频率减慢。温热药可兴奋交感-肾上腺系统，增强 DβH 活性，促进体内 CA 的合成，提高细胞内的 cAMP 水平，使异常的 cAMP/cGMP 的比值恢复正常。并使脑内多种兴奋性递质肾上腺素（Ad）、多巴胺（DA）、DβH 的含量增高。如附子、干姜、肉桂、鹿茸、熟附子、肉苁蓉、菟丝子、淫羊藿、巴戟天、黄芪、山药、熟地黄、何首乌、当归等药。③兴奋心血管系统：温热药可增强心肌收缩力、正性肌力、正性频率，收缩外周血管，升高血压。如附子、乌头、干姜、麻黄、细辛、丁香、吴茱萸、花椒、高良姜等。

2. 促进内分泌　大多数温热药对内分泌系统功能具有一定的促进作用。温热药可增强下丘脑-垂体-性腺轴、肾上腺皮质轴、胸腺轴等内分泌系统功能，激活肾上腺释放皮质激素，兴奋性腺，促性激素样作用。用温热药复方（附子、干姜、肉桂方；或党参、黄芪方；或附子、干姜、肉桂、党参、黄芪、白术方）饲喂寒证（虚寒证）大鼠，可使动物血清促甲状腺激素（TSH）含量升高，基础体温升高，促进肾上腺皮质激素合成和释放，缩短动情周期，促黄体生成素释放增多。如淫羊藿、鹿茸、肉苁蓉、何首乌、补骨脂、人参、刺五加、黄芪、白术、熟地黄、当归、附子、肉桂、补骨脂、冬虫夏草、紫河车等。

3. 促进能量代谢　温热药可通过影响垂体-甲状腺轴功能和细胞膜钠泵（Na^+-K^+-ATP 酶）活性，纠正寒证（阳虚证）异常的能量代谢；促进甲状腺激素的分泌，使 Na^+-K^+-ATP 酶的活性回升，使产热增多；促进糖原分解，升高血糖。如人参、鹿茸、何首乌、肉桂、麻黄等。此外，补益温热药均能显著地升高小鼠红细胞膜钠泵的活性，使接近正常人水平。如仙茅、肉苁蓉、菟丝子及平性药黄精、枸杞子。温热药菟丝子和淫羊藿等使慢性支气管炎肾虚型患者红细胞中 ATP 含量接近正常人水平。

第二节　中药五味的现代研究

中药五味是指药物具有辛、酸、甘、苦、咸、淡、涩等中药之味，其中前五种为主要药味，所以传统称为“五味”。药味的含义包括两个方面：第一，指药物的真实滋味。即通过味觉器官而能感受到的真实味道。第二，代表药物作用的标志。中药“药味”是用以总结、归纳中药功能，并推演出临床应用的一种标志，并不一定确有其真实滋味。后者在中医药理论中具有更加重要的意义。例如，有解表功效的中药被认为有辛味，有补益功效的中药则被认为具有甘味。因此部分药物的味与实际口尝味道不相符合，如酸味药包括了酸碱性完全对立的两类药，呈酸性的物质为有机酸等，而呈碱性的物质主要是鞣质。将含酸碱性完全对立的两类药同归于“酸味药”，其根本原因是酸味药和涩味药的功能一致，即“酸敛收涩”。可见中药的五味不一定是用以表示药物的真实滋味，更主要是用以反映药物作用在补、泄、散、敛等方面的特征，是中药味道与功效的概括和总结。

一、辛味药

辛味药主入肝、脾、肺经。主要分布于芳香化湿药、开窍药、温里药、解表药、祛风湿药及理气药中。

【药效相关物质】辛味药主要含挥发油，其次为苷类、生物碱等，所含挥发油是其作用的主要物质基础，如常用的芳香化湿药均为辛味药，其共同的特点是都含有芳香性挥发油。如厚朴、广藿香、苍术、佩兰、砂仁含挥发油分别为1%、1.5%、1%～9%、1.5%～2%和1.7%～3%；白豆蔻、草豆蔻和草果也含挥发油。常用的开窍药均为辛味药，除蟾蜍外也主要含有挥发油。从各元素的均值来看，辛味药的锌含量显著低于咸味药，钙含量显著低于苦味药。因此，低锌、低钙可能是辛味药潜在的元素谱征。

【功能应用】辛味药能散、能行，主要用于解表、化湿、祛风湿、理气、活血、开窍等。主治风寒表证、风热表证或风湿表证等表证和气滞证、气滞痰阻证、气滞水停证或气机闭阻心窍不开神志昏迷等。

【药理作用】现代研究表明，以上功效与扩张血管、改善微循环、发汗、解热、抗炎、抗病原微生物、调整肠道平滑肌运动等药理作用相关。如理气药大多味辛，主要通过挥发油对胃肠运动具兴奋或抑制作用而产生理气和胃的功效，如青皮、厚朴、木香、砂仁等抑制胃肠道平滑肌，降低肠管紧张性，缓解痉挛而止痛；枳实、大腹皮、乌药、佛手等则兴奋胃肠道平滑肌，使紧张性提高，胃肠蠕动增强而排出肠胃积气；有的能促进胃液分泌，增强消化吸收机能，制止肠内异常发酵，具有芳香健胃祛风作用，如藿香、白豆蔻、陈皮等。解表药中辛味药占88.9%，大多含芳香刺激性的挥发性成分，兴奋中枢神经系统，扩张皮肤血管，促进微循环及兴奋汗腺使汗液分泌增加，从而起到发汗、解热作用。麻黄、藁本、柴胡的挥发油成分还具有抗病毒作用。

二、甘味药

甘味药主入肝、脾、肺经。主要分布在补虚药、消食药、安神药和利水渗湿药中。

【药效相关物质】甘味药的化学成分以糖类、蛋白质、氨基酸、苷类等机体代谢所需的营养成分为主，无机元素总平均值列五味中的第二位，镁含量较高。

【功能应用】甘味药能补、能和、能缓，具有补虚、缓急止痛、缓和药性或调和药味等功效。甘味补益药能补五脏气、血、阴、阳之不足，具有强壮机体、调节机体免疫功能、提高抗病能力的作用。凡是含有多糖类成分的中药（包括甘味药）均可影响机体的免疫功能。甘味药还能缓和拘急疼痛，调和药性，如甘草所含甘草酸和多种黄酮类成分都具有缓解平滑肌痉挛、“缓急止痛”的作用，具有缓解胃肠平滑肌痉挛、解毒等作用。

【药理作用】现代研究表明，甘味药具有增强或调节机体免疫功能、影响神经系统、增强造血功能、影响物质代谢、改善性功能、解毒、解痉、镇痛、镇静等作用。如补气药人参、黄芪、刺五加、白术、甘草，补血药当归、何首乌、熟地黄，补阴药生地黄、玄参、知母，补阳药鹿茸、杜仲、淫羊藿、仙茅均有增强下丘脑-垂体-肾上腺皮质功能的作用，是甘味中药补气、补血、补阴、补阳功能的共同药理作用基础。黄芪、当归、党参、人参、灵芝、茯苓、银耳、淫羊藿、女贞子、刺五加、紫河车、冬虫夏草等甘味中药，对机体的免疫功能有良好的促进或调节作用，能不同程度地增强非特异性免疫或特异性免疫，提高人体的抗病能力。这些作用是上述甘味中药补益功能，尤其是补气功能的药理作用基础。甘味中药人参、黄芪、当归、党参、淫羊藿、冬虫夏草、紫河车、何首乌等能显著刺激骨髓造血功能，促进骨髓红系祖细胞和粒系祖细胞的增殖，增加外周血细胞数量，是甘味中药补血或补气而生血功能的现代药理作用依据。甘味中药本身含有丰富的营养物质，有直接的补充营养、纠正缺失作用。黄芪、枸杞、人参、灵芝等锌（Zn）含量较高，能纠正虚证患者共同表现锌/铜（Zn/Cu）比值的降低。人参、黄芪、淫羊藿等中药能显著促进核酸代谢和蛋白质合成。黄芪、党参、甘草可以提高组织中 cAMP 的含量，从而影响细胞代谢和功能，增强细胞活力。这些药理作用与上述甘味中药所具有的补益功能，尤其是补阴或补阳功能有密切关系。鹿茸、淫羊藿、紫河车、黄狗肾、冬虫夏草、脐带等甘味中药具有雄性激素或雌性激素样作用，能兴奋性腺轴功能，提高生殖能力。这种作用与上述甘味中药补益功能尤其是补阳功能的临床效果相吻合。甘味的代表药物甘草有多种途径的解毒作用。能在炮制加工或者制剂过程中，通过与毒性生物碱发生反应沉淀，吸附含有羧基、羟基的毒物而减少毒物被吸收。甘草的有效成分具有肾上腺皮质激素样作用，能提高机体对毒物的耐受力，提高肝细胞色素 P-450 的含量，增强肝脏解毒功能，而达到缓解毒性和缓和药物作用。这是甘味中药缓和药性的基础，代表药物有甘草、白芍。甘草甲醇提取物黄酮类和异甘草素等异黄酮类化合物对于乙酰胆碱、氯化钡、组胺等引起的肠管痉挛性收缩有解痉作用。白芍所含的芍药苷也有解痉作用，并与甘草所含的黄酮类有协同效果。白芍还具有明显的镇痛、镇静作用。上述作用与甘味中药解痉止痛功能的临床效果吻合。

三、酸（涩）味药

酸味药数量较少，在常用的 42 种酸涩药味中，单酸味者有 16 种，单涩味者有 14 种，酸涩味者有 12 种。酸味药主要分布于收涩药和止血药中。

【药效相关物质】单酸味药主要含有机酸类成分，常见中药中的有机酸有脂肪族的二元多脂羧酸、芳香族有机酸、萜类有机酸等；单涩味药主要含鞣质；酸涩味药也含有大量的鞣质，如五倍子含鞣质 60% ~70%，诃子含鞣质 20% ~40%，石榴皮含鞣质 10.4% ~21.3%。酸味药的无机元素的总平均值最低，其中 Na、Fe、P、Cu、Mn、Mg 含量均低于咸、甘、辛、苦味药，尤以 Fe 含量最低。

【功能应用】酸味能收敛固涩、安蛔止痛，具有敛肺、涩肠、固精等的功效。用于治疗久泻、久痢、自汗、盗汗、出血、白带过多、遗精滑精、疮疡溃烂、久咳、虚喘、黄水、咳嗽、心神不宁、失眠、蛔厥证、腹痛难耐、四肢厥冷等。

【药理作用】现代研究证明，有机酸和鞣质具有凝固组织蛋白、收敛、抗菌、镇咳、镇静安神、减少肠蠕动、抑制蛔虫等药理作用。如酸涩药诃子、石榴皮、五倍子等含鞣质较高，通过与组织蛋白结合，使后者凝固于黏膜表面形成保护层，从而减少有害物质对肠黏膜的刺激，起到收敛止泻的作用；若鞣质与出血创面接触，由于蛋白和血液凝固，堵塞创面小血管，或使局部血管收缩，起止血、减少渗出的作用。这是酸味中药收敛固涩之功的主要药理学基础。五倍子、诃子、石榴皮、乌梅、五味子等酸味中药所含的鞣质或有机酸具有抗菌活性，对于金黄色葡萄球菌、链球菌、伤寒杆菌、痢疾杆菌及一些致病性真菌具有抑制作用。利于控制感染，减轻消化道、呼吸道、阴道、皮肤慢性炎症反应及组织间液渗出，表现出酸性中药收敛固涩的临床功能。五味子、乌梅、诃子、罂粟壳等酸味中药有显著的镇咳作用，用于久咳不止而显示出收敛肺气止咳的功能。五味子、酸枣仁、诃子、罂粟壳等酸味中药对于中枢神经系有明显的镇静、催眠作用，能减少动物自主活动，抗惊厥，促进动物睡眠并延长睡眠时间，是酸味中药收敛心神功能的药理作用基础。诃子、罂粟壳、乌梅等酸味中药能减轻肠内容物对于神经丛的刺激作用，降低小肠、结肠蠕动，缓解腹泻、腹痛等临床症状，是其收敛止泻、安蛔止痛功能的药理作用基础。酸味中药所造成的酸性肠道环境，可使蛔虫麻痹，活动抑制而被动排出。

四、苦味药

苦味药主入肝经。主要分布在涌吐药、泻下药、理气药、清热药、活血药和祛风湿药中。

【药效相关物质】苦味药物主要含生物碱和苷类成分，其次为挥发油、黄酮、鞣质等。常用中药中苦味药有 188 种。苦味药中的苦寒药以生物碱和苷类成分为多，是苦寒药“苦”“寒”的来源。常用的清热燥湿药和攻下药多是苦味药。清热药中的苦寒药黄连、黄芩、黄柏、北豆根、苦参等均主要含生物碱；栀子、知母等主要含苷类成分。苦味药无机元素总平均值居五味中第四位，钙含量高于辛味药，锂含量高于咸味药，因此，高锂、高钙可能是苦味药功效的物质基础。另外，值得注意的是，50 种有毒中药中苦味药 23 种，占有毒中药总数的 46%，在中药的五味中占有较高的比例。

【功能应用】苦味能泄、能燥，具有清热、祛湿、降逆、泻火、通便、泻肺、燥湿等，具有泻下等功效。用于实热便秘证，症见大便秘结不通，干燥难下，或腹痛拒按，或热结旁流；也用于清洁肠道和肺气壅盛，咳嗽，气喘。

【药理作用】现代研究证明，苦寒药具有广谱抗菌、抗病毒、抗炎症、通便、止咳平喘等药理作用。如黄连、黄芩、黄柏、连翘、板蓝根、贯众、穿心莲、蒲公英、紫花地丁等为数众多的苦味中药，具有广泛的抗致病性细菌、抗真菌、抗病毒和减轻炎症反应的作用，能抑制病原微生物的增殖，抑制炎症的病理反应，体现了苦味中药清泄火热的功能，以及燥湿之功。清热药中的黄连、黄芩、黄柏、北豆根、苦参等皆具有抗菌、抗炎、解热等作用；栀子、知母等具有抗菌、解热、利胆等作用。大黄、虎杖、芦荟、番泻叶、生首乌等苦味中药所含的结合型蒽苷，以及其他中药的成分如牵牛子苷、芫花酯等，能刺激大肠黏膜下神经丛，使肠管蠕动增强而促进大便排出，体现了苦味中药的泻下通便功能。苦杏仁、桃仁、半夏、桔梗、柴胡、川贝母、百部等苦味中药抑制咳嗽中枢，具有镇咳作用。麻黄、苦杏仁、款冬花、浙贝母等扩张支气管平滑肌，具有平喘作用。缓解咳嗽、哮喘作用是上述苦味药降泄肺气功能的药理基础。

五、咸味药

咸味药数量较少，主入肝、肾经。主要分布在化痰药和温肾壮阳药中，多为矿物类和动物类药材。

【药效相关物质】咸味中药所含碘、钠、钾、镁、钙等无机盐成分丰富，所含的蛋白质类等成分，均与其药理作用有关。咸味药的咸味主要来源于碘和中性盐所显示的味，除氯化钠外，还有氯化钾、氯化镁和硫酸镁等，如昆布、海藻含碘，芒硝含硫酸钠等。

【功能应用】传统的功能记载咸味能软坚，临床实际中咸味还广泛应用于惊厥抽搐，或者阳虚体弱，具有平息肝风、温肾壮阳的功能。咸能软能下，具有软坚散结或泻下、息风止痉、补肾壮阳等功效。用于消散癥积肿块、大便坚结；风内动，惊厥、抽搐、痉挛、震颤；肾阳虚证，畏寒、肢冷、腰膝酸软冷痛、阳痿、不孕等症。

【药理作用】现代研究表明以上功效与抗增生、抗单纯性甲状腺肿、抗炎、抗菌、通便、镇静、抗惊厥、改善性功能、影响免疫系统等药理作用有关。富含无机元素是咸味药的突出特征，而高铁、高锌、高钠、低锂是咸味药的元素谱征或本质属性，与“动物和海产品是咸味药的主要来源”及“无机盐是咸味药的重要组成成分”相一致。水蛭、蜣螂、穿山甲、土鳖虫、鳖甲、白花蛇、夏枯草、玄参、僵蚕、牛黄等咸味的中药，具有抗癌细胞增殖或抗结缔组织增生的作用，是软坚散结功能的药理作用基础。大海产类咸味中药昆布、海藻、海蛤壳、海浮石、瓦楞子等富含碘，对缺碘造成的单纯性甲状腺肿大具有治疗作用，是咸味中药软坚散结功能的药理基础之一。芒硝因含有多量硫酸钠，具有容积性泻下作用。牛黄、全蝎、地龙、琥珀、僵蚕、羚羊角、水牛角、蜈蚣、玄参、磁石等具有咸味的中药，尤其是其中动物类药材，具有良好的镇静、抗惊厥作用，与息风止痉功能的临床效果吻合。鹿茸、紫河车、蛤蚧、海马、黄狗肾、脐带等咸味动物类药材，具有显著的性激素样作用，与补肾壮阳功能的临床效果相同。

六、淡味药

【药材来源】具有淡味的中药多为草本植物类药材。

【药效相关物质】淡味中药的临床效果与所含钾盐有关。

【功能应用】淡味中药功能单一，用于消除水湿。利水渗湿，主治水湿病证，如水肿、痰饮、风湿、湿热等。用于尿少或无，胸满腹胀有振水声，或四肢肿胀按之凹陷，或胸膈胀满，咳嗽气喘，痰多泡沫，或关节肿痛，或皮肤湿疹，或身目发黄，或阴部瘙痒溃烂，等等。

【药理作用】利尿药茯苓、猪苓、泽泻、萹蓄、金钱草、半边莲等具有显著的利尿作用，是淡味中药利水渗湿功能的药理作用基础。

第三节　中药升降浮沉理论研究现状

中药的升降浮沉是药物性能在人体内呈现的一种走向和趋势。向上向外的作用称为升浮，向下向内的作用称为沉降。升浮药具有升阳、举陷、解表、透疹、祛风湿、散寒、开窍、催吐、温里、行气解郁及涌吐等功效；沉降药则具有潜阳、降逆、止咳、平喘、收敛、固涩、清热、泻火、渗湿、通下、安神、止呕、平抑肝阳、息风止痉、收敛固涩及止血等功效。由于中药具有升降浮沉的性能，可利用其参与和纠正失调的脏腑功能，或因势利导，助邪外出，治疗疾病。

一、中药的升浮

升浮药大多味辛、甘，性温热。就药物的质地而言，质地轻松（入药部位为花、茎、叶者），如菊花、升麻等，大多作用升浮。研究证实，补中益气汤对子宫脱垂有肯定疗效，它可以选择性提高家兔、犬在体或离体子宫肌的张力；单味升麻、柴胡亦可显著提高家兔离体子宫肌的张力，说明升麻、柴胡具有向上升提的作用。随着研究的进一步深入，发现在传统的中药升降浮沉理论之外，其亦有特殊性、双向性、不明显性及可变性。花叶类药物质地轻扬，本主升浮，但旋覆花、丁香降气止呕，槐花治肠风下血，番泻叶泻下导滞等，其性沉降而非升浮；籽实类物质地重实，本主沉降，但蔓荆子疏散表邪清利头目、苍耳子发散风寒通鼻窍等，其性升浮而非沉降。因此，升降浮沉之特殊性应从其临床发挥的作用方面去理解。

二、中药的沉降

沉降药大多味酸、苦、咸，性寒凉。就药物的质地而言，质地厚重或籽实者，如苏子、枳实、代赭石等，大多作用沉降。中药升降浮沉特性不是固定不变的，在一定条件下可以发生转变，即升浮转变为沉降，沉降转变为升浮，其转变的条件包括炮制、配伍、药用部位的改变等。药物经过炮制后可以改变四气、五味及升降浮沉等药性。有些药物酒制则升、姜炒则散、醋炒则收敛、盐炒则下行。如大黄可峻下热结、泄热通便，具有沉降之性，但经酒制后，其活血化瘀及升浮之性增强，泻下通便等沉降之性减缓；杜仲、菟丝子盐炙炒后，增强其下行补肾的作用。升浮药配伍在大量的沉降药之中，全方功效随之趋下。反之，沉降药处于大量升浮药之中，全方的功效也随之趋上，故银翘散、桑菊饮等解表药都采用质地轻松、气薄味辛之花草叶类药物，使配方具有升阳透表的功效。大承气汤使用大黄，其质地重浊、坚实、气厚，性寒的药物配方使之具有攻下实积聚、向里趋下的功效。

目前对中药升降沉浮理论的实验研究较少，主要是结合方药的药理作用进行观察。例如补中益气汤可以选择性地提高在体及离体动物子宫平滑肌的张力，加入升麻、柴胡的制剂作用明显；去掉升麻、柴胡则作用减弱且不持久，单用升麻、柴胡则无作用。但也有实验表明单味升麻或柴胡都可提高兔离体子宫的张力，两者伍用还有明显的协同作用。总之，兴奋子宫平滑肌是升麻、柴胡升阳举陷功效的药理学基础之一。此外，中药升降沉浮理论的现代研究除不断丰富和发展原有的经典理论外，还集中研究了升降沉浮与中药药理作用的关系。有些中药具有升浮和沉降的双向作用趋向，如麻黄发汗、解表具有升浮的特性，又能止咳平喘，利尿消肿而具有沉降的特性；白芍上行头目，祛风止痛，具有升浮的特性，又能下行血海以活血通经，具有沉降的特点；黄芪既能补气升阳，托毒生肌，具有升浮的特性，又能利水消肿，固表止汗，具有沉降的特点。

综上所述，功效主治及药性理论对中药药效学的研究起着重要的指导作用。在中医药理论的指导下，合理认识和利用中药药效作用的特点，遵循其作用的基本规律，围绕功效主治及药性理论开展中药药效学研究，结合现代医学的生理病理，运用先进的科学研究方法，方能全面而深入地阐释中药药理作用的科学内涵。

第四节　中药归经理论研究现状

一、归经的概念

归经学说是中药药性理论的重要组成部分。“归”是指药物的归属，即指药物作用的部位。“经”是指经络及其所属脏腑。归经是中药对机体治疗作用的定位，是中药对机体脏腑经络选择性的作用或影响。归某经的药物主要对该脏腑及其经络起治疗作用，对其他脏腑经络作用较少或者没有作用。

二、归经的临床意义

中医理论认为药物能够治疗某脏腑经络的病证，就意味着该药入某经，可以治疗该脏腑、经络及其循行部位的肢体、关节、皮肤疾患。中药性味功能相同，归经不同，所治病证和临床使用对象则不同。如治疗阳痿滑精的淫羊藿、鹿茸入肾经。治疗咳嗽气喘的桔梗、款冬花归肺经。治疗手足抽搐的天麻、羚羊角、全蝎归肝经。大黄具有泻下功效，归大肠经。可见中药的归经是从药物功效及疗效总结而来的，是药物的作用及效应的定向与定位。许多中药可以同时入两经或数经，说明该药对机体具有广泛的影响。中药归经理论是历代医家临床遣方用药经验的总结，其与中药的四气五味、升降浮沉一同构成了中药的基本理论，对中药的临床实际应用起重要的指导作用。例如，黄连、黄芩、黄柏，均性寒，味苦，功能均为清热燥湿、泻火解毒。三黄的不同之处在于，黄连归心经，治疗心经有热，心悸，烦躁，失眠或口舌生疮；黄芩归肺经，治疗邪热壅肺，咳嗽吐黄稠痰，胸痛，咯血或喘促气急；黄柏归肾经，治疗下焦有热，阴部湿疹瘙痒，带下黄臭，或下肢肿胀，风湿，或肝火亢盛，伤耗肾精。掌握归经可以提高临床用药的准确性。

三、归经的现代研究

关于归经的现代研究主要从以下几个方面进行。

（一）归经与药理作用的关系

中医学认为，各种病证都是脏腑或经络发病的表现，因而某药物能治疗某些脏腑经络的病证，就归入某经。因此，中药归经与其药理作用存在一定相关性。研究者对常用中药的药理作用与归经进行分析，认为两者之间存在着明显的规律性联系。具有抗惊厥作用的钩藤、天麻、全蝎、蜈蚣等 22 味中药均入肝经，入肝经率达 100%；具有泻下作用的大黄、芒硝、芦荟等 18 味中药入大肠经率亦达 100%；具有止血作用的仙鹤草、白及、大蓟等 21 味中药入肝经率为 85.3%，符合“肝藏血”的认识；具有止咳作用的杏仁、百部、贝母等 18 味药，具祛痰作用的桔梗、前胡、远志等 23 味药，具平喘作用的麻黄、地龙、款冬花等 13 味药，入肺经率分别为 100%、100% 和 95.5%，符合“肺主呼吸”“肺为贮痰之器”的论述。对单味药的归经和药理作用的关系进行分析，认为当归对血液循环系统、子宫平滑肌、机体免疫功能的作用，与当归入心、肝、脾经的关系密切；红花入心、肝经与其对血液循环系统和子宫的作用密切相关；鹿茸、淫羊藿、补骨脂等 53 味壮阳中药全部入肾经，符合中医肾主生殖的理论。

古人的归经是以临床疗效为依据的，已知药效成分分布最多的部位，不一定是该药作用最显著的靶器官。研究者从中药药理作用体现部位的角度研究归经，提供了中药归经的功能方面的依据。研究认为，所归之经不一定是该药有效成分分布最多的脏器，而是其功能的体现部位。例如，大黄、芒硝、芦荟、番泻叶、郁李仁、火麻仁等 18 味功能泻下通便的中药归大肠经，其药理作用部位均在大肠，符合率 100%；大黄、三七、仙鹤草、白及、大蓟、小蓟、地榆、茜草等功能止血，归肝经，研究表明具有止血作用，这与中医理论认为出血主要责之于肝不藏血相一致。

中医脏腑的概念与解剖学器官实体有区别又有相关。因此，中药传统归经所归脏腑，与现代研究药理作用所指的器官组织之间，可能吻合，也可能不吻合。例如，南瓜子功能驱虫，其有效成分是南瓜子氨酸，其分布在肝肾最高，而南瓜子归胃、大肠经，实际上指在此发挥驱虫作用。中医理论“诸风掉眩，皆属于肝”，凡是抽搐、震颤、动摇等现代医学神经系统的疾病均与肝相关，而归肝经的中药能止惊厥抽风。天麻、钩藤、全蝎、白花蛇等 22 味功能息风止痉的中药均归肝经，药理作用均能抗惊厥，符合率 100%，但从现代医学角度看，其发挥药理作用的具体部位在神经系统。

中药成分复杂，到底什么是药效成分有时很难下定论，其功能和临床效果常常是多种成分作用于多个系统所产生的综合效应。鉴于此，以药理作用的观点解释归经，与中医药理论本意更为贴近。

（二）归经与有效成分在体内的分布相关

中药主要药效成分在体内的分布部位与传统中药归经的部位具有一定的相关性，这是中药归经的物质依据。对 23 种中药的有效成分在体内的分布与中药归经之间的联系进行分析，发现其中 20 种中药归经所属的脏腑与其有效成分分布最多的脏腑基本一致（61%）或大致相符（26%），符合率高达 87%。例如杜鹃花叶归肺经，所含杜鹃素肺组织分布多；鱼腥草归肺经，所含鱼腥草素肺组织分布多；丹参归心、肝经，所含隐丹参酮肝、肺分布最多等。采用放射自显影技术对中药药效成分进行体内追踪观察，并将结果与传统归经相比较。发现归肝、胆经的川芎，其同位素标记的重要药效成分^{3}H-川芎嗪主要分布在肝脏、胆囊；归肺经的鱼腥草，其同位素标记的主要药效物质^{14}C-鱼腥草素绝大多数从呼吸系统排除；而归肝经、心经的丹参，其主要成分^{35}S-丹参酮主要分布在肝脏，等等。这些结果，一定程度上为中药传统归经找到了物质方面的依据。^{3}H-麝香酮灌服小鼠后，主要分布于心、脑、肺、肾等血液供应充足的组织和器官，并能迅速透过血脑屏障进入中枢神经系统，这与麝香归心经、通关利窍、开窍醒脑的传统认识相符。采用同位素示踪、高效液相色谱分析和放射自显影等技术对 32 味中药归经及其在体内代谢过程的关系提出，无论是药物动力学的总体情况，还是吸收、分布、代谢、排泄各个环节，均与该药的归经密切相关；对^{3}H-川芎嗪（何首乌总苷、芍药苷、贝母素、淫羊藿苷、栀子苷、柴胡皂苷、毛冬青甲素等）在体内的吸收、分布、代谢和排泄等进行定性、定位和定量的动态观察，显示其与相应药物归经的脏腑基本相符合。由此可以得出，中药有效成分在体内选择性分布是中药归经的物质基础。

（三）归经是中药对环核苷酸水平的不同影响

环化核苷酸 cAMP、cGMP 是细胞内调节代谢的重要物质。cAMP 与 cGMP 具有相互拮抗、相互制约的生物学效应，二者必须维持一定的比例，保持一定的动态平衡，才能保证机体功能的正常。根据中医学“肾主骨”的理论，研究发现，cAMP、cGMP 浓度变化以及 cAMP/cGMP 比值变化显著的脏器，与各药物归经的关系非常密切。组织中 cAMP、cGMP 浓度及 cAMP/cGMP 比值变化在一定程度上可以反映中药对某组织脏器的选择性作用。例如，人参归心经，功能大补元气，挽救虚脱，用于气虚欲脱；研究显示，人参通过升高心肌细胞中的 cAMP，降低 cGMP，产生增强心肌收缩力的作用。又如，丹参归肝经，活血化瘀，广泛用于血瘀证；研究显示，丹参能使血小板中的 cAMP 水平升高，抗血小板凝集。对地塞米松致骨质疏松大鼠分别予以补肾复方（六味地黄丸加淫羊藿、牡蛎等）汤剂灌胃和膏剂穴位敷贴治疗，以 cAMP/cGMP 比值为指标，观察补肾复方对模型大鼠肝、脾、肾等 10 种脏器组织细胞内信息调节的影响及其与药物归经的相关性，发现补肾复方对 cAMP/cGMP 信使变化的调节与中医学本草著作记载的归经有较大的相似性，许多中药通过调节体内环核苷酸（cAMP、cGMP）浓度或比值而反映出药物对某脏器组织的选择性作用，故可以用 cAMP 和 cGMP 作为研究中药归经的指标。

（四）归经是受体与药物的特异性亲和能力的表现

受体是一类介导细胞信号转导的功能蛋白质，存在于细胞表面或细胞内。受体是功能单位，又具有定位的特点，某种受体的分布可以跨器官、跨系统，这些与中医脏腑概念的特征极为相似，中药归经极有可能是与其作用于某种或某几种受体有关。受体具有特异性识别并与相应的配体（药物、递质、激素）结合，触发后续生物效应的能力。中药的有效成分或有效部位与相应受体具有较强的亲和力，通过激动或阻断受体而产生相应的药理作用，这种亲和力的存在是中药归经理论的基础。例如，细辛归心、肺、肾经，功能温阳散寒，用于阳虚畏寒、寒饮伏肺、腹中冷痛等。研究显示，细辛中消旋去甲乌药碱含量很高。消旋去甲乌药碱是 β 受体激动剂，β_1受体主要在心脏、肠壁占优势，β_2受体主要在支气管平滑肌占优势。β 受体兴奋结果是心脏正性肌力、正性频率，心率加快，传导加快；支气管平滑肌松弛，缓解咳嗽哮喘；胃肠平滑肌张力降低，自发性收缩频率和幅度降低，缓解腹痛等，与细辛的药性、归经和功能相吻合。槟榔可作用于 M 胆碱受体而引起腺体分泌增加，使消化液分泌旺盛、食欲增加。从受体理论看，槟榔为 M 胆碱受体激动剂，为胃肠受体接受产生兴奋作用，这与中医药理论中的槟榔归胃、大肠经是一致的。

（五）归经与微量元素的关系

微量元素与人体健康和疾病密切相关。微量元素缺乏是虚证患者的普遍共性。补益药大多含有丰富的微量元素，有直接的补充作用。研究发现，微量元素及其金属络合物向组织器官的迁移、富集和亲和作用就是归经的重要基础，这一理论被称为“微量元素归经假说”。例如，中医理论肾主生长、发育、生殖，主骨生髓，通于脑，Zn、Mn、Fe作为共同的物质基础，对神经-内分泌系统和免疫系统起到调节作用，并在性腺、肾上腺、甲状腺等部位富集，机体缺少Zn、Mn会导致酶活性降低，蛋白质、核酸合成障碍，免疫功能低下，生殖功能低下，反应迟钝，这些现象属于中医“肾虚”。研究显示补肾中药补骨脂、肉苁蓉、熟地黄、菟丝子等含有较高的Zn、Mn络合物。因此认为富含Zn、Mn是补肾中药归肾经的物质基础。该类药物归肾经补肾助阳的依据之一，是以微量元素Zn、Mn、Fe等作为共同的物质基础，对神经-内分泌-免疫调节网络起调控作用，由此产生的整体效应。又如，中医学认为肝藏血，开窍于目。现代研究证实，归肝经的中药富含Fe、Cu、Mn、Zn，尤其是Fe、Zn含量最为丰富，这些微量元素对于造血、肝组织保护、视力起着较大的作用，是药物发挥造血、保肝、保护视力作用的物质基础之一。明目类中药中富含Zn、Mn、Cu、Fe等微量元素，与眼组织中的Zn、Mn、Cu、Fe含量呈正相关。

第五节　对中药毒性的现代认识

中药的有毒、无毒也是药性的组成部分。不同历史时期的中药著作中“毒”的含义各有不同。古代文献中多为广义之毒，其含义有以下三方面：其一，“毒药”是药物的总称，如《周礼》曰“医师掌医之政令，聚毒药以共医事”；其二，“毒性”指药物所具有的能纠正疾病的特殊偏性，即所谓“以毒攻毒”；其三，“毒性”指药物可能对人体造成不良后果，如《诸病源候论》云：“凡药物云有毒及有大毒者，皆能变乱，于人为害，亦能杀人。”现代中药专著中，中药毒性多为狭义之毒，特指某些中药对人体能造成不良反应的特性，相似于西药毒性和副作用。中药的有毒无毒理论，同中药的四气、五味理论一样，已成为指导临床用药的基本原则。

一、中药不良反应的类型

从现代意义上讲，中药“毒”是指中药对机体所产生的不良反应。包括副作用、毒性反应、变态反应、后遗效应、特异质反应和依赖性等。

1. 副作用　也称副反应（adverse reactions），是指在治疗剂量下所出现的与治疗目的无关的作用。中药作用选择性低、作用范围广，当临床应用其中的一个药效作用时，其他作用就成了副作用。如麻黄止咳平喘治疗哮喘，但患者用药过程中会出现失眠，这是因其能兴奋中枢神经系统引起；大黄泄热通便治疗热结便秘，而活血祛瘀所导致的妇女月经过多就成为大黄的副作用；阿托品通常被用于解除胃肠痉挛而引起的口干等。副作用是药物不良反应的主要类型之一，包括两方面的含义：①副作用指药物在防治某些疾病时发生的不需要的药理作用，而这些作用在别的场合可能有用。②副作用泛指任何类型的药物不良反应。

药物正作用是主要的。一种药物常有多方面的作用，既有治疗目的也并存有非治疗目的。如抗胆碱药阿托品，其作用涉及许多器官和系统，当应用于解除消化道痉挛时，除了可缓解胃肠疼痛外，常可抑制腺体分泌，出现口干、视力模糊、心悸、尿潴留等反应。后面这些作用是属于治疗目的以外的，且可引起一定的不适或痛苦，因此称为副作用。副作用和治疗作用在一定条件下是可以转化的，治疗目的的不同，也导致副作用的概念上的转变。如在手术前为了抑制腺体分泌和排尿，阿托品的上述副作用又转化为治疗作用了。副作用常为一过性的，随治疗作用的消失而消失，但是有时候也可引起后遗症。

2. **毒性反应** 药理学中的毒性反应是指用药剂量过大或用药时间过长，药物在体内蓄积过多引起的机体形态结构、生理机能、生化代谢的病理变化。包括急性毒性、慢性毒性和特殊毒性。急性毒性是指有毒中药短时间内进入机体，很快出现中毒症状甚至死亡。如砒石约在用药后1~2小时出现咽喉烧灼感，剧烈呕吐，继而出现阵发性或持续性腹痛；半夏服少量即出现口舌麻木，多则灼痛肿胀、不能发音、流涎、呕吐、全身麻木、呼吸迟缓、痉挛，甚至呼吸中枢麻痹而死亡。常见的斑蝥、藜芦、常山、瓜蒂、全蝎、蜈蚣、洋金花、附子等都可引起急性毒性反应。慢性毒性是指长期服用或多次重复使用有毒中药所出现的不良反应。如雷公藤长时间服用除对肝、肾功能有损害外，对生殖系统也有明显的损伤作用；人参大量长期连续服用可致失眠、头痛、心悸、血压升高、体重减轻等。特殊毒性包括致畸、致癌、致突变。如甘遂、芫花、莪术萜类、天花粉蛋白、乌头碱等有致畸作用；芫花、狼毒、巴豆、甘遂、千金子、β-细辛醚、黄樟醚、马兜铃酸、斑蝥素等过量长期应用，可增加致癌率；雷公藤、石菖蒲、洋金花、马兜铃酸等有致突变的作用。

毒性反应可能的产生机制：毒性反应是由化学物质与生物系统的化学成分进行可逆或不可逆的相互作用，而干扰机体正常代谢及自稳机制，以致引起细胞死亡、细胞氧化、突变、恶性变、变态反应或炎症反应，主要是一个分子过程。

毒性反应的类型、严重程度主要取决于毒物的理化性质、接触状况、生物系统或个体的敏感性。

3. **变态反应** 变态反应（allergic reaction）是指机体受到中药或中药成分的抗原或半抗原刺激后，体内产生了抗体，当该药再次进入机体时，发生抗原抗体结合反应，造成损伤。这种反应不仅常见，而且类型多样。人们日常遇到的皮肤过敏，皮肤骚痒、红肿，就是一种变态反应。如当归、丹参、穿心莲等引起荨麻疹；虎杖、两面针等引起猩红热样药疹；蟾蜍、蓖麻子、苍耳子等引起剥脱性皮炎；槐花、南沙参等引起丘状皮疹；天花粉、紫珠等引起湿疹皮炎样药疹；牡蛎、瓦楞子等可引起过敏性腹泻；丹参注射液、双黄连注射剂、天花粉注射液、毛冬青等可引起过敏性休克等。

4. **后遗效应** 后遗效应（sequelae effect；residual effect）也称为后遗作用（post

effects），指停药以后，血浆药物浓度下降至有效水平以下所发生的药理效应。作用时间可长可短，有些十分短暂且较容易恢复，如应用苦寒药物后，患者短期可能会食欲不振、腹中不适；服用洋金花等可致次日口干、视物模糊。而有些作用比较持久且不易恢复，如长期大量服用甘草在停药后可发生低血钾、高血压、浮肿、乏力等假性醛固酮增多症。海藻长期服用，可出现甲状腺功能亢进，停药后，症状逐渐减轻。长期应用肾上腺皮质激素停药后，肾上腺皮质功能低下数月内难以恢复。

一般药物的副作用和毒性常随停药或血药浓度下降而减退。如若药物毒性已造成一定程度的器质性损害，则虽停药但症状仍不消失。

5. 特异质反应 特异质反应（idiosyncratic reaction）是少数特异体质患者对某些药物反应特别敏感，反应性质也可能与常人不同，但与药物固有药理作用基本一致，反应严重度与剂量成比例，药理拮抗药救治可能有效。特异质反应是一种性质异常的药物反应，通常是有害的，甚至是致命的，常与剂量无关，即使很小剂量也会发生。这种反应只在极少数患者中出现，现在知道这是一类药理遗传异常所致的反应，如氯霉素导致的再生障碍性贫血，发生率约为1/50000，特异质反应通常与遗传变异有关。新鲜蚕豆在极少数患者中引起溶血并导致严重贫血，是因为患者红细胞膜内葡萄糖-6-磷酸脱氢酶不足或缺失所致。乙酰化酶缺乏患者服用肼苯达嗪时容易引起红斑狼疮样反应。

6. 药物依赖性 又称药物成瘾或药物成瘾性，也俗称“药瘾”，一般是指在长期应用某种药物后，机体对这种药物产生了生理性或精神性的依赖和需求，一旦停药，就出现戒断症状（兴奋、失眠、出汗、呕吐、震颤，甚至虚脱、意识丧失等），若给予适量该药物，症状立即消失，这种现象称为依赖性。如长期服用牛黄解毒片、应用风油精等出现精神依赖；应用罂粟壳、麻黄等出现生理依赖。药物依赖性分生理依赖和精神依赖两种，是由于药物长期与机体相互作用，使机体在生理机能、生化过程和/或形态学发生特异性、代偿性和适应性改变的特性，停止用药可导致机体的不适和/或心理上的渴求。这个概念是20世纪60年代逐渐形成的。

在此之前，人们所说的成瘾性只单指生理依赖性，而将心理依赖性称之为习惯性。药物的成瘾性和习惯性早为人们所知，但由于人们在使用上述两术语时常出现混淆现象，故有必要确定一个更为科学的术语。为此世界卫生组织专家委员会于1964年用“药物依赖性”这一术语取代了“成瘾性”和“习惯性”，并于1969年对药物依赖性的含义做了如下描述：药物依赖性是由药物与机体相互作用造成的一种精神状态，有时也包括具体状态，表现出一种强迫性地要连续或定期用该药的行为和其他反应，目的是要感受它的精神效应，有时也是为了避免停药引起的不适，可以发生或不发生耐受。用药者可以对一种以上药物产生依赖性。依赖性可分为躯体依赖性和精神依赖性：躯体依赖性主要是机体对长期使用依赖性药物所产生的一种适应状态，包括耐受性和停药后的戒断症状；精神依赖性是指药物对中枢神经系统作用所产生的一种特殊的精神效应，表现为对药物的强烈渴求和强迫性觅药行为。

依赖性倾向可以在动物或人体的药物研究过程中反映出来。非临床药物依赖性研究可为临床提供药物依赖性倾向的信息，获得的非临床试验数据有利于指导临床研究和合理用药，警示滥用倾向。

二、中药成分的毒性

中药毒性是由药物所含有毒成分引起的毒性反应，毒性成分不同，其毒理机制及毒性反应的表现亦不同。中药所含毒性成分作用于人体不同的系统或器官组织如神经系统、心血管系统、呼吸系统、消化道等，而引起不同的症状。主要有以下几类：

1. 含生物碱类中药的毒性

（1）含乌头碱类　含乌头碱中药有川乌、草乌、附子、雪上一枝蒿等，乌头碱内服0.2mg便可中毒，3～4mg便可致死。其毒性主要表现为作用于中枢神经系统及周围神经系统的症状，中毒机理是过量的乌头碱先兴奋后麻痹各种神经末梢，刺激迷走神经中枢，甚至麻痹血管运动中枢、呼吸中枢，以致心源性休克、呼吸衰竭而致死。

（2）含阿托品类　百花曼陀罗、莨菪、小天仙子等含莨菪碱、东莨菪碱和阿托品生物碱，此类生物碱皆为M-胆碱受体阻滞剂，其中毒机理主要为抗M-胆碱能反应，对周围神经则为抑制交感神经机能，对中枢神经系统则为兴奋作用，严重者转入中枢抑制致嗜睡、昏迷。致死原因主要是因脑中枢缺氧，脑水肿而压迫脑干，使呼吸中枢抑制或麻痹，呼吸和循环衰竭。

（3）含番木鳖碱类　马钱子等的种子均含番木鳖碱（士的宁）和马钱子碱，其中以含番木鳖碱毒性最大，治疗量的番木鳖碱能增强大脑皮层的兴奋与抑制过程；中毒量则破坏反射活动的正常过程，使兴奋在整个脊髓中扩散而呈特有的强直性痉挛；严重者可因呼吸肌强直性收缩而引起窒息。番木鳖碱还能加强阻止胆碱酯酶破坏乙酰胆碱的作用，使肠蠕动加强，致腹痛、腹泻。马钱子碱和番木鳖碱极大剂量时，均可阻断神经肌内传，呈现箭毒样作用。马钱子也可直接损害肾小管上皮细胞，导致急性肾功能衰竭、尿毒症。

（4）含秋水仙碱类　光慈菇和山慈菇的鳞茎均含秋水仙碱，秋水仙碱在体内有积蓄作用，排泄甚慢，当其在体内被氧化成二秋水仙碱时则有剧毒，能对呼吸中枢、胃肠道及肾有刺激性毒性反应，中毒后可产生水电解质紊乱、酸中毒、肾缺血，导致肾小管坏死而发生急性肾功能衰竭。

（5）含麻黄碱类　中药麻黄所含的麻黄碱对呼吸、血管运动中枢神经及交感神经皆有一定毒害，即对支气管平滑肌有松弛作用，并能使心率加快、外周血管收缩、血压升高，有类似肾上腺素样作用。

（6）含雷公藤碱类　雷公藤、昆明山海棠均含雷公藤碱，雷公藤碱有剧毒，煎煮时间不够或过量服用本品后，对胃肠道有强烈的刺激作用，可引起剧烈腹痛、呕吐、腹泻、便血；后期发生尿毒症时，胃肠道症状加剧。吸收后对中枢神经系统有损害，可引起丘脑、中脑、延脑、小脑、脊髓等器官的严重营养不良性改变；肝脏、肾脏、心脏可发生出血与坏死；毒素还可直接作用于心肌，引起肺水肿及急性心源性脑缺血综合征。

2. 含有机酸类中药的毒性　马兜铃酸的作用部位在肾小管上皮细胞、肾间质成纤维细胞，可降低肾小球滤过率，使血肌酐、尿肌酐增加，引起肾衰竭。马兜铃酸可致疾病有急性马兜铃酸肾病、肾小管功能障碍型马兜铃酸肾病、慢性马兜铃酸肾病、癌症等。关木通、汉防己、马兜铃、青木香等药物都有马兜铃酸的成分。在我国含有马兜铃酸的植物有四十余种，主要包括马兜铃（果）、青木香（马兜铃根）、天仙藤（马兜铃茎）、广防己（木防己）、汉中防己（异叶马兜铃）、寻骨风（锦毛马兜铃）、朱砂莲、关木通（木通马兜铃）等。

3. 含苷类中药的毒性

（1）含强心苷类　强心苷是一类对心肌有显著兴奋作用的苷类，在医药上多用为强心药，主要作用于心脏及神经系统，能使心肌缩短加强，心律加慢。其配合特性是小剂量有强心作用，较大剂量或长时间应用可致心脏中毒以致停搏。夹竹桃、罗布麻、万年青、杠柳等中草药均含强心苷，中毒后主要表现为胃肠道方面，严重时可出现传导阻滞、心动过缓等症状，最后因心室纤颤、循环衰竭而致死。

（2）含皂苷类　皂苷的毒性主要是对局部有强烈刺激作用，并能抑制呼吸、损害心脏，尚有溶血作用。如商陆对交感神经有刺激作用，促进胃肠道蠕动并刺激肠黏膜，引起腹痛、腹泻，大剂量可引起中枢神经系统麻痹及运动障碍；土牛膝有皂苷及昆虫变态激素脱皮甾酮等，具有肾毒性，中毒后发生肾功能衰竭；木通所含的木通皂苷水解后得长春藤皂苷元等，能损害肾小管，导致其上皮细胞坏死，严重者可导致肾功能衰竭。

（3）含氰苷类　此类药物主要是氰苷在体内被酶水解产生氢氰酸，有强烈的细胞毒性。人的致死量约0.05g。这类植物多见于蔷薇科和豆科中，杏、桃、枇杷等的种仁均含氰苷、苦杏仁苷等有毒成分，苦杏仁苷在水中溶解度较大且不稳定，易被同存于种仁中的苦杏仁酶水解，苷元水解后可产生有毒的氢氰酸，引起组织缺氧，并损害中枢神经，中毒后主要表现为中枢神经系统症状。

（4）含黄酮苷类　含黄酮苷的中药有芫花、广豆根等，其毒性作用多为刺激胃肠道和对肝脏的损害，引起恶心呕吐、黄疸等症状。

4. 含毒蛋白类中药的毒性　毒蛋白主要存在于动物的种子中，其毒理作用是对胃肠黏膜有强烈的刺激和腐化作用，能引起广泛性内脏出血。巴豆、苍耳子、蓖麻子等植物的种子中，均含有毒蛋白，中毒反应为剧烈呕血、血尿，甚至惊厥、死亡。巴豆油中的毒性球蛋白能溶解红细胞使局部细胞坏死，内服使消化道腐蚀出血，并损坏肾脏致尿血，外用过量可引起急性皮炎。苍耳子含毒蛋白等有毒成分能损害肾脏及心肝等内脏实质细胞，并引起神经消化系统机能障碍，使毛细血管通透性增加。蓖麻子含蓖麻毒蛋白，是一种细胞原浆毒，2mg 即可使人中毒死亡，易使肝肾等实质细胞发生损害而致混浊肿胀、出血及坏死等，并有凝集和溶解红细胞及麻痹呼吸中枢、血管运动中枢的作用。

5. 含萜及内酯类中药的毒性 其毒理作用主要表现为对局部有强烈刺激性，并对中枢神经系统有抑制作用。含萜类与内酯类中药包括马桑、艾、苦楝、莽草子、樟树油、红茴香等。如苦楝全株有毒，而以果实毒性最烈，作用于消化道和肝脏，尚可引起心血管障碍，甚至发生休克及周围神经炎。马桑所含马桑内酯等有毒物质极易溶解于乙醇，故饮酒可加重中毒程度，临床可见头昏头痛、胸闷、剧烈吐泻、全身麻木、人事不省等。莽草子中毒，其毒素作用于延髓，除引起恶心呕吐、上腹不适或疼痛等胃肠道症状及眩晕、头痛等一般中度症状外，还可引起抽搐、角弓反张、牙关紧闭、口吐涎沫、瞳孔散大，严重者可于惊厥状态下死亡。

6. 含重金属中药的毒性 中药中含金属元素的药物主要是矿物类药物，主要来源于两个方面，一方面是在药材种植过程中，由于环境污染等因素而导致的重金属残留；另一方面是指含重金属的矿物类中药，包括含砷类中药、含汞类中药、含铅类中药等。其中对人体毒性较大的主要有含砷、汞、铅类等药物。

（1）含砷类药物 主要有砒石、毒砂、雄黄等。砷为细胞原浆毒，作用于机体酶系统，抑制酶蛋白的巯基使失去活性，并能使全身的毛细血管极端扩大，大量的血浆漏出，以致血压下降、中枢神经损伤和心肾的严峻侵害，阻碍细胞氧化和呼吸，而且损害神经细胞，使神经系统发生各种病变。如砒石（红砒、白砒）成分为三氧化二砷，雄黄含硫化砷，砷可由呼吸道、消化道进入体内，急性中毒者有口腔、胃肠道黏膜水肿、出血、坏死等。砷化物主要经肾脏排泄，无机砷在排出前于体内呈甲基化，可加重肾损害。成人中毒量为 10mg，致死量为 0.1~0.2g。

（2）含汞类药 主要有朱砂、轻粉、升汞等。汞为一种原浆毒，汞化合物对人体具强烈的刺激性和腐蚀性作用，并能抑制多种酶的活性，引起中枢神经和自主神经功能紊乱，如水银、轻粉、朱砂等中毒后可出现精神失常、胃肠道刺激症状和消化道出血，严重时可发生急性肾功能衰竭而死亡。含汞剂中药对肾脏的损害最为突出，汞剂经呼吸道吸入，消化道吸收，外用通过皮肤、黏膜等途径侵入人体。汞盐被吸收入血后，以肾脏蓄积最多，肝脏次之。最小致死量为 70mg。

（3）含铅类药 主要有铅丹、铅粉、铅霜、黑锡丹等。铅是多亲和性毒物，作用于全身各个系统，主要损害神经、造血、消化和心血管系统。含铅类中药引起的中毒有急性铅中毒和慢性铅中毒两种，前者多见于短时间过量服药，以消化道症状为主，后者为长期持续服药所致。其代谢产物主要沉积于胃组织内，由肾及肠道排出，对肾血管有损害作用，因而引起少尿或无尿、血尿、管型尿、肝肾功能损害。密陀僧、铅丹、铅粉等含铅类中药，主要损害神经、造血、消化和心血管系统。

知识链接

中药毒性分级

俗话说“是药三分毒”，中药也不例外，本草著作《本草纲目》中收录了300余种有毒中药。但是，很多中药的“毒性”如果控制得当，甚至能够治疗顽疾。临床上通常将中药分成不同等级，区别处理。20世纪90年代初出版的《有毒中药大辞典》中，就将有毒中药分成了四个等级，分别为：“小毒”指有一定毒性，约有70种；“有毒”也称常毒，约有90种；“大毒”是指毒性剧烈，约有30种；“极毒”也称剧毒，约有10种。

复习思考

单选题

1. 寒凉药的主要药理作用是（　　）

A. 解热作用　　B. 抗炎作用　　C. 调节作用

D. 兴奋作用　　E. 抑制作用

2. 对温热药药理作用的准确描述是（　　）

A. 促进内分泌与能量代谢作用　　B. 兴奋交感-肾上腺系统

C. 兴奋心血管系统　　D. 对抗寒证患者的病理变化

E. 补益机体必需的营养物质

3. 能扩张皮肤毛细血管，常用于解除表证的中药是（　　）

A. 辛味药　　B. 酸味药　　C. 苦味药

D. 咸味药　　E. 淡味药

4. 富含鞣质能凝固组织蛋白，主要用于收敛固涩的中药是（　　）

A. 辛味药　　B. 甘味药　　C. 酸味药

D. 咸味药　　E. 苦味药

5. 能抗凝血、抗癌、抗结缔组织增生、通便，常用于消散有形肿块的中药属于（　　）

A. 辛味药　　B. 甘味药　　C. 酸味药

D. 咸味药　　E. 苦味药

6. 能促进免疫和物质合成代谢，主要用于治疗虚证的中药是（　　）

A. 咸味药　　B. 甘味药　　C. 酸味药

D. 苦味药　　E. 淡味药

7. 中药归经的现代研究认为，归经的实质与下列哪一项无关（　　）

A. 药效物质的分布　　B. 环核苷酸水平　　C. 药物的味道

D . 受体的亲和能力　　E. 药物的作用部位

扫一扫，看课件

第三章

影响中药作用的因素

【学习目标】

掌握影响中药药理作用的药物因素。

熟悉影响中药药理作用的机体因素。

了解影响中药药理作用的环境因素。

影响中药药效作用的因素，主要包括药物因素、机体因素和环境因素。药物因素，如中药的品种、产地、采收季节、炮制、贮藏、剂型和制剂工艺、剂量、配伍与禁忌等；机体因素，如体质、年龄、性别、心理、遗传、种族等生理状况和不同的病理状况等；环境因素，如地理条件、气候寒暖、饮食起居、居住环境和室内环境等，均可对中药药理作用产生影响。

第一节 药物因素

药物因素是影响中药药效作用的首要因素。中药的品种、产地、采收季节、炮制、贮藏条件及剂量、剂型、生产工艺及给药途径等，均对中药作用的发挥有着显著的影响。

1. 品种 由于我国幅员广阔、历史上交通不便等因素，使中药材品种混乱现象严重，主要是一药多源，如《中国药典》（2015 年版）一部收载的石斛品种有金钗石斛、鼓槌石斛、流苏石斛等，实际上民间药用的品种、用于中成药原料的品种更多，主要具有增强免疫力、缓解体力疲劳等药理作用。石决明品种有 6 个，即杂色鲍、皱纹盘鲍、羊鲍、澳洲鲍、耳鲍、白鲍，主要具有镇静、降血压、拟交感、抗菌、抗凝等药理作用。黄连品种有 3 个，即毛茛科植物黄连、三角叶黄连、云南黄连，主要具有抗菌、抗内毒素、抗病毒、增强免疫、解热、抗溃疡、降血糖、解毒等药理作用。这些不同品种的药材，其基原不同，性状和成分也有差异，必然影响药理作用和临床疗效。其次是一种多品，即指某一具体中药，包括栽培品种、野生种及通过变异或培育形成的优质新品种，它们在遗传学上属同一物种，但在性状等方面已有较大差异，也可能明显影响药效。

2. 产地 中药主要来源于天然的植物药和动物药，自然生长环境具有一定的区域性，各地的土壤、水质、气候、雨量等自然条件都能影响药用植物生长、开花、结果等一系列生态过程，特别是土壤成分更能影响中药内在成分的质和量。同一种中药，由于产地不同，质量就有差异。自古就有"道地药材"的概念，即某一地区所产的某种药材质量高，疗效好，如"浙八味"——白术、白芍、浙贝母、杭白菊、延胡索、玄参、麦冬、温郁金；四川的黄连、川芎、川贝母等；东北的人参、五味子、刺五加等；河南的地黄、牛膝、山药等；山东的阿胶、沙参、金银花等；广东的陈皮、化橘红等。《新修本草》记载"离其本土，则质同而效异；乖于采摘，乃物是而实非"，很强调产地。产地不同，同一植物所含有效成分差异效大，从而影响药理作用，使临床疗效不稳定。如东北各省与朝鲜、日本的园参，人参总皂苷含量不同，皂苷单体的含量也不一样；吉林省七个产地所得人参样品，其人参茎叶皂苷含量差别相当悬殊。

3. 采收季节 不同中药的根茎、叶、花、果、种子或全草都有一定的生长和成熟期，故要选择植物有效成分含量最高时采收。如花类药材多在含苞欲放时或开放时采收，金银花、辛夷、丁香、槐米等皆在花蕾时采收；杭白菊以花开程度70%时采收最佳。果实、种子药材一般以果实充分成熟或完全成熟时采收，如诃子以12月采收为宜，此时没食子酸最高为27.8%，鞣质含量最高为56.47%；但较特殊的如覆盆子、青皮、枳实等药材，以未成熟果或幼果采收。采收叶类药材多在植物生长旺盛期，如大青叶、艾叶和荷叶等以开花前或果实成熟前为宜，此时植物地上部分枯萎后，植物处于休眠状态，营养物质消耗少，有效成分积累最高，如江苏引种黄连，在秋季小檗碱含量达9.86%，比春季高一倍，石菖蒲挥发油含量冬季高于夏季。全草类药材多在植株生长充分，茎叶茂盛时采收，如青蒿在花前盛叶期采收，此时青蒿素含量最高；垂盆草的垂盆草苷含量从4～10月份逐渐升高，宜10月采收。皮类、茎木藤类药材，如厚朴药材的厚朴酚含量随树龄的增大而迅速增加，12年后基本稳定，厚朴树应种植12年以上方可开始采收。动物类药材，传统上一般根据生长习性和活动规律来捕捉，如鹿茸在清明后45～60天锯取，成茸比例高，角质化少；哈士蟆于秋末的"冬眠期"捕捉；蜈蚣秋季采收，蛋白质、游离氨基酸及组织胺含量均高于春季，镇痛作用也更强。因此，采收季节会直接影响中药的药效。

4. 炮制 中药饮片一般需要炮制后使用。中药在炮制的过程中，经加热、水浸及酒、醋、药汁等辅料处理后，使中药某些成分的理化性质产生不同程度的变化，有的成分被溶解出来，有的成分被分解或转化成新的成分，有的成分在提取物中的量有所增减，对中药作用与疗效产生不同程度的影响。如三七"生破熟补"之说，生三七偏于破血、蒸三七偏于补血，药理研究显示生三七改善血瘀证模型大鼠的血流变、微循环和凝血功能的作用优于蒸三七，而蒸三七改善血虚证模型大鼠的微循环作用优于生三七。生首乌具有泻下作用，经蒸制后，其泻下作用会随时间延长而逐渐减弱，当蒸到 50 小时后就失去泻下作用。炮制影响中药药理作用有多个方面，如斑蝥辛寒、有大毒，常用于恶性肿瘤，其主要有毒成分为斑蝥素，加热炮制可使斑蝥素部分升华而含量降低，使其毒性或副作用减弱；延胡索的有效成分为生物碱，水煎液溶出量甚少，醋炒后煎剂中溶出的总生物碱含量增加，从而加强镇痛作用；生大黄主要有泻下作用，炮制后的制大黄却出现较强的抗菌作用；芥子中芥子苷能被药材中共存的芥子酶水解，通过炒制使酶失活，避免芥子苷被水解，保持了药效稳定。若炮制工艺不规范，上述几方面均会产生变化而影响其药理作用。

5. 贮藏　贮藏的条件直接影响中药质量。贮藏不当，容易霉烂变质、走油、虫贮，从而影响药理作用和疗效。如含挥发油的药材随着时间延长，易氧化、分解或自然挥发（如樟脑、冰片、麝香）而使药效降低；刺五加在日照、高温、高湿的条件下贮藏 6 个月，其所含的丁香苷几乎完全损失；三颗针在见光和避光的条件下存放 3 年后，其小檗碱含量分别降低 54. 1% 和 39. 83%；苦杏仁苷在贮存过程中因温度、湿度等因素变化，易被苦杏仁酶等分解，苦杏仁苷的含量可降低 10% 以上。

6. 剂型和制剂工艺　《神农本草经》曰："药性有宜丸者，宜散者，宜水煮者，宜酒渍者，宜膏煎者，亦有一物兼宜者，亦有不可入汤酒者，并随药性，不得违越。"说明古人早已注意到剂型对药效的影响。同一种中药制成不同的剂型，药理作用也可产生明显差异，现代研究发现，枳实或者青皮煎剂口服，未见升高血压记载，但制成注射剂静脉注射，却出现强大的升压作用；把青皮制成口服药具有改善胃病灶周围血液供应，促进胃肠黏膜损伤上皮细胞再生，补充胃肠营养，增强消化和吸收作用。这是因为剂型不同，药物在体内的吸收程度不同，影响了药物在体内的血药浓度，从而改变药物的药理作用。妇科常用的中成药益母草膏以红糖作为赋型剂和甜味剂，抵消了益母草的寒性，减弱了清热的力度，增添了暖宫散寒的作用，对于因为气血不足、下焦虚寒、血瘀不畅引起的月经量少、痛经等有明显的效果。同时被列入"基本药物目录"的益母草颗粒、胶囊、片剂，因其剂型、添加剂的不同，药物的作用也有所差异，益母草颗粒以蔗糖为添加剂，益母草胶囊则以淀粉为辅料，益母草片剂的辅料为糊精和糖粉，突出的是益母草清热解毒、活血缩宫、利水通便的作用，用于热性的月经量多、炎症引起的盆腔充血而出现的腰腹疼痛。而传统的益母草性质偏温，更适合用于虚寒性痛经和月经量少的患者。

同一剂型的中成药，若提取或制剂工艺改变，也会直接影响其作用和疗效，如临床使用的祖师麻注射液是从瑞香科植物黄瑞香的根皮和茎皮经水提醇沉法制成的注射剂，而黄瑞香注射液是从瑞香科植物黄瑞香的根皮和茎皮经蒸馏法制成的注射剂。两者所用原料药材相同，实为同一药材经不同工艺制得的灭菌水溶液，且两者均有祛风除湿、活血止痛的功效，用于风湿性关节炎、类风湿性关节炎等中医所称痹证者。但通过临床 120 例患者观察发现，祖师麻注射液有效率高于黄瑞香注射液。

目前最常用的制剂方法是煎煮法，在煎煮过程中的火力大小、煎煮时间的长短、加水量的多少都会影响它的药效。

7. 剂量　中医治病有“中药不传之秘在于量”之说，说明中药剂量是发挥药效的关键因素。中药药理作用与中药剂量呈一定的量效关系，如附子的强心作用在一定剂量范围内，随剂量增加而加强。但也有研究报告量效关系不明显，常见小剂量有效，大剂量反而药效不明显或不一致。如人参小剂量对多数动物心脏呈现兴奋作用，大剂量则呈现抑制作用；人参皂苷小剂量可兴奋中枢，大剂量则抑制。

8. 配伍　合理配伍也是保证用药安全高效的重要环节。组方配合要遵循“君臣佐使”的配伍理论，才能使药效发挥最佳疗效。中药的配伍是指有目的地按病情需要和药性特点，有选择地将两味及其以上药物配合应用，以增强药物的疗效，调节药物的偏性，减低毒性或副作用。《神农本草经》记载：“药有单行者，有相须者，有相使者，有相畏者，有相恶者，有相杀者，有相反者。凡此七情，合和视之。”如病情比较简单，选用一味针对性较强的药物即能获得疗效，如清金散单用一味黄芩治轻度的肺热咯血；若病情较重，或病情比较复杂，往往需要同时使用 2 种以上的药物，即药物配合使用。药与药之间会发生某些相互作用，有的能增强或降低原有药效，有的能抑制或消除毒副作用，有的则能产生或增强不良反应（adverse drug reaction，ADR）等。若相须、相使配伍，在药效上发挥了增效协同作用，相畏、相杀配伍能减低或消除毒性，以上均符合治疗要求；相恶配伍在药效上产生拮抗作用，配伍后可出现较多的不良反应或加重不良反应，这两种配伍在用药时应当避免。合理配伍可增效减毒，反之可能减效增毒。

第二节　机体因素

中药对机体的作用，往往随着生理、病理和心理状况的不同而有差异。中药在治疗疾病发挥疗效的过程中受多方面因素的影响，如患者的年龄、性别、个体差异、遗传因素、病理状态和精神因素等，了解和掌握相关知识，对于中药的合理使用、保证疗效和减少不良反应非常重要。

一、生理因素

生理因素包括体质、年龄、性别、遗传、种族等均可影响中药的药理作用。

1. 体质　体质不同，对中药作用有明显影响。中医体质有虚性体质、实性体质和复杂体质，是因为机体脏腑、经络、气血、阴阳等的盛衰偏颇而形成的素质特征。虚性体质系指脏腑亏虚，气血不足，阴阳偏衰为主要特征的体质状态，包括气虚体质、血虚体质、阴虚体质、阳虚体质。实性体质主要是指体内阴阳偏盛，痰、瘀等邪气内结所形成的素质特征，包括阴寒体质、阳热体质、痰湿体质、瘀血体质、气郁体质。复杂体质如气虚与痰湿体质混见、气虚与瘀血体质混见、阳虚与阴寒体质混见、气郁与痰湿体质混见、气郁与阴虚体质混见。中医学认为老年人体质多虚弱，祛邪攻泻之品不宜多用，其他年龄人群体质多虚弱者，也不宜多用祛邪攻泻之品；而幼儿稚阳之体，不能峻补，故小儿通常不易用人参、鹿茸滋补。因此，若用药与体质不相适应，也明显影响药效。

2. 年龄　不同年龄机体对药物的反应不同。婴幼儿期正处在发育阶段，许多器官、系统的发育尚未完善，而对中药药效物质的耐受性较差，对中药药效物质的反应敏感；而老年人肝脏等器官及神经、内分泌、免疫等系统功能普遍减退，会影响中药药效物质的吸收、代谢、排泄等，进一步影响药理作用，故用量需相应调整。

3. 性别　不同性别机体对药物的反应也有差异。妇女除体重较男子轻外，妇女的脂肪占体重的比例高于男子；而体液总量占体重的比例低于男子，这些因素可影响中药药效物质的分布。在生理功能方面，妇女有月经、妊娠、分娩、哺乳期等特点，对中药的敏感性也不同。有些中药可以通过不同环节对孕妇产生影响，如月经期使用峻泻药及活血化瘀药等，则可导致月经量过多或出血不止；孕期使用红花、大戟、麝香等会兴奋子宫，莪术、姜黄、水蛭等能影响孕激素水平，芫花、甘遂、牡丹皮等能影响子宫内膜和胚胎的营养，可导致流产；半夏还有致畸作用等。故上述药物禁用于孕妇。

4. 个体差异和种族差异　由于遗传等影响，机体对中药的反应可出现显著差异，既有药理学上高敏性和耐受性，也有极个别患者对某些中药发生过敏反应。如有口服人参糖浆、静滴生脉注射液等发生过敏反应。一般情况下中药对患者的作用是类似的，但仍有少数患者对同一中药的反应差异较大。故临床应用时必须根据患者情况，选择适当的中药和剂量，对作用强而安全范围较小的中药，应根据病情实行剂量个体化。不同种族如白种人和黄种人，对中药反应也可能出现显著差异。动物实验结果与人的临床疗效也会出现明显差异，如穿心莲对发热动物模型具有显著退热作用，但临床退热作用不明显；白虎汤对患者退热作用显著，而对发热动物模型退热作用不明显。

5. 肠道菌群　健康人的胃肠道内寄居种类繁多的微生物，这些微生物称为肠道菌群。肠道菌群按一定的比例组合，各菌群间互相制约，互相依存，形成一种生态平衡。一旦机体内外环境发生变化，特别是长期应用广谱抗生素，敏感肠菌被抑制，未被抑制的细菌而乘机繁殖，从而引起菌群失调，其正常生理组合被破坏，而产生病理性组合，引起肠道菌群失调。中药绝大多数以方剂的形式通过口服吸收而发挥作用，药物中的有效成分在进入肠道之后不可避免地与肠道菌群发生关联，某些成分经相应细菌的作用发生代谢转化后被吸收，部分成分则以原形物直接被吸收。目前发现有些中药有效成分被肠道菌群代谢后，产生具有较强药理活性的代谢产物，尤其是具有水溶性多糖部分的葡萄糖苷成分的中药，它们以原形物显示药理活性的可能性较小，经肠菌代谢后被水解，生成苷元而发挥其药理作用。如番泻苷和芦荟苷都是泻下剂的前体药物，黄芩中的黄酮苷类成分为复原型的天然前体药物，这类药物被认为是“天然前体药物”，受肠道菌群影响较大。

6. 代谢酶 代谢酶是人体内的蛋白质，通常分为微粒体酶和非微粒体酶。非微粒体酶存在于血浆、胞液及线粒体中，特异性高，对特异结构的药物才起作用，如血浆中的胆碱酯酶、酰胺酶、磷酸酶等，线粒体内的单胺氧化酶、脂环族芳香化酶等，细胞质中的醇脱氢酶、醛脱氢酶、黄嘌呤氧化酶等，受这些酶生物转化的药物比较少。微粒体酶又称药物代谢酶，主要存在于肝脏、肺、肾、小肠等，特异性低，能对脂溶性高的化合物发挥作用，参与不同药物的氧化、还原、水解和结合反应，以肝脏微粒体酶活性最高，主要是催化药物等外源性物质的代谢，其中以细胞色素 P_{450}（Cytochrome P_{450}，CYP_{450}）最重要。代谢酶参与体内任何食物的消化和吸收，例如有人能喝酒，有人不能喝酒，就是因为能喝酒的人体内存在大量的能快速代谢酒精的代谢酶，当酒精进入体内时，胃液、肠液、肝脏都会分泌酒精代谢酶，快速地将酒精代谢成 CO_2 和水，不能喝酒的则反之；同样代谢酶也影响到中药代谢。药物代谢分Ⅰ相和Ⅱ相药物代谢酶。细胞色素 P_{450} 是Ⅰ相药物代谢酶，是催化多种药物、前毒物、前致癌物等外源性物质的氧化和还原代谢的主要酶类，还参与类固醇激素、花生四烯酸（arachidonic acid，AA）等内源性物质的合成和代谢。例如从葛根分离出的葛根素则可诱导 CYP1A1/1A2、CYP2A1、CYP1C11；抑制 CYP3A、CYP2E1、CYP2B1 酶活性。黄酮化合物金合欢素、洋芹素、黄酮醇类、双氢黄酮类化合物都能抑制 CYP1A、CYP2B 酶活性，抑制强度为黄酮类>黄酮醇类>双氢黄酮类。

二、病理因素

病理状态也是影响中药作用的重要因素，例如黄芩、穿心莲等中药对正常机体无降温作用，发热患者服用后会出现解热作用；玉屏风散能使机体机能低下的免疫功能增强，又能使过亢的免疫功能趋向正常；当归能使痉挛状态的子宫平滑肌舒张，也能使得处于松弛状态的子宫平滑肌收缩，呈现双向调节作用。肝、肾功能减弱，可以影响中药在体内的代谢过程，往往使中药的作用时间延长。严重肝肾功能不全时，对中药药效物质的生物转化和排泄速率减慢，易引起药物蓄积，产生中毒，此时应减少用药剂量或延长给药间隔时间。营养不良者不仅体重减轻，且由于蛋白质、维生素、钙、镁等缺乏，蛋白质合成减少，使药物与血浆蛋白结合率降低，血中游离型药物增多，肝脏微粒体酶活性降低，使药物代谢缓慢，引起毒性反应。胃排空是决定药物作用的重要因素，如胃大部分切除、胃溃疡、偏头痛、抑郁症患者胃排空时间延长，延缓中药的吸收，因而疗效降低。腹泻患者由于影响了胃血流量、肠道菌丛群则大大减少中药的吸收。结肠溃疡患者，中药从肠溃疡面大量吸收后可能会引起中毒。心功能不全或休克时血液循环不畅，使中药吸收减慢，从而减低疗效。慢性肾功能衰竭时能产生“结合抑制因子”，也能减少中药与血浆蛋白的结合，可引起蓄积中毒。血浆或体液 pH 值的改变可影响中药的解离程度，从而影响分布。中枢神经系统有炎症时常能减弱血脑屏障功能，这对促进中药进入中枢可能有利，但也可能增强中枢毒性。

三、心理因素

情绪对药效的影响也是多方面的。首先，生气、悲伤、郁闷等不良因素会影响人体的内分泌、免疫系统功能，降低人体抗病能力，从而影响药效发挥。生气及过度的紧张、焦虑、抑郁等不良情绪，有可能导致胃肠功能紊乱。抑郁者的胃排空时间延迟，而焦虑、过度兴奋时胃肠道蠕动加快，排空时间缩短。一般来说药物吸收的部分在小肠，服药之后，胃排空时间的长短使药物或快或慢到达小肠，就会影响药物的吸收和血浆浓度，因此疗效不佳。乐观的患者可以增加对疾病的抗病能力，可提高中药作用和疗效，有利于疾病的治愈和恢复。使用不含有效药物的安慰剂对许多慢性疾病（如神经官能症、高血压、心绞痛等）有效率可达 30% ~ 70%，这不是药物的药理作用，而是由精神作用而取得的疗效，可称“安慰剂作用”；相反，忧郁、悲观、不愿配合治疗，可以降低患者对疾病的抗病能力，从而降低中药的疗效。应用中药时，应针对患者的心理，从生理、病理和环境等多方面进行阐述，充分提高患者战胜疾病的信心，从而提高中药疗效。

第三节　环境因素

环境即地理条件、气候寒暖、饮食起居、室内环境、居住位置等，对人的健康有较大影响，对药物作用也会产生影响。某些生活或工作环境中存在的化学污染物，如刚装修完毕的新房、化学品仓库或实验室等，较多接触多氯联苯、多环芳香烃、多种重金属及挥发性全麻药等，均能诱导肝药酶；长期饮酒或吸烟也可诱导肝药酶，加速中药代谢。但急性酒精中毒又可改变肝血流或抑制药酶活性而抑制中药代谢。噪音、通气条件、运动或休息也可影响中药作用。如在肺部炎症时运动过多，可使炎症向周围组织扩散，病情恶化，使药物不能发挥正常的治疗效果。当长期处于 CO_2 浓度过高的环境中，如坑道、坦克等空间狭小通风不良之环境，会过多吸入 CO_2，使体液 pH 值下降。大多数药物均为弱酸性或弱碱性电解质，在体液内均有不同程度的解离，体液的 pH 值都直接影响着药物的解离程度。当体液 pH 值改变将会影响药物的吸收、分布和代谢，从而影响药物疗效。

地域的不同，同一种中药用量也不同。有些地方潮湿，有些地方干燥，有些地方高温，有些地方寒冷，这些因素也影响中药作用。

时间昼夜变化，四季更替，机体的生理活动也会随之发生周期性的变化，中药的效应和毒副反应也会随之产生差异。例如附子、乌头的急性毒性，乌头碱给药后毒性午时最高，戌时最低；参附注射液静脉注射，子时 LD_{50} 值为9.86g/kg，午时为8.31g/kg。又如雷公藤的乙酸乙酯提取物24小时内按不同时辰（每4小时）分组给药，观察给药后一周内的小鼠死亡率，发现其毒性具有明显的时辰规律，以中午12点给药者死亡率最高，20点至次晨8点给药者死亡率最低。中药效应的时间属性与其在体内的代谢变化密切相关，而体内的代谢主要与肝微粒体单胺氧化酶有关，这些酶指标均有昼夜节律性变化。

复习思考

一、单选题

1. 影响中药药理作用的肠内微生态环境主要指（　　）

A. 肠内渗透压　B. 肠内菌群　C. 肠内温度

D. 肠内水分　E. 肠内酸碱度

2. 同名异物的中药，影响其药理作用差异的因素是（　　）

A. 所含成分　B. 产地　C. 采收季节

D. 剂量　E. 炮制工艺

3. 汤剂煎煮方法不同影响药物作用的因素与下列哪项无关（　　）

A. 煎液中有效成分的煎出率改变　B. 煎液中各单味药相互作用的不同

C. 煎液中出现新的成分　D. 药物中有效成分的含量不同

E. 药物中所含成分破坏的不同

二、配伍题

A. 蒸制　B. 醋制　C. 盐制

D. 酒制　E. 药汁处理

1. 为增加三七的补血功能，应该采取的炮制方法为（　　）
2. 为增加大黄的泻下功能，应该采取的炮制方法为（　　）
3. 为增加延胡的镇痛作用，应该采取的炮制方法为（　　）

三、简答题

1. 影响中药药理作用的药物因素有哪些？
2. 中药的产地对中药药理作用有何影响？

第四章

扫一扫，看课件

中药药理作用的特点及研究思路

【学习目标】

掌握中药药理作用与功效的关系及作用特点。

熟悉中药药理作用的特点。

了解中药药理学特别是中药复方药理研究思路。

第一节　中药药理作用的特点

中药药理学既是中药学的分支学科，也是药理学的分支学科。中药与西药均是通过改变机体的生理功能、生化过程及病理状态达到防病、治病的目的。但由于中医药理论与现代医药学理论属于两种不同体系，使得中药与西药的内涵及特点有较大区别。中药的药理作用既有与西药相同的某些规律性，又有其独特性。

一、中药作用的两重性

中药作用的两重性表现为中药对机体既可产生防治作用又可产生不良反应。在疾病的治疗原则上，中医药学注重治病求本和标本同治，中药因其作用的多效性而更能显示其标本兼顾的优势。如清热药的解热、镇痛等作用在治疗感染性疾病发挥对症治疗作用，其抗菌、抗病毒等作用则产生对因治疗作用。中医药学的有毒无毒、十八反、十九畏、配伍禁忌等理论，则强调了中药的不良反应。传统制剂多为口服给药，显示中药具有毒性低、不良反应少的特点。近年来，随着中药新剂型尤其是静脉注射剂的应用，使得中药的不良反应问题越来越突出，常见的有变态反应、胃肠道反应、肝肾毒性等。如鱼腥草注射液可引起过敏反应，表现为皮疹、剥脱性皮炎，甚至过敏性休克等。

二、中药作用的差异性

中药作用的差异性主要表现为种属差异和个体差异。多数中药对动物和人的作用相似，如丹参在动物实验中发现有抗心肌缺血作用，临床可用于治疗冠心病。由于动物病理模型和人类疾病并不完全一致，加之动物与人在生理、生化、病理等方面的差异，因此种属差异性也同样存在，中药的动物实验结果尚不能完全推及到人。如人口服茯苓煎剂可出现利尿作用，但家兔和大鼠灌胃均未发现有明显的利尿作用；巴豆对人有致泻作用，但对小鼠却无致泻作用。中药作用的个体差异除与年龄、性别、生理状况、病理状况、精神状态等因素有关外，中医药理论还特别强调人的体质对用药的影响，如阳盛或阴虚之体，慎用温热之剂；阳虚或阴盛之体，慎用寒凉之药。

三、中药作用的量效关系

研究中药尤其是粗制剂的量效关系较为复杂。某些中药有效成分作用的量效关系比较明确，如附子有效成分去甲乌药碱在一定浓度范围内对离体蟾蜍心脏的强心作用呈现剂量依赖性。中药的量效关系也常常会出现不一致性，量效关系很难表现，如党参、白术、茯苓、甘草等组成的四君子汤可提高巨噬细胞的吞噬功能，当甘草用量为全方的1/5时，吞噬作用增强，当甘草用量达全方的1/3时，吞噬作用减弱。中药化学成分的复杂性是中药量效关系不一致性的主要原因，不同的化学成分作用于不同靶点，可呈现协同或拮抗的药理效应。

四、中药作用的时效关系

中药药理作用存在时效关系，某些中药有效成分或注射剂，可通过药代动力学的研究显示其时效关系（时量关系）。但中药煎剂口服给药作用的潜伏期、达峰时间及生物半衰期等是经常困扰我们的问题。有学者通过中药血清药理研究，提出部分中药煎剂给动物灌胃后1~2小时内采血，可能得到血药浓度较高的血清。起效较慢的中药灌胃，每日2次，连续给药2日，第3日给药1次，即连续给药5次，可基本达到稳态血药浓度。

五、中药作用的双向性

中药作用的双向性是指某些中药因机体所处病理状态不同可产生截然相反的药理作用，既可使机体从机能亢进状态向正常转化，也可使机体从机能低下状态向正常转化。一般认为，中药作用的双向性主要与所用剂量大小和所含化学成分不同有关。人参对中枢神经系统既有兴奋作用又有抑制作用，既有升压作用又有降压作用。一般认为，人参小剂量兴奋中枢，大剂量抑制中枢；人参皂苷Rg类兴奋中枢，人参皂苷Rb类抑制中枢。当机体处于不同生理或病理状态下，人参表现出不同的作用，起到调整平衡作用。枳实可因胃肠平滑肌的状态而表现出双向调节作用，既有促进胃肠运动作用又有解除胃肠平滑肌痉挛作用。

六、中药药理作用与中药功效

研究和认识与中药功效相关的药理作用是中药药理学的基本任务。大量研究表明，中药药理作用与中药功效往往一致。如清热药的抗病原微生物、抗毒素、抗炎、解热等作用与该类药清泄里热功效有关；祛风湿药的抗炎、镇痛、抑制免疫作用与该类药祛除风湿、解除痹痛功效有关。但中药药理作用与中药功效之间还存在差异性。一方面，中药药理研究结果未能证实与某些中药功效相关的药理作用。传统理论认为，大多数辛温解表药具有较强的发汗作用，但除麻黄、桂枝、生姜外，其他解表药则未（或尚未）被证实有促进汗腺分泌作用。另一方面，通过现代研究发现了某些与传统中药功效无明显关系的药理作用。如葛根扩血管、改善心肌血氧供应，以及改善脑循环等心脑血管作用，古籍中未有明确的相关记载；五味子肝脏保护作用、地龙的溶栓作用、枳实的升压作用也未见中医文献记述。

第二节　中药药理学研究思路

中药药理学研究的基本思路是以中医药理论为指导，运用现代科学方法研究中药对机体的作用和作用规律。历经几十年的探索和积累，很多学者对中药药理学的研究思路在以下几个方面形成共识。

一、重视中药复方药理的基础研究

中药单味药药理作用的研究是中药药理学建立的基础，基于单味药的研究，可反映与该药药性、功效相关的现代科学内涵。但中医临证处方常用的是依中医药配伍理论组成的中药复方，因此研究中药复方的药理作用对指导临床用药更有实际意义。中药复方研究的目的或为阐明中医药理论，或为阐明复方的作用机制，或为验证与其功效相关的药理作用，或为发现新用途及研发新药等。其研究思路多从拆方研究、整方研究、复方中有效成分的研究、血清药物研究等方面入手。早在 20 世纪 90 年代，就提出过中药复方组合后整体化学成分产生效应，以及复方作用的多层次、多环节、多靶点等重要观点。总之，中药复方的研究从目的、理论、方法等角度有诸多切入点，是一个非常庞杂的问题，需要不断探索研究。

二、中药药理作用研究与证的研究结合

辨证论治是中医认识疾病和治疗疾病的基本原则，是中医学对疾病的一种特殊的研究和处理方法。建立不同证的动物模型是证药结合研究的前提。目前研究较为成熟的证的模型有大黄脾虚模型、氢化可的松肾阳虚模型、冷水浸泡加肾上腺素肝郁气滞模型等，可用于健脾益气药、补肾壮阳药及活血化瘀药的研究。但目前所建立的证还远远不能满足中药研究的需要。由于人和动物的种属差异导致证的模型研究难度很大，且模型的普及推广还需在医学界取得认同。

三、中药分类对比研究

中药按传统分类方法可分为解表药、清热药、泻下药等二十三大类。每一类中药的基本作用已清楚，但尚缺乏对比研究，如解表药中辛温解表药与辛凉解表药、清热药中清热解毒药与清热泻火药、补虚药中补气药与补血药等同类药之间药理作用的异同，尚有待于进一步研究和归纳。

四、与中药功效相关的系统药理作用研究

中药功效具有多样性，加之中医气血津液等内涵与西医并不完全对应，致使与中药功效相关的药理作用研究出现重复和偏置现象。如温里药有“温经、止痛”之功效，与该功效相关的药理研究主要集中在抗炎、镇痛方面，而对“温经”功效的实质及其在寒湿痹痛治疗中的作用研究偏少。另外，中医的痰既包括有形之痰即呼吸道分泌的痰液，又有无形之痰即水湿停聚于体内的各种病证，对于祛痰药偏重于有形之痰作用的研究，而对无形之痰作用的研究很少。

五、中药作用机制及物质基础研究

中药作用机制研究是为阐明药物作用的靶器官或靶组织，以及如何对靶器官或靶组织产生作用后引起药理效应的，如通过影响受体活性、离子通道等发挥作用。中药作用机理研究受诸多因素影响，如制剂、给药途径、有效成分的多样性等。中药作用机制及物质基础研究应从基原植物、中药饮片、有效部位、有效成分等多层次、多角度进行，并采用合理的证候模型及临床实验，才能全面而系统地说明中药作用的本质。

六、中药毒性研究

近年来随着中药的不良反应和毒性问题越来越突出，对中药毒性及安全性评价的研究逐渐受到重视。传统中药多为口服、复方形式给药，且受研究方法的局限，一些中药的潜在毒性未被发现。随着中药现代化如新剂型中药注射剂的出现，中药有效成分的生物利用

度大大提高，中药的药理作用和毒性也随之增强。正确、全面、系统地研究和评价中药不良反应和毒性，对指导临床合理用药意义重大。

【实验方案】

不同剂量的三七对小鼠凝血作用的影响

1. 实验目的

（1）观察不同剂量的三七对小鼠凝血作用的影响。

（2）学会使用毛细玻璃管法检测小鼠凝血实验。

2. 实验材料

器材：小鼠笼、毛细玻璃管、天平、小鼠灌胃器、秒表。

药物：蒸馏水、三七粉。

动物：KM 小鼠 15 只。

3. 实验方案与步骤

取小鼠 15 只，随机分为 3 组，分别标记、称重，分别灌胃给予 0.3g/kg、3.0g/kg 三七粉溶液，空白对照组给予同容积的蒸馏水。灌胃后，立即将小鼠放回鼠笼，1.5 小时后，用 10cm 毛细玻璃管做眼眶内眦穿刺后迅速取血，取血量至 5cm 时，启动秒表，每隔 20 秒折断毛细玻璃管一小截，检查有无纤维蛋白丝，并记录凝血时间（从采血至出现纤维蛋白丝时间）。汇集全班实验结果，计算三组小鼠的平均凝血时间，以反映不同剂量的三七对小鼠凝血作用的影响。

4. 实验预期结果与启示

三七对小鼠凝血作用的影响

组别	体重（g）	药物	药量（mL）	药物剂量（g/kg）	凝血时间（s）
对照组		蒸馏水			
低剂量		三七			
高剂量		三七			

5. 实验注意事项

（1）因凝血易受温度影响，实验时室温最好控制在 15℃左右。

（2）测试时用的毛细玻璃管内径应均匀一致。毛细玻璃管采血后不宜长时间拿在手中，以免影响凝血时间。

复习思考

一、单选题

1. 中药作用的两重性是指（　　）

A. 局部作用与全身作用　B. 治标与治本　C. 防治作用与不良反应
D. 培本与祛邪　E. 有毒与无毒

2. 下列哪项不属于中药药理作用产生差异性的原因（　）
A. 动物种属　B. 个体差异　C. 在体与离体实验
D. 年龄因素　E. 用药日期

3. 对中药的量效关系特点描述最恰当的是（　）
A. 量效关系明显　B. 无量效关系
C. 量效关系很难表现　D. 绝大多数中药呈量效关系变化
E. 以上均不正确

4. 部分中药作用呈双向性，其产生的最主要原因是（　）
A. 化学成分不同　B. 给药途径不同　C. 产地不同
D. 采收季节不同　E. 以上均不正确

二、配伍题

A. 不同动物种属、个体　B. 中药作用的多靶点特点
C. Rg 类兴奋中枢，Rb 类抑制中枢　D. 中药注射剂易致过敏反应
E. 中药原药材、有效部位、有效成分

1. 反映中药的双向性特点的为（　）
2. 中药的作用机制及物质基础研究应从哪些方面才能全面反映该药物的特点（　）

三、简答题

1. 举例说明中药药理作用的特点。
2. 简述中药药理学的研究思路。

各论

第五章

解表药

扫一扫，看课件

【学习目标】

掌握解表药的概念、分类及解表药与功效有关的药理作用。

熟悉各代表药的主要药理作用和现代应用，解表药的常用中药和方剂。

了解解表药常用药物的主要成分、现代应用及不良反应。

第一节 概述

凡以发散表邪、解除表证为主要作用的药物，称为解表药。解表药主要具有发汗解表之功效，部分药物兼有利水消肿、止咳平喘、透发疹毒、缓解疼痛等效应。解表药主要用于治疗外感表证，部分药物还可用于水肿、麻疹、风疹、咳喘、风湿痹痛等而兼有表证者。表证有寒热虚实之分，常分为表寒证和表热证。解表药根据其药性和功效的不同，可分为辛温解表药（发散风寒药）和辛凉解表药（发散风热药）两类，前者药性多属辛温，主治风寒表证；后者药性多属辛凉，主治风热表证。

表证主要是由于外邪侵犯人体的浅表部位所致的一类证候。其临床表现主要有恶寒（或恶风）、发热、全身酸痛、鼻塞、喷嚏、无汗或有汗、流鼻涕、咳嗽、咽喉痒痛、舌苔薄白、脉浮数等。表证的症状与现代医学中的上呼吸道感染（感冒、流感等）、急性传染病及急性感染性疾病初期的症候群十分相似。在表证的临床症状中，恶寒是诊断表证的重要依据。中医理论认为，有一分恶寒，便有一分表证。现代医学研究认为，产生恶寒症状的原因在于皮肤血流量减少，皮肤温度降低；同时认为上呼吸道感染的重要发病原因之一在于机体受凉。当寒冷刺激作用于机体时，可引起皮肤血管收缩，同时致上呼吸道黏膜血管反射性收缩，导致黏膜局部缺血，抵抗力下降，造成寄生在上呼吸道的病原微生物乘机侵入黏膜上皮细胞生长繁殖，导致炎症反应而出现诸多临床症状。解表药的发汗解热、抗病原微生物作用是其发散表邪功效的主要药理学基础，部分药物所具有的抗炎、镇痛、免疫调节等作用则有助于增强其功效。

【主要药理作用】

1. 发汗作用 发汗是治疗表证的重要方法。解表药中以辛温解表药发汗作用较强。西医学将出汗分为温热性发汗和精神性发汗。研究认为解表药所引起的发汗多属于温热性发汗，其依据是辛温解表药用后身体自我感觉有温热感。麻黄碱能使处于高温环境中的人出汗快而多。另外，中枢神经系统和周围神经的机能状态也可影响药物的发汗作用。解表药的发汗作用机制包括：直接影响汗腺功能，增加汗液分泌；通过促进或改善血液循环而促进发汗。另外解表药也可能通过兴奋外周 α 受体而促进汗液分泌。

2. 解热作用 本类药物多数具有程度不等的解热作用，能使实验性发热动物的体温降低，例如柴胡、桂枝、荆芥、防风、葛根、银翘散、桑菊饮、麻杏石甘汤、九味羌活汤等有一定的解热效果。相比较而言，辛凉解表药的解热作用更加显著。部分药物尚可使正常动物的体温下降，例如麻黄挥发油、柴胡皂苷、葛根素、桂枝煎剂、细辛挥发油等。解表药解热作用机制与以下环节有关：通过发汗或促进发汗；通过扩张皮肤黏膜血管增加散热；通过影响脑内活性物质（如 CAMP，PGE）进而影响中枢的体温调节功能；通过抗炎、抗病原微生物等作用影响体温。

3. 抗病原微生物作用 表证是由外邪客表所致。细菌、病毒、低温、高温等均可视为外邪。体外实验研究显示，麻黄、桂枝、防风、细辛、生姜、柴胡、薄荷、牛蒡子等对金黄色葡萄球菌、肺炎球菌、溶血性链球菌、大肠杆菌、伤寒杆菌、痢疾杆菌等多种细菌及某些致病性皮肤真菌均具有不同程度的抑制作用。麻黄、桂枝、柴胡、桂枝汤等对一些呼吸道病毒亦有一定的抑制作用。

4. 镇痛、镇静作用 头身痛、肌肉关节酸痛是表证的常见症状。多数解表药具有镇痛作用。柴胡、桂枝、白芷、防风、羌活、细辛、桂枝汤、九味羌活汤等对多种实验性疼痛模型动物，均表现有明显的镇痛作用。镇痛作用部位多数在外周，部分药物如细辛可通过作用于中枢发挥效应。多数解表药均具有程度不等的镇静作用，可使动物自主活动减少或者能加强中枢抑制药的作用。复方制剂如桑菊饮、升麻葛根汤也有类似作用。

5. 抗炎作用 呼吸道炎症是表证的常见症状。实验研究显示，柴胡、麻黄、生姜、辛夷、细辛、桂枝汤、银翘散、桑菊饮等对多种实验性炎症均有明显的抑制作用。本类药抗炎机制与下述作用有关：抑制花生四烯酸代谢；抑制组胺或其他炎性介质生成或释放；增强肾上腺皮质内分泌功能；清除自由基等。

6. 调节免疫作用　柴胡、葛根、苏叶、麻黄汤、麻杏石甘汤、桂枝汤等均可通过提高机体的非特异性免疫功能解除表证。部分药物尚可提高特异性免疫功能发挥作用。部分药物或方药如麻黄、桂枝、小青龙汤、葛根汤等对变态反应具有抑制作用，可缓解和治疗过敏性疾病。

综上所述，解表药的发汗、解热、抗病原微生物、镇痛、抗炎作用是其解除表证的药理础，而调节免疫系统功能作用则对其驱散表邪功效具有积极的意义。

【常用药物与方剂】解表药常用药物有麻黄、桂枝、柴胡、薄荷、桑叶、紫苏、菊花、生姜、辛夷、金银花、连翘、荆芥、防风、葛根、牛蒡子等。常用复方有麻黄汤、桂枝汤、银翘散、桑菊饮等。常用药物与方剂主要药理作用见表5-1。

表5-1　解表药常用药物与方剂主要药理作用简表

类别	传统功效	发汗	解表	祛风	祛风	止痛		解表	祛风
	药理作用	发汗	解热	抗菌	抗病毒	镇痛	镇静	抗炎	抗过敏
辛温解表药	麻黄	+	+	+	+	+		+	+
	桂枝	+	+	+	+	+	+		+
	防风		+	+	+	+	+	+	+
	荆芥		+	+	+	+	+	+	+
	细辛		+	+	+	+	+	+	
	羌活		+	+	+	+	+	+	+
	麻黄汤	+	+	+	+			+	+
	桂枝汤		+	+	+	+	+	+	
	九味羌活汤		+			+	+	+	
辛凉解表药	柴胡		+	+	+	+	+	+	+
	金银花		+	+	+		+		
	连翘		+	+	+			+	
	薄荷		+	+	+	+	+	+	
	菊花			+	+	+	+	+	
	牛蒡子		+	+	+	+		+	
	葛根		+			+			+
	桑叶			+	+	+			
	银翘散		+	+	+	+	+	+	

第二节 常用药物

麻黄 Mahuang

【来源采制】本品为麻黄科植物草麻黄 *Ephedra sinica* Stapf. 、中麻黄 *Ephedra intermedia* Schrenk et C. A. Mey. 或木贼麻黄 *Ephedra equisetina* Bge. 的干燥草质茎。主产于河北、山西、新疆、内蒙古。秋季采割绿色的草质茎，晒干。生用或蜜炙用。

【主要成分】主含生物碱（1%～2%）和少量挥发油。生物碱中主要有效成分为麻黄碱类，占总碱的80%～85%，其次为伪麻黄碱。

【性味归经】味辛、微苦，性温；归肺、膀胱经。

【功效主治】具有发汗解表、宣肺平喘、利水消肿的功效。主治风寒感冒，胸闷喘咳，风水浮肿。

【药理作用】

1. 与功效主治相对应的主要药理作用

（1）发汗 麻黄为辛温解表之峻品。实验研究证实，麻黄水煎剂、麻黄水溶性提取物、麻黄挥发油、麻黄碱、L-甲基麻黄碱等均有发汗作用。其发汗作用特点为：口服或注射给药均有效，作用强，起效较快，作用维持时间长。麻黄发汗作用机制可能与以下环节有关：阻碍汗腺导管对钠离子的重吸收，致使水分潴留于汗腺管腔，引起汗液分泌增加；兴奋汗腺 α 受体，使汗腺分泌增加；通过兴奋中枢神经系统有关部位而产生效应。

许多因素影响麻黄发汗作用。温服麻黄有助于其发汗。人体处于温热环境时，麻黄碱促进汗腺分泌的作用更加显著。麻醉状态下，发汗作用减弱。局部神经损伤，也可影响其发汗作用。可见该作用与中枢神经系统功能有关。药物配伍对其作用有影响，伍用桂枝后发汗作用明显增强。

（2）平喘 实验研究证实，麻黄碱、伪麻黄碱、麻黄挥发油是其平喘的有效成分，麻黄碱化学性质稳定，口服有效。平喘作用起效较慢，作用温和，作用维持时间持久。麻黄平喘作用机制主要通过以下环节：①直接兴奋支气管平滑肌的 β 受体，激活腺苷酸环化酶，使细胞内 cAMP 升高，使平滑肌松弛；②兴奋支气管黏膜血管平滑肌的 α-肾上腺素受体，致使血管收缩，降低血管壁通透性，减轻支气管黏膜水肿；③促进肾上腺素能神经末梢和肾上腺髓质嗜铬细胞释放递质而间接发挥拟肾上腺素作用；④阻止过敏介质释放。麻黄水提物和乙醇提取物能抑制过敏介质5-羟色胺、组胺、白三烯的释放。

2. 其他药理作用

（1）解热、抗炎 麻黄挥发油对多种实验性发热模型动物有解热效应，对正常小鼠体温有降低作用。麻黄的多种成分、多种制剂（麻黄水提取物、醇提取物）均有抗炎作用，以伪麻黄碱作用最强，且口服或注射给药均有效。麻黄抗炎作用环节在于：抑制炎症早期的血管通透性增加；抑制炎症后期肉芽组织的形成；对抗致炎物质的作用。

（2）利尿　麻黄的多种成分均具有利尿作用，以D-伪麻黄碱作用最显著。麻黄生物碱静脉注射给药利尿作用明显，而口服用药作用较弱。静脉给药后，作用出现快。一次给药作用可维持0.5～1.0小时。麻黄利尿作用强度有限，用药量过大，超过一定剂量后作用反而减弱。

（3）抗病原微生物　体外实验证明，麻黄挥发油对金黄色葡萄球菌、甲型及乙型溶血性链球菌、流感嗜血杆菌、肺炎双球菌、炭疽杆菌、白喉杆菌、大肠杆菌等均有不同程度的抑制作用。麻黄挥发油对亚甲型流感病毒有明显抑制作用，对感染甲型流感病毒的小鼠有治疗作用。

（4）抗过敏　麻黄碱能抑制过敏介质（组胺、白三烯）的释放。麻黄水提物、醇提物能使溶血素明显减少，呈现抗补体作用。麻黄的抗过敏作用为其治疗过敏性哮喘、荨麻疹等提供了可靠的实验依据。

（5）镇咳、祛痰　麻黄碱、麻黄水提取物给动物灌服，可明显抑制二氧化硫和机械刺激所致的咳嗽反射，其镇咳强度约为可待因的1/200。麻黄挥发油灌胃具有一定的祛痰作用。

（6）兴奋中枢神经系统　麻黄碱脂溶性高，易于通过血脑屏障，在治疗剂量即能兴奋大脑皮层和皮层下中枢，引起精神兴奋、失眠等症状，亦能兴奋呼吸中枢和血管运动中枢。

（7）强心、升高血压　麻黄碱能直接和间接兴奋肾上腺素能神经受体，对心脏具有正性肌力、正性频率作用；能收缩血管，使血压升高。其升压作用特点为作用缓慢、温和、持久，反复应用易产生快速耐受性。

综上所述，麻黄用的是草质茎，主要成分是生物碱，具有中枢兴奋作用。

【现代应用】麻黄所含麻黄碱的中枢兴奋作用被不良之人利用于制作毒品，所以，现在麻黄是作为容易产生药物依赖性的药源之一进行管制使用。一般中医门诊的下列用途，用量少而零星，在确保不是套购麻黄另作他用情况下，仍然配给。

1. 感冒　以麻黄为主的复方制剂（如麻黄汤、大青龙汤等）常用于治疗感冒、流感等。

2. 支气管哮喘　麻黄碱口服，可预防和治疗支气管哮喘。

3. 低血压　麻黄碱口服可以治疗低血压。麻黄碱皮下注射或肌肉注射可防治硬膜外麻醉引起的低血压。

4. 鼻塞　0.5%～1%麻黄碱溶液滴鼻，可治疗鼻黏膜充血引起的鼻塞。

5. 肾炎水肿　以麻黄为主的方药（如麻黄连翘赤小豆汤等）对改善肾炎所致全身浮肿等症状有一定效果。

【不良反应】动物实验显示，麻黄碱的毒性大于伪麻黄碱，可引起小鼠眼球突出、举尾反应、发钳、眼眶内出血等。人口服过量麻黄碱（治疗量的 5 ~ 10 倍）可引起中毒，出现头晕、耳鸣、烦躁不安、心悸、血压升高、瞳孔散大、排尿困难等，甚至心肌梗死或死亡。心脏病、精神病患者及孕妇应避免使用麻黄碱。麻黄碱不得与咖啡因配伍使用。

桂枝　Guizhi

【来源采制】本品为樟科植物肉桂 *Cinnamomum cassia* Presl. 的嫩枝。主产于广东、广西等地。春、夏二季采收。生用。

【主要成分】含挥发油（桂皮油），其中主要成分为桂皮醛、桂皮酸，并含少量乙酸桂皮酯、乙酸苯丙酯。尚含反式桂皮酸、香豆素、鞣质、黏液质、树脂等。

【性味归经】味辛、甘，性温；归心、肺、膀胱经。

【功效主治】具有发汗解表、温经通脉、助阳化气、平冲降气的功效。主治风寒感冒，脘腹冷痛，血寒闭经，关节痹痛，痰饮，水肿，心悸等。

【药理作用】

1. 与功效主治相对应的主要药理作用

（1）扩张血管、促发汗　桂枝单独应用发汗作用较弱，若与麻黄伍用，则发汗力增强。实验研究显示，桂皮油能扩张血管，改善血液循环，促使血液流向体表，从而有利于发汗和散热。

（2）解热、镇痛　桂枝煎剂、桂皮醛、桂皮酸、桂枝汤对实验性发热家兔具有解热作用，并能降低正常小鼠的体温和皮肤温度。桂枝煎剂或桂枝水提取物加总挥发油给小鼠灌服，能提高动物痛阈值。桂枝的复方制剂镇痛作用更强。桂枝解热和降温作用可能在于扩张皮肤血管，使机体散热增加以及促进发汗的结果。

2. 其他药理作用

（1）抗炎、抗过敏　桂枝煎剂、桂枝挥发油对多种致炎物质所致的急性炎症具有抑制作用，可明显降低血管通透性。挥发油尚能抑制小鼠棉球肉芽肿。桂枝能抑制 IgE 所致肥大细胞脱颗粒作用，减少过敏介质释放，并能抑制补体活性。挥发油对大鼠佐剂性关节炎有抑制效应。桂枝抗炎作用机制与抑制组胺生成、抑制前列腺素 E 的合成释放、清除自由基等有关。

（2）抗病原微生物　体外实验显示，桂枝醇提取物对金黄色葡萄球菌、大肠杆菌、肺炎球菌、炭疽杆菌、霍乱弧菌等有抑制作用；桂皮油、桂皮醛对结核杆菌、变形杆菌有抑制作用，并对流感病毒亚甲型京科 68-1 株和孤儿病毒均有抑制效果。

（3）对心血管系统作用 桂枝水煎剂注射给药，能增加冠脉血流量，增加心肌营养血流量。桂枝蒸馏液可降低大鼠离体心脏缺血再灌注室颤发生率，改善心功能。桂枝可减少心肌乳酸脱氢酶和磷酸肌酸激酶的释放，减少 LPO 生成，提高 SOD 活性。桂枝水煎剂可扩张外周血管，改善微循环，并可加速体温的恢复。桂皮醛在体外对血小板聚集有抑制作用，并有抗凝血酶作用。

（4）镇静、抗惊厥 桂枝水提取物、总挥发油、桂皮醛可使小鼠自主活动减少，增强巴比妥类药物的催眠作用，对抗苯丙胺兴奋中枢的作用，对小鼠药物性惊厥（士的宁、烟碱）和听源性惊厥均有一定的对抗作用。

此外，桂枝具有一定的利尿作用。桂皮醛注射给药有抗肿瘤作用。桂皮醛能促进胃肠平滑肌蠕动，增强消化机能。桂皮酸有利胆作用。

综上所述，桂枝促发汗、解热、镇痛、抗炎、抗过敏、抗病原微生物等作用是其发汗解肌功效的药理学基础，而对心血管系统的影响则是其温通经脉功效的体现。

【现代应用】

1. 感冒 可用于治疗感冒、流感等。

2. 风湿性关节炎 以桂枝为主的复方制剂有较好效果。

此外，桂枝与有关药物配伍可以治疗多种疾病，如冠心病、慢性心功能不全、肾炎、胃十二指肠溃疡、冻疮等。

柴胡 Chaihu

【来源采制】本品为伞形科植物柴胡 *Bupleurum chinense* DC. 或狭叶柴胡 *Bupleurum scorzonerifolium* Willd. 的干燥根。按性状不同，分别习称“北柴胡”和“南柴胡”。于初春发芽前或秋末落叶后挖根，除去茎叶和泥沙，干燥。主产于辽宁、甘肃、河北、河南、湖北等地。可生用，或醋炒、酒炒、蜜炒、鳖血炒用。

【主要成分】其成分主要含柴胡皂苷 a、柴胡皂苷 b、柴胡皂苷 c、柴胡皂苷 d、α-菠菜甾醇、挥发油。挥发油中主要含柴胡醇、丁香酚、己酸、γ-十一酸内酯等。

【性味归经】味辛、苦，性微寒；归肝、胆、肺经。

【功效主治】具有疏散风热、舒肝解郁、升举阳气的功效。主治感冒发热，寒热往来，胸胁胀痛，月经不调，子宫脱垂，脱肛。

【药理作用】

1. 与功效主治相对应的主要药理作用

（1）解热 中医临床用柴胡治疗寒热往来的半表半里之热有确切疗效。这种热象常见于西医临床的弛张热和间歇热型。历代医家将柴胡作为治疗发热性疾病的重要药物。实验研究显示，柴胡煎剂、柴胡注射液、柴胡醇浸膏、挥发油及粗皂苷等对多种原因引起的动物实验性发热，均有明显的解热作用，并且可使正常动物的体温降低。解热主要成分为柴胡皂苷、皂苷元 A 和挥发油。柴胡皂苷与挥发油的解热作用相比较，挥发油具有用量少、作用强及毒性小的特点。总挥发油中的丁香酚、己酸、γ-十一酸内酯和对-甲氧基苯二酮是其解热的主要有效成分。

目前认为 cAMP 是重要的发热介质之一，可引起下丘脑体温调节中枢体温调定点升高，从而造成机体发热。实验提示柴胡挥发油可能作用于下丘脑体温调节中枢，抑制该部位 cAMP 的产生或释放，从而抑制体温调节点的上移，使体温下降。

（2）保肝、利胆　柴胡、柴胡皂苷、柴胡醇具有保肝作用，对多种原因（化学、生物因素等）引起的动物实验性肝损伤有一定的防治作用。能使 ALT、AST 降低，减轻肝细胞损伤，促进肝功能恢复正常。临床研究显示其降酶速度快，作用强。柴胡保肝作用以复方制剂效果更佳。目前认为柴胡保肝机制可能在于：柴胡皂苷对生物膜有直接保护作用；柴胡皂苷可使血浆中促肾上腺皮质激素（ACTH）增加，从而促进肾上腺皮质分泌糖皮质激素而减轻肝细胞损害，提高机体对非特异性刺激的抵抗能力；促进肝细胞 DNA 合成，抑制细胞外基质的合成。

柴胡水浸剂和煎剂具有明显的利胆作用，可使实验动物的胆汁排出量增加，降低胆汁中胆酸、胆色素和胆固醇的含量。醋炙柴胡的利胆作用最强。柴胡所含黄酮类物质可能是其利胆成分。

2. 其他药理作用

（1）抗炎　柴胡粗皂苷、柴胡皂苷、柴胡挥发油均有抗炎作用。柴胡皂苷对正常或去肾上腺大鼠由多种致炎剂引起的炎症反应均有抑制作用，并且口服或注射给药均有效，但注射给药作用强于口服。其抗炎作用涉及多个环节：降低毛细血管通透性；抑制白细胞游走；抑制肉芽组织增生。柴胡抗炎机制比较复杂，柴胡皂苷能兴奋下丘脑-垂体-肾上腺皮质内分泌轴，促进垂体分泌 ACTH，增强糖皮质激素的抗炎作用。此外，可能还有直接抑制致炎物质释放的作用。

（2）镇静、镇痛、镇咳　柴胡煎剂、总皂苷、柴胡皂苷元对中枢神经系统具有明显抑制作用，可使动物的自发活动减少，条件反射抑制，延长巴比妥类药物的睡眠时间，拮抗中枢兴奋剂（苯丙胺、咖啡因等）的作用。正常人服用柴胡粗制剂后也可出现嗜睡等中枢抑制现象。柴胡煎剂、柴胡皂苷对多种实验性疼痛模型动物呈现镇痛作用。柴胡皂苷可提高实验动物的痛阈值，并且该作用可部分被纳洛酮所拮抗。柴胡、柴胡粗皂苷、柴胡皂苷元有较好的镇咳作用。柴胡总皂苷的镇咳强度略低于可待因。柴胡皂苷元注射给药，镇咳效果良好。

（3）抗病原微生物　柴胡对金黄色葡萄球菌、溶血性链球菌、霍乱弧菌、结核杆菌、钩端螺旋体有一定的抑制作用；对流感病毒具有较强的抑制作用；尚可抑制肝炎病毒、牛疸病毒。柴胡注射液治疗单纯疱疹病毒性角膜炎，对流行性出血热病毒有一定作用。实验性病毒性肺炎小鼠灌服柴胡水提取物，可显著降低肺指数和死亡率。

（4）降血脂　柴胡皂苷肌肉注射可使实验性高脂血症动物的胆固醇、甘油三酯和磷脂水平降低，其中降低甘油三酯的作用最为明显。柴胡影响脂质代谢的主要成分为柴胡皂苷、皂苷元 a 和 b、柴胡醇、α-菠菜甾醇。柴胡醇、α-菠菜甾醇可降低高胆固醇血症动物的胆固醇水平。柴胡对正常动物的血脂水平无明显影响。

（5）调节消化道运动　柴胡粗皂苷能明显增强乙酰胆碱对豚鼠离体小肠和家兔离体肠肌的收缩作用，但对组胺引起的收缩无影响。而柴胡复方制剂对乙酰胆碱、氯化钡、组胺等引起的肠道平滑肌痉挛有对抗作用。

综上所述，柴胡的解热、抗病原微生物、抗炎、促进免疫功能等作用是其和解表里功效的药效学基础；保肝、利胆、降脂、镇静、镇痛等作用与其疏肝解郁功效有关；而其对内脏平滑肌的兴奋作用可能与其升举阳气功效有关。

【现代应用】

1. 发热　对感冒、流感、肺炎、支气管炎、扁桃体炎、疟疾等引起的发热，用柴胡注射液、柴胡口服液等治疗均有较好的效果。

2. 病毒性肝炎　复方柴胡制剂如小柴胡汤治疗急慢性肝炎，对改善症状、恢复肝功能有较好效果。

3. 咳嗽　柴胡、柴胡注射液、柴胡镇咳片治疗感冒、急慢性支气管炎、肺炎所致的咳嗽有效。

4. 流行性腮腺炎　柴胡注射液肌肉注射具有较好疗效。

此外，柴胡与其他药物配伍，可以治疗痛经、月经不调、胃下垂、子宫脱垂、脱肛等。

【不良反应】柴胡毒性较小。柴胡煎剂、柴胡皂苷有溶血作用，口服时此效应不明显。人口服较大剂量可出现嗜睡、工作效率降低，甚至深睡等现象，有的出现腹胀、食欲减退等。柴胡注射液注射给药可能引起过敏反应，严重者可发生过敏性休克，应给予充分注意。

葛根　Gegen

【来源采制】本品为豆科多年生落叶藤本植物野葛 *Pueraria lobata*（Willd.）Ohwi. 或甘葛藤 *Pueraria thomsonii* Benth. 的根。主产于河南、湖南、浙江、四川等地。秋、冬二季采挖，趁鲜切成厚片或小块，晒干。生用或煨用。

【主要成分】其成分主要为黄酮类化合物，有大豆苷、大豆苷元、葛根素等。还含有尿囊素、淀粉等。

【性味归经】味甘、辛，性凉；归脾、胃、肺经。

【功效主治】具有解肌透疹、升阳止泻、除烦止渴、通经活络、解酒毒的功效。主治感冒发热，头痛，项背强痛，口渴，消渴，热痢，泄泻，中风偏瘫，胸痹心痛，酒毒伤中。

【药理作用】

1. 与功效主治相对应的主要药理作用

（1）解热　葛根具有显著的解热作用，野葛和葛根素可使体温降至正常以下。葛根所含黄酮类物质是其退热作用的成分。葛根煎剂、葛根乙醇浸膏、葛根素等对实验性发热模型动物均有解热作用，葛根素作用较突出。给人工发热兔口服 20% 葛根煎剂或 20% 乙醇浸剂后半小时，升高的体温降至正常水平，1 小时后作用最强，浸剂作用强于煎剂。野葛也有显著的解热作用，与阿司匹林相似，特点为起效快，解热作用在药后 3 ~ 5 小时最明显。葛根素可阻断中枢部位的 β 受体而使 cAMP 生成减少，产生解热效应。葛根解热机制也与促进皮肤血管扩张、促进血液循环而增加散热有关。

（2）抗心肌缺血　葛根总黄酮、葛根素是影响心脏功能的成分。给麻醉犬静脉注射后，可使心率明显减慢，心输出量减少；能使正常和痉挛状态的冠脉扩张，增加冠脉血流量；改善心电图缺血反应。葛根的多种制剂（水煎剂、醇膏）均能对抗垂体后叶素引发的动物心肌缺血。葛根素对缺血心肌及缺血再灌注心肌有保护作用，可减少心肌乳酸生成，降低耗氧量和肌酸激酶释放量，保护心肌超微结构，改善微循环障碍，减少 TXA_2 生成。

2. 其他药理作用

（1）抗心律失常　葛根乙醇提取物、黄豆苷元灌胃后能明显对抗氯化钡、乌头碱所致大鼠心律失常，预防氯化钙所致大鼠室颤，降低氯仿所致小鼠室颤发生率，缩短大鼠结扎冠脉后室颤发作时间。葛根素灌胃及静脉注射能明显对抗乌头碱、氯化钡所致心律失常，静脉注射后可明显延长心肌动作电位时程及有效不应期。葛根素静脉注射能显著对抗氯仿-肾上腺素诱发的兔心律失常，提高哇巴因所致豚鼠室性早搏、室性心动过速的阈值，对室颤阈值也有提高作用。葛根抗心律失常机制可能通过影响心肌细胞膜对 K^+、Na^+、Ca^{2+} 的通透性，进而降低心肌兴奋性、自律性及传导性，也与 β 受体阻断效应有关。

（2）扩血管、降血压　葛根水煎剂、醇浸膏、葛根总黄酮、葛根素静脉注射后，对外周血管具有一定的扩张作用，葛根总黄酮、葛根素、大豆苷元对高血压模型动物均有一定的降压效果。葛根素、大豆苷元能降低血浆肾素及血管紧张素水平，葛根素尚可减少血浆儿茶酚胺。葛根降压机制可能在于：β 受体阻断效应；影响血浆儿茶酚胺代谢；改善血管的反应性（顺应性）。

（3）改善血液流变性和抗血栓形成　在体外，葛根素能抑制 ADP 诱导的人及动物血小板聚集。给动物灌服葛根总黄酮能降低全血黏度和血小板黏附率，明显抑制 ADP 诱导的体内血栓形成。

（4）降血糖、降血脂　葛根煎剂有降低血糖的作用。葛根素是葛根降糖有效成分。用葛根素给四氧嘧啶性高血糖小鼠灌胃，使血糖降低，作用可维持 24 小时，并能改善糖耐量；但对肾上腺素性高血糖小鼠无作用。葛根素对大鼠晶体醛糖还原酶（AR）有抑制作用，对防治糖尿病并发症有积极意义，葛根与相关药物配伍治疗糖尿病效果显著。葛根素注射给药可明显降低血清胆固醇。葛根口服液对大鼠饮酒所致血清载脂蛋白 A1 降低及甘油三酯升高有显著对抗作用。

（5）对内脏平滑肌作用　葛根含有收缩和舒张内脏平滑肌的不同成分。对离体豚鼠回肠，葛根丙酮提取物 PA3、PA4、PA5 及甲醇提取物 PM2、PM4 有松弛作用，而甲醇提取物 PM3、PM5 作用相反。丙酮提取物 PA3、PA5 及甲醇提取物 PM2 对离体大鼠子宫有罂粟碱样松弛作用。葛根去黄酮后的水提取物 MTF-101 对离体小鼠小肠有乙酰胆碱样作用。黄豆苷元对小鼠离体平滑肌有明显解痉作用，可对抗乙酰胆碱所致的肠痉挛。

（6）促进记忆　葛根水煎剂、葛根总黄酮、醇提取物灌胃或注射给药均可对抗动物实验性记忆获得障碍和记忆再现障碍。葛根总黄酮连续灌服可显著改善 D-半乳糖所致亚急性衰老小鼠的记忆功能。

（7）抗氧化　葛根总黄酮、葛根素有抗氧化作用，可减少组织 MDA 和 LPO 含量，增加 SOD 活性。

（8）雌激素样作用　葛根素和葛根总异黄酮具有雌激素受体部分激动剂的特性，对雌激素低下动物显示弱雌激素活性。葛根素和葛根总异黄酮能明显增加去卵巢大鼠阴道涂片中角化细胞数量，部分恢复去卵巢大鼠的性周期，使去卵巢大鼠和幼年小鼠子宫重量明显增加，这种作用呈明显的剂量依赖性；对正常成年小鼠的子宫生长无明显影响。在合用雌二醇时，葛根素和葛根总异黄酮均使雌二醇的促子宫生长作用明显减弱。

葛根解热、降糖、降脂、对内脏平滑肌作用等是其解肌退热、除烦止渴功效的药理学基础。其抗心肌缺血、扩张血管等对心脑血管系统的作用则反映活血通脉功效。

【现代应用】

1. 偏头痛　葛根片口服有效。

2. 突发性耳聋　可口服葛根片或葛根乙醇提取物片。

3. 冠心病、心绞痛　可静脉滴注或静脉注射葛根素。

4. 高血压病　葛根片临床可治疗高血压病。

5. 感冒、头痛、发热　常用葛根复方制剂（如葛根汤，桂枝加葛根汤等）。

6. 麻疹初起、发热、疹出不透　用升麻葛根汤治疗。

此外，葛根素对糖尿病、脑血栓形成、青光眼、视神经损伤等均有一定的治疗效果。

【不良反应】临床少数患者口服葛根片后有头胀感，皮疹、皮肤瘙痒症状，对症处理即可。减量后可消失。

细辛 Xixin

【来源采制】本品为马兜铃科植物北细辛 *Asarum heterotropoides* Fr. Schmidt var. *mandshuricum*（Maxim.）Kitag.、汉城细辛 *Asarum sieboldii* Miq. var. *seoulense* Nakai 或华细辛 *Asarum sieboldii* Miq. 的根及根茎。主产于东北及陕西等地。夏秋采挖，阴干。生用。

【主要成分】全草含挥发油，油中主要成分为甲基丁香油酚和黄樟醚，并含有α-蒎烯及β-蒎烯。北细辛挥发油中还有细辛素、优香芹酮及爱草醚等，而华细辛中则含有桉油精及2-甲氧基黄樟醚。

【性味归经】味辛，性温；归肺、心、肾经。

【功效主治】具有解表散寒、祛风止痛、通窍、温肺化饮的功效。主治风寒感冒，头痛，牙痛，鼻塞流涕，鼻渊，风湿痹痛，痰饮咳喘。

【药理作用】

1. 与功效主治相对应的主要药理作用

（1）强心、加快心率、抗心律失常　细辛具有明显的强心作用，细辛醇提液、挥发油及其有效成分去甲乌药碱均能增强心肌的收缩力，使心率加快，增加心输出量。去甲乌药碱是细辛对心血管系统作用的主要活性成分。消旋去甲乌药碱具有β-受体激动剂样的药理效应，可增强心肌的收缩力，使心率加快，可对抗缓慢型心律失常。

（2）镇静、镇痛、局部麻醉　细辛挥发油有明显的中枢抑制作用，小剂量腹腔注射可使动物安静、驯服、自主活动减少，大剂量可使动物睡眠，翻正反射消失，并有明显的抗惊厥作用。细辛挥发油灌胃或腹腔注射对动物物理性或化学性疼痛反应均有显著对抗作用，腹腔注射能明显提高痛阈。细辛50%煎剂能阻滞蟾蜍坐骨神经的冲动传导。细辛挥发油在兔角膜反射试验中，具有表面麻醉作用；在豚鼠皮丘试验中，有浸润麻醉效力。50%细辛酊涂于人舌后半分钟，舌尖即有辛冷感，1分钟后有麻木感，以后痛觉完全消失。经1小时后始逐渐恢复。

2. 其他药理作用

（1）抗炎　细辛挥发油无论灌胃或注射均有明显的抗炎作用。对甲醛、酵母、蛋清、角叉菜胶等多种致炎剂所引起的炎症反应均有明显的抑制作用。细辛挥发油能降低炎症组织及渗出液中组胺含量，对正常及切除肾上腺炎症均有效。去甲乌药碱、细辛水提物亦有较好抗炎作用。

（2）抗变态反应　细辛的水提取物或乙醇提取物均能使速发型变态反应总过敏介质释放量减少，有抗变态反应作用。北细辛所含甲基丁香油酚、去甲乌药碱、N-异丁基十二碳四烯酰胺，均可明显抑制组胺所致豚鼠离体回肠收缩。细辛煎剂能明显降低豚鼠T细胞α-醋酸萘酯酶（ANAE）染色阳性T细胞的百分率，具有免疫抑制作用。

（3）平喘　细辛挥发油、甲基丁香酚及去甲乌药碱均能够使支气管平滑肌松弛而解除其痉挛，达到平喘效果。细辛挥发油能松弛组胺、乙酰胆碱引起的离体气管痉挛；甲基丁香油酚对豚鼠离体气管有显著的松弛作用。北细辛醇浸剂对离体肺灌流量先呈短暂的降低，而后持续增加。β-细辛醚对组胺和乙酰胆碱所致豚鼠离体器官平滑肌的痉挛有明显舒张作用，且呈现量效作用。对整体哮喘模型，β-细辛醚能明显延长豚鼠哮喘发作的潜伏时间，减轻症状发作的严重程度。细辛醚也有一定平喘、祛痰作用。

（4）抗心脑缺血　细辛挥发油能明显增加豚鼠离体心脏的冠脉流量，静注能对抗兔因垂体后叶素所致的急性心肌缺血，并能增强小鼠减压缺氧的耐受力。去甲乌药碱还具有抗心源性休克的作用，其作用强度与多巴胺相似。β-细辛醚能降低高脂血症大鼠脑组织中内皮素（ET）及神经肽 Y（NPY）含量，升高脑降钙素基因相关肽（CGRP）浓度，舒张血管，改善组织血液供应。β-细辛醚还能降低血小板的活性，抗血小板的聚集和黏附。

（5）松弛子宫、胃肠平滑肌　细辛挥发油对兔的离体子宫、肠管，低浓度使张力先增加后下降，振幅增加；高浓度则呈抑制。细辛挥发油能松弛组胺、乙酰胆碱及氯化钡引起的离体回肠痉挛，对大鼠离体子宫呈抑制作用。

（6）抗菌　细辛挥发油对黄曲霉菌、黑曲霉、腊叶枝霉、白色念珠菌等 16 种真菌有抗菌作用。抗菌有效成分为挥发油中的黄樟醚，体外有较强的抗菌作用，是一种广谱和较强的抗菌化学成分。α-细辛醚抑制呼吸道合胞病毒的增殖。

（7）解热　细辛挥发油对动物有一定程度的解热作用，并能降温且维持的时间较长。细辛挥发油灌服对多种原因如四氢 β-萘胺、伤寒、副伤寒混合疫苗所引起的家兔实验性发热有明显的解热作用，对啤酒酵母所致的大鼠发热也有明显的解热效果，还能降低正常大鼠的体温。

【现代应用】

1. **心绞痛、心律失常**　复方细辛气雾剂，于心绞痛发作时喷雾有效。

2. **慢性支气管炎**　用细辛醚片或小青龙汤。

3. **口腔炎和局部麻醉**　细辛醚与甘油调和外用或用 3% 细辛挥发油注射液，做浸润麻醉和神经阻滞麻醉，进行五官科和眼科手术，麻醉效果较好。

4. **类风湿关节炎、风湿关节炎**　以细辛配伍其他药物组成复方使用。

5. **头痛**　用 10% 细辛液穴位注射有效。

6. **牙痛**　细辛白芷散（细辛、白芷、冰片）喷雾治疗牙痛。

【不良反应】细辛每日用量超过 20g 可致唇舌及指（趾）发麻。细辛挥发油小鼠腹腔注射的 LD_{50} 为 0.55mL/kg。细辛挥发油中的黄樟醚毒性较大，细辛挥发油长期喂食动物，可致肝肾脂肪变，肾功损害，诱发肝癌。

【实验方案】

柴胡注射液对发热家兔的解热作用

1. 实验目的

观察柴胡的解热作用。

2. 实验材料

兔 2 只、柴胡注射液、10% 蛋白胨、生理盐水、电子秤、体温表、注射器。

3. 实验方案与步骤

取正常成年兔 2 只，编号为甲、乙，分别检查并记录正常体温（兔体温在 38.5 ~ 39.5℃者为合适）。于实验前 2 小时给甲、乙两兔肌肉注射 10% 蛋白胨 10mL/kg，体温可比正常时升高 1℃以上，则进行试验。甲兔腹腔注射柴胡注射液 0.5mL/kg，乙兔腹腔注射生理盐水 0.5mL/kg。分别于给药后 0.5 小时、1 小时、1.5 小时测量甲、乙两兔体温，观察各兔体温的变化。记录在下面表格中。

兔号	体重	药物	正常体温	给药后体温		
				0.5h	1h	1.5h
甲						
乙						

4. 实验预期结果与启示

甲兔腹腔注射柴胡注射液后体温迅速降低，恢复至正常体温；乙兔腹腔注射生理盐水后体温无明显下降。表明柴胡注射液有明显解热作用。

5. 实验注意事项

体温计应使用肛温计，在插入肛门前，应先消毒体温计，甩动体温计使水银柱降到 35℃以下，涂上润滑剂后才能使用；肛门体温计插入各兔肛门的深度应相同（一般 6cm 左右），插入肛门的体温计，至少停留 3 ~5 分钟后才能取出。

6. 讨论

实验结果说明了什么问题？柴胡注射液解热的特点是什么？

复习思考

一、单选题

1. 下列哪项不是麻黄平喘作用的机理（　　）

   A. 促进肾上腺素、去甲肾上腺素释放

   B. 直接兴奋支气管黏膜血管平滑肌 α 受体

C. 阻止过敏介质释放

D. 促进糖皮质激素分泌

E. 直接兴奋支气管平滑肌β受体

2. 下列哪项不是柴胡的药理作用（　　）

A. 解热　B. 抗炎　C. 保肝

D. 利胆　E. 抗心律失常

3. 桂枝解热镇痛的有效成分主要是（　　）

A. 桂皮醛　B. 鞣质　C. 乙酸桂皮酯

D. 多糖　E. 香豆素

4. 解表药不具有下列哪项药理作用（　　）

A. 抗病原微生物　B. 解热　C. 发汗

D. 抗炎　E. 泻下

5. 能改善高血压病症状的药物是（　　）

A. 麻黄　B. 桂枝　C. 柴胡

D. 细辛　E. 葛根

6. 细辛的药理作用不包括（　　）

A. 解热　B. 镇痛　C. 保肝

D. 平喘　E. 抗炎

二、配伍题

A. 麻黄　B. 桂枝　C. 柴胡

D. 葛根　E. 细辛

1. 具有平喘和兴奋中枢神经作用的药物是（　　）

2. 具有解热和保肝作用的药物是（　　）

3. 具抗心肌缺血和降低血压作用的药物是（　　）

4. 具有扩张血管、促发汗和镇静、抗惊厥作用的药物是（　　）

5. 可用于局部麻醉和牙痛、头痛的药物是（　　）

三、简答题

1. 简述麻黄平喘作用特点和作用机理。

2. 简述葛根对心脑血管系统的作用。

3. 简述柴胡解热作用的主要有效成分和作用机理。

扫一扫，看课件

第六章 清热药

【学习目标】

掌握清热药的概念、分类及清热药与功效有关的药理作用。

熟悉各代表药的主要药理作用和现代应用，熟悉清热药的常用中药和方剂。

了解清热药常用药物的主要成分、现代应用及不良反应。

第一节 概 述

清热药是以清解里热为主要作用的药物。里热证，是由外邪内传入里化热，或因内郁化热所致的一类症候群。相当于西医学中的急性传染病，也包括一些非感染性疾病，如变态反应性疾病、白血病和某些心血管疾病等。里热证根据其性质的不同可分为实热和虚热两大类。实热证又可进一步分为气分热、血分热、湿热和热毒疮疡等各种类型。清热药药性寒凉，具有清热泻火、解毒、凉血、清虚热等功效，主要用于各种里热证，也可用于其他热证。

根据清热药的主要性能，大体分为清热泻火药、清热凉血药、清热燥湿药、清热解毒药和清虚热药五类，主要具有以下药理作用。

【主要药理作用】

1. 抗菌　本类药物中的大多数药物和清热药复方都有一定的抗菌作用，但其抗菌范围和抗菌强度各不相同，如金银花、连翘、黄芩、黄连、大青叶、板蓝根、鱼腥草、苦参等对革兰阳性菌（如金黄色葡萄球菌、溶血链球菌、肺炎双球菌等）、革兰阴性菌（如大肠杆菌、变形杆菌、痢疾杆菌、伤寒杆菌、脑膜炎双球菌等）都有一定的体外抑制作用，其中黄连、秦皮、金银花、知母、黄芩、黄柏及黄连解毒汤、龙胆泻肝汤等对淋病双球菌的抑制作用较强；知母、蒲公英、黄柏有抗变形链球菌作用；黄连、黄芩、秦皮等对幽门和空肠弯曲杆菌有抑制作用。

抗菌的有效成分有小檗碱、黄芩素、绿原酸、异绿原酸、木犀草素、癸酰乙醛、秦皮乙素、紫草素、苦参碱和穿心莲内酯等，这些有效成分为清热药的深入研究奠定了物质基础。

清热药除体内试验有效外，也得到一些体外试验的印证。黄连解毒汤对实验性细菌性腹膜炎、黄连素对实验性败血症和清热药组成的清解剂对家兔大肠杆菌性腹膜炎等均有明显的治疗效果。在研究抗菌作用时，必须注意排除和严格控制各种干扰因素。用含药血清进行体外抑菌试验是研究中药抗菌作用的方法之一。

2. 抗病毒　体外试验和临床实践都证明，多种清热药及其复方对多种病毒有一定的抑制作用，如金银花、连翘、黄芩、牡丹皮、赤芍、大青叶、板蓝根、鱼腥草、地骨皮、紫草、野菊花、射干、青蒿素等对流感病毒亚甲型、京科 68-1 株有明显的抑制作用；蒲公英、败酱草、夏枯草、赤芍、金银花等对单纯疱疹病毒有抑制作用；大青叶对乙脑病毒、腮腺炎病毒以及赤芍对流感病毒、肠道病毒均有一定的抑制效果；夏枯草、栀子、蚤休、半枝莲等对乙型肝炎病毒有效；黄芩、赤芍、马勃、大青叶、蒲公英、板蓝根、半枝莲、知母、连翘、鱼腥草等对乙肝抗原有抑制作用；苦参碱有抑制乙肝病毒复制等作用。近年来还发现黄连、黄芩、生地黄、蒲公英还能诱生干扰素，阻碍病毒复制。紫花地丁、黄连、紫草、穿心莲、金银花、螃蜞菊、夏枯草等还有抑制艾滋病毒（HIV）作用，黄芩对 HIV 逆转录酶的抑制作用也很强。

3. 抗毒素　清热药有明显的直接和间接抗毒素作用。清热药具降解内毒素作用。清热药中金银花、连翘、蒲公英、败酱草等有抗内毒素的作用，龙胆泻肝汤能明显降低实验性内毒素血症动物血浆中内毒素的含量；清热药复方“清解灵”“热毒清”等能直接破坏和降解内毒素的形态结构，使其失去毒性。热毒清还对内毒素所致的溶酶体膜损伤有保护作用。清热药具有拮抗外毒素作用。小檗碱能使霍乱弧菌毒素所致腹泻潜伏期延长及腹泻程度减轻，显示其抗外毒素的作用。清热药如射干等有抗透明质酸酶的作用，阻止细菌、毒素在结缔组织中的扩散，间接降低细菌的毒力，抑制凝固酶的形成；黄芩、知母、牡丹皮及黄连解毒汤在低于抑菌浓度时能抑制凝固酶的形成，有利于细菌在体内的消灭。

4. 解热　发热是温热病的主要症状，患者体温的变化也是临床观察药效和病情发展的重要特征。清热药中大部分药物和方剂均有明显的解热作用，如石膏、知母、水牛角、羚羊角、黄芩、黄连、金银花、鱼腥草、大青叶、板蓝根、穿心莲、青蒿、白虎汤、黄连解毒汤等均有较好的退热作用。清热药的退热作用与解表药和西药阿司匹林有所不同，清热药退热时一般不伴有明显发汗，提示解热机理与其有所不同。

5. 抗炎　清热药对炎症反应均有抑制作用。穿心莲、秦皮等能明显兴奋垂体-肾上腺系统的作用；黄芩、紫草、鱼腥草等对环氧化酶、脂氧化酶二途径多种产物生成有抑制作用；紫草素能抑制白三烯 B_4 的合成。这可能是其抗炎、解毒、解热作用的主要机制。

6. 其他药理作用

（1）对免疫功能的影响　清热药对机体免疫功能有很明显的影响，具体表现为：①对非特异性免疫功能的影响：增加白细胞数，促进白细胞和单核巨噬细胞的吞噬功能，如蒲公英、金银花、生地黄、牡丹皮、鱼腥草、野菊花、穿心莲等；提高体内自身的抗菌物质，如鱼腥草能提高体内溶菌酶的活性和血浆备解素的水平。②对特异性免疫功能的影响：山豆根、黄连、黄芩、蒲公英、金银花等可提高淋巴细胞的转化率和玫瑰花结反应，呈现促进细胞免疫作用；白鲜皮和黄连解毒汤等对细胞免疫具有明显的抑制作用。此外，氧化苦参碱、紫草萘醌、穿心莲内酯、青蒿素、丹皮酚及白鲜皮、鱼腥草、黄芩等均具有抗过敏作用。黄柏、白鲜皮和黄连解毒汤有抑制体液免疫的作用。

（2）抗肿瘤 “清热解毒”是中医治疗恶性肿瘤的基本治则，广豆根、青黛、紫草、苦参、知母、半枝莲、白花蛇舌草、地骨皮、穿心莲、青蒿素、赤芍和六味地黄汤等对多种实验性癌肿有明显的抑制作用。对39种清热解毒类中药水提液对人早幼粒白血病细胞株（HL-60））杀伤作用的观察，表明25种中药对靶细胞有明显的杀伤作用。近年来，中药中常用的抗癌方药有抗癌乙丸（山豆根、草河车、夏枯草、白藓皮、败酱草、黄药子）、清瘤片（草河车、肿节风、山豆根、半枝莲、白花蛇舌草等）等，均有一定的抗癌效果。

（3）消除自由基 中医所说的“毒”不仅包括细菌、病毒、毒素，也包括自由基；细菌、病毒和毒素在体内可诱发自由基产生，即谓“外毒入内，内毒中生”。自由基可视为内毒，清热药有较强的清除自由基的作用，其清除自由基的机制尚待深入研究。

此外，黄芩、羚羊角、赤芍、牡丹皮有镇静、抗惊厥作用；知母有抗血小板聚集作用；黄连、黄芩、牡丹皮有降压作用；黄芩、连翘、蒲公英、栀子等有保肝作用；生地黄有强心作用；秦皮、黄连、苦参、马齿苋有利尿作用；黄连、黄柏有抑制胃肠运动的作用；七叶一枝花、穿心莲、龙葵还有抗蛇毒作用。

【常用药物与方剂】清热药常用药物有金银花、大青叶、板蓝根、鱼腥草、穿心莲、黄连、黄芩、苦参、龙胆草、知母、栀子、赤芍、山豆根、牡丹皮、鸭跖草、蒲公英、玄参等。常用复方有白虎汤、柴葛解肌汤、黄连解毒汤、安宫牛黄丸、银翘散、青蒿鳖甲汤等。常用药物与方剂主要药理作用见表6-1。

表6-1 清热药常用药物与方剂主要药理作用简表

类别	传统功效	清热解毒	清热解毒	清热泻火	清热泻火	祛邪安正	清热燥湿
	药理作用	抗病原体	抗毒素	抗炎	解热	调节免疫	抗肿瘤
清热泻火药	知母	+		+	+		+
	石膏				+	+	
	栀子	+		+	+		
	牛黄	+		+	+		
	白虎汤	+		+	+	+	
	柴葛解肌汤	+		+	+		

续表

类别	传统功效	清热解毒	清热解毒	清热泻火	清热泻火	祛邪安正	清热燥湿
	药理作用	抗病原体	抗毒素	抗炎	解热	调节免疫	抗肿瘤
清热燥湿药	黄芩	+	+	+	+	+	+
	黄连	+	+	+		+	+
	黄柏	+	+	+	+		
	苦参	+		+	+	+	+
	龙胆草	+		+		+	
	黄连解毒汤	+	+	+	+		
清热凉血药	牡丹皮	+		+	+	+	
	赤芍	+		+		+	+
	紫草	+		+	+	+	+
	生地黄	+		+			+
	羚羊角	+		+	+		
	安宫牛黄丸	+		+	+		+
清热解毒药	金银花	+	+	+	+	+	+
	连翘	+		+	+	+	
	大青叶	+		+	+	+	
	板蓝根	+		+	+	+	
	鱼腥草	+	+	+		+	
	穿心莲	+	+	+	+	+	+
	山豆根	+		+	+	+	+
	青黛	+				+	+
	蒲公英	+	+				+
	野菊花	+	+	+		+	+
	银翘散	+	+	+	+	+	
清虚热药	青蒿	+		+	+	+	+
	地骨皮	+				+	+
	胡黄连	+					
	秦艽			+	+		
	青蒿鳖甲汤	+		+	+		

第二节 常用药物

黄芩 Huangqin

【来源采制】本品为唇形科植物黄芩 *Scutellaria baicalensis* Georgi 的干燥根。春、秋二季采挖。生用、酒炒或炒炭用。今习惯以河北承德为黄芩的道地产地，内蒙古、山东、山西、甘肃、陕西等地也有较多黄芩生产。

【主要成分】其主含黄酮类成分，已分离出约 40 种黄酮，主要有黄芩苷、黄芩素、汉黄芩素、汉黄芩苷、千层纸素 A 等；还含有 14 种氨基酸、挥发油、豆甾醇和黄芩酶等。

【性味归经】味苦，性寒；归肺、胆、脾、大肠、小肠经。

【功效主治】具有消热燥湿、泻火解毒、止血、安胎的功效。用于湿温、暑温，胸闷呕恶，湿热痞满，泻痢，黄疸，肺热咳嗽，高热烦渴，血热吐衄，痈肿疮毒，胎动不安。

【药理作用】

1. 与功效主治相对应的主要药理作用

（1）抗病原微生物 其煎剂对多种革兰阳性菌如金黄色葡萄球菌、溶血性链球菌、肺炎球菌、白喉杆菌、炭疽杆菌等有不同程度的抑制作用；对革兰阴性菌如大肠杆菌、痢疾杆菌、绿脓杆菌、变形杆菌、伤寒杆菌、副伤寒杆菌、霍乱弧菌、结核杆菌、淋病双球菌、幽门弯曲杆菌及脑膜炎双球菌、钩端螺旋体等亦有抑制作用；对多种致病性皮肤真菌，如堇色毛癣菌、大小芽孢菌、许兰毛癣菌、白色念珠球菌等亦有一定的抑制作用。

黄芩抗菌谱较广，黄芩素和汉黄芩苷元是抗菌的有效成分。黄芩煎剂、水浸出液对甲型流感病毒和亚甲型病毒有抑制作用。近年来还发现，5,7,4'-三羟基-8-甲氧基黄酮是黄芩抗流感病毒的有效成分之一。此外，黄芩还有抑制乙型肝炎病毒（HBV）抗原的作用。黄芩苷、黄芩素能抑制艾滋病毒逆转录酶。

（2）抗炎、抗过敏 黄芩的甲醇提取物、黄芩素、黄芩苷和汉黄芩素等均能降低血管通透性，减轻肿胀及抑制关节炎骨质退行性变的继发损害。此外，黄芩苷对 PGE_2 的合成有抑制作用，汉黄芩素还可抑制花生四烯酸转化为 PGE_2。黄芩苷对脂加氧酶的活性有明显的抑制作用。黄芩水和甲醇提取物及黄芩苷锌等对Ⅰ型变态反应均有明显的抑制作用。

黄芩抗炎作用机理与其抑制组胺释放及花生四烯酸代谢有关；抗过敏的作用机理与其抗组胺释放、抑制磷酸二酯酶的活性及抑制脂加氧酶的活性有关。

2. 其他药理作用

（1）镇静、降血压 黄芩煎剂、浸剂或黄芩苷均有明显的镇静作用，其镇静作用与加强大脑皮质的抑制过程有关。黄芩有明显的降血压作用，其降压作用是直接扩张外周血管的结果，或抑制血管运动中枢所致。

（2）降脂、保肝、利胆　黄芩的主要有效成分黄酮类化合物有明显的降血脂作用。如汉黄芩苷元、黄芩新素Ⅱ能使其血清甘油三酯降低，血清游离脂肪酸的含量减少；黄芩苷元和黄芩苷能使肝组织的胆固醇和甘油三酯含量降低；黄芩苷还能提高血清高密度脂蛋白胆固醇（HDL-C）的水平；对维生素 C-Fe^{2+}诱导脂质过氧化的大鼠，黄芩素、黄芩苷能使其血清磷脂水平升高，而肝组织磷脂水平降低。黄芩、黄芩苷等对实验性肝损伤有明显的防治作用，能使肝糖原含量增加，转氨酶降低。黄芩煎剂、乙醇提取物、黄芩素和黄芩苷均有利胆作用，能使实验动物的胆汁分泌量增加，其作用以黄芩素最强。

（3）抗氧化　黄芩有明显的抗氧化作用。黄芩苷、黄芩素、汉黄芩素、汉黄芩苷、黄芩新素Ⅱ等对过氧化脂质（LPO）的生成均有显著的抑制作用。黄酮的氧化还原能力及亲水亲脂平衡性对其抑制 LPO 的生成和保护肝脏免受 LPO 的损伤有关。此外，黄芩苷锌和黄芩苷铜对超氧自由基有明显的清除作用，并呈量效关系。

（4）抗凝血和抗血栓形成　黄芩中的木蝴蝶素可竞争性地抑制凝血过程中维生素 K_3 而发挥抗凝血作用，类似结构的黄酮化合物均有抗凝血效果。黄芩素、汉黄芩素、千层纸素、黄芩新素Ⅱ及白杨素均能抑制由胶原蛋白诱导的血小板聚集作用；黄芩素和黄芩苷能抑制由凝血酶诱导的纤维蛋白原转化为纤维蛋白，并能防止内毒素引起的弥漫性血管内凝血；白杨素、黄芩素和汉黄芩素还能抑制由 ADP 和花生四烯酸诱导的血小板聚集作用。黄芩的多种黄酮成分均能抑制血栓的形成。其抗凝血机理与其抑制花生四烯酸的代谢有关。

此外，黄芩还具有促进细胞免疫和抗肿瘤作用、利尿作用、解痉作用。黄芩水煎液、黄芩苷对动物实验性白内障有一定的防治作用。黄芩注射液与庆大霉素合用还能减轻后者对肾脏的毒性损害。

综上所述，黄芩用根，主要成分是黄酮类，主要药理作用是广谱抗病原微生物。

【现代应用】

1. 小儿肺炎　黄芩加金银花藤制成冲剂。
2. 小儿菌痢　黄芩、黄连、黄柏等研末，灌肠。
3. 预防流脑　用 20% 黄芩煎剂喉头喷洒。
4. 猩红热　单味黄芩汤有较好的预防作用。
5. 钩端螺旋体病　将等量的黄芩、金银花、连翘制成浸膏片口服。
6. 病毒性肝炎　黄芩苷注射液肌肉注射。
7. 急性胆囊炎　黄芩苷静注加口服。
8. 沙眼　用 2% ~3% 黄芩苷眼药水滴眼。
9. 睑腺炎　黄芩、金银花各 20g 做成水煎液口服。

【不良反应】黄芩毒性低。黄芩苷或黄芩注射给药，少数患者可出现胃部不适和腹泻。点眼有胀痛感。

黄连 Huanglian

【来源采制】本品为毛茛科植物黄连 *Coptis chinensis* Franch.、三角叶黄连 *Coptis deltoidea* C. Y. Cheng et Hsiao 或云连 *Coptis teeta* Wall. 的干燥根茎。以上三种分别习称“味连”“雅连”“云连”。秋季采挖。生用、酒炒、吴茱萸煎液炒或姜炒。

【主要成分】主要成分为生物碱，其中小檗碱含量最高，含量7%～9%，呈盐酸盐存在；其次为黄连碱、巴马亭（掌叶防己碱）、药根碱、木兰花碱等。还含阿魏酸、黄柏酮、黄柏内酯、3,4-二羟基苯乙醇葡萄糖苷等。

【性味归经】味苦，性寒；归心、脾、胃、肝、胆、大肠经。

【功效主治】具有清热燥湿、泻火解毒的功效。用于湿热痞满，呕吐吞酸，泻痢，黄疸，高热神昏，心火亢盛，心烦不寐，心悸不宁，血热吐衄，目赤，牙痛，消渴，痈肿疔疮；外治湿疹，湿疮，耳道流脓。

【药理作用】

1. 与功效主治相对应的主要药理作用

（1）抗病原微生物 黄连和小檗碱均有明显的抗菌作用，且抗菌谱广，对多种菌均有抑制作用。黄连对钩端螺旋体和多种皮肤致病性真菌也有抑制作用。黄连和小檗碱对各型流感病毒如甲型PRs株、EMl株、乙型Lee株、丙型$_{1233}$株及新城鸡瘟病毒均有直接的抑制作用。黄连制剂和小檗碱对体内外阿米巴原虫、阴道滴虫、锥虫均有抑制作用。黄连的抗菌强度与浓度和配伍有关，小檗碱低浓度抑菌而高浓度杀菌。小檗碱抗痢疾杆菌作用强度和磺胺相近，但其作用不受血清的影响。黄连或小檗碱单用时，金黄色葡萄球菌、溶血性链球菌与福氏痢疾杆菌极易产生抗药性，甚至被细菌利用。小檗碱和其他清热药或与抗生素伍用（如黄连解毒汤），其抗菌作用可成倍增加，且不易产生抗药性。研究表明小檗碱的抗菌作用无论在抑制菌株数或抑菌率方面均较黄连水煎剂差，可见黄连的抗菌作用是其所含各成分的综合作用。黄连对真菌的作用主要是作用于真菌细胞膜，改变其渗透性，药物进入细胞后，与核膜中的磷脂结合，导致细胞器消失而抗菌。

黄连抗菌机制较为复杂：①黄连和小檗碱能抑制细菌糖代谢中间环节丙酮酸的氧化脱羧过程；②黄连可与菌体内DNA形成复合物，从而影响DNA等的复制，干扰细菌的生长繁殖；③从超微结构的观察中发现黄连对金黄色葡萄球菌的作用与青霉素相似，通过干扰细菌蛋白质的生物合成而达到抗菌的效果。

（2）抗毒素 黄连和小檗碱能对抗多种病原微生物的毒素而改善毒血症。如小檗碱能对抗霍乱毒素所致的腹泻作用；黄连也可对抗大肠杆菌毒素引起的腹泻。

（3）解热　黄连注射液有明显的解热作用，其解热机制可能与抑制中枢 PO/AH 区神经元 cAMP 的生成有关。

2. 其他药理作用

（1）抗炎和提高机体的防御机能　黄连的甲醇提取物对多种实验性大鼠足肿胀和肉芽肿有明显的抑制作用，其成分小檗碱对急性炎症有效。其抗炎机制可能与刺激促皮质激素释放有关。黄连和黄连素在体内外均能增强白细胞和网状内皮系统的吞噬功能，从而提高机体的防御机能。

（2）对心血管系统的影响　小檗碱对室性及室上性心律失常均有较好疗效，是一种广谱抗心律失常药。其抗心律失常的机制，可能是直接或间接地抑制了 Ca^{2+} 的膜内流，使动作电位时程和有效不应期延长，从而使期前冲动不易引起折返激动。此外，小檗碱还具有抗羟自由基作用，保护心肌细胞膜，减少经非特异性通路（膜损伤部位）的 Ca^{2+} 大量内流，也与其抗心律失常作用相关。低剂量小檗碱可使心肌收缩力增强，大剂量小檗碱可抑制心肌收缩力。对心率的影响，主要以负性频率为主。小檗碱有明显的降压作用，并以舒张压的下降更明显，其降压作用与剂量呈正相关，重复给药无快速耐受性，降压时还伴有肢体和内脏容积增加，小檗碱不仅能扩张外周阻力血管，也能扩张容量血管，从而减轻心脏前后负荷。其降压机制主要是通过竞争性阻断肾上腺素能受体、减慢心率及降低外周血管阻力所致。

（3）抑制血小板聚集　黄连素对血小板聚集和 ATP 释放均有不同程度的抑制作用，其中以对胶原诱发的血小板聚集抑制作用最强。黄连素抑制血小板聚集作用的机制与其抑制血小板膜 AA 释放、代谢和胞外钙内流有关。

（4）降血糖　黄连煎剂和黄连素灌服能使正常或高血糖动物的血糖降低，并且有一定的量效关系。小檗碱并不影响胰岛素的分泌与释放，也不影响肝细胞膜胰岛素受体的数目与亲合力，其作用认为是通过抑制糖原异生和促进糖酵解而实现的。

此外，黄连还具有抗肿瘤、抗缺氧、抗胃溃疡、利胆、抑制胃肠平滑肌等作用。

综上所述，黄连用根茎，多种生物碱是其主要成分，主要药理作用是广谱抗病原微生物，还可广谱抗心律失常。

【现代应用】

1. 细菌性痢疾　黄连的多种制剂口服，具有显效快、疗程短、副作用小等优点。
2. 急性胃肠炎　黄连粉（加豆蔻）口服。
3. 慢性胆囊炎　黄连素口服可降低胆汁中胆红素水平，增加胆囊中胆汁量。
4. 呼吸道感染　双黄连粉针剂可治疗急性扁桃体炎、肺炎。
5. 心律失常　黄连素口服可治疗室性心律失常。
6. 糖尿病　黄连素口服可用于 2 型糖尿病。
7. 急性肾盂肾炎　双黄连粉针静滴。

此外，黄连及黄连素对肺结核、白喉、百日咳、萎缩性胃炎、结核性胸膜炎、上颌窦炎，以及外用对沙眼、化脓性中耳炎、宫颈糜烂、疱疹性角膜炎、烧伤等均有一定的疗效。

【不良反应】毒性较低。黄连煎剂和黄连素可引起过敏反应，轻者表现为药疹，重者可引起过敏性休克；黄连煎剂、黄连素片口服可出现胃肠道反应，如腹胀、腹泻、恶心、呕吐等；黄连素静脉滴注可引起急性心源性脑缺氧综合征，甚至死亡，还可引起循环和呼吸衰竭。此外，黄连素长期口服偶见血色素和血细胞减少及溶血性贫血。

金银花 Jinyinhua

【来源采制】本品为忍冬科多年生木质藤本植物忍冬 *Lonicera japonica* Thunb. 的干燥花蕾或带初开的花。夏初花蕾含苞未放时采收，干燥。

【主要成分】主要成分为绿原酸类化合物，如绿原酸和异绿原酸。此外，还含有黄酮类化合物如木犀草素、木犀草素-7-葡萄糖苷、忍冬苷及肌醇、挥发油、皂苷等。

【性味归经】味甘，性寒；归肺、心、胃经。

【功效主治】具有清热解毒、疏散风热的功效。用于痈肿疔疮，喉痹，丹毒，热毒血痢，风热感冒，温病发热。

【药理作用】

1. 与功效主治相对应的主要药理作用

（1）抗病原微生物　金银花抗菌谱较广，对多种细菌均有抑制作用，对钩端螺旋体也有效。此外，金银花水浸剂对多种皮肤真菌如堇色毛癣菌、许兰黄癣菌、铁锈色小芽孢癣菌、红色表皮癣菌、星形奴卡菌等均有抑制作用。人胚肾细胞培养试验证明，金银花水煎液对流感病毒、孤儿病毒、疱疹病毒均有抑制作用。

（2）抗内毒素　金银花提取液有很强的拮抗内毒素作用，可对内毒素产生直接破坏作用。

（3）抗炎、解热　金银花既能抑制炎症的渗出，又能抑制炎性增生。黄褐毛忍冬总皂苷对炎症早期的毛细血管通透性增加及炎性渗出水肿均有明显的抑制作用。通过抑制炎症部位炎症因子的合成或释放而发挥了类似非甾体类抗炎药物的抗炎作用。此外，金银花有明显的退热作用。

2. 其他药理作用

对免疫功能的影响　金银花煎剂和注射液能促进白细胞的吞噬功能和促进炎性细胞的吞噬功能；金银花还能激活 T 淋巴细胞功能，提高淋巴细胞的转化率。

此外，金银花还具有降脂、抗早孕等作用。

综上所述，金银花用含苞未放花蕾，主要成是绿原酸类，主要药理作用是广谱抗病原微生物。

【现代应用】

1. 呼吸道感染　金银花注射液肌注治疗气管炎、肺炎。金银花加贯众、甘草水煎浓缩液喷入或滴入咽喉部，用以防治儿童上呼吸道染。

2. 小儿肺炎　金银忍冬冲剂（金银花加黄芩）口服，疗效显著。

3. 阑尾炎、阑尾脓肿　以金银花离子透入法可治疗急性阑尾炎和阑尾脓肿。

4. 皮肤病　金银花加没药水煎液外用治急性湿疹、慢性湿疹、接触性皮炎、脚癣等。

此外，金银花对菌痢、慢性肠炎、高脂血症、传染性肝炎等也有一定疗效。鲜金银花煎服还可治疗荨麻疹。

【不良反应】金银花和银黄注射液可发生过敏反应。

穿心莲　Chuanxinlian

【来源采制】本品为爵床科植物穿心莲 *Andrographis paniculata*（Burm. f.）Nees 的干燥地上部分。秋初茎叶茂盛时采割，晒干。

【主要成分】主要成分为 14-去氧穿心莲内酯、新穿心莲内酯等二萜类内酯，木蝴蝶素 A、汉黄芩素等黄酮，咖啡酸、绿原酸等多酚类。

【性味归经】味苦，性寒；归心、肺、大肠、膀胱经。

【功效主治】具有清热解毒、凉血、消肿的功效。用于感冒发热，咽喉肿痛，口舌生疮，顿咳劳嗽，泄泻痢疾，热淋涩痛，痈肿疮疡，蛇虫咬伤。

【药理作用】

1. 与功效主治相对应的主要药理作用

（1）抗感染　对多种革兰阳性菌、革兰阴性菌都有一定体外抑制作用。对肠炎痢疾、呼吸道感染疗效显著。穿心莲内酯治疗痢疾比黄酮成分效果好。穿心莲内酯体外无抗菌活性，其抗感染与提高机体非特异性免疫功能、解热和抗炎等作用有关。

（2）抗炎　穿心莲内酯对急性渗出性炎症有抑制作用，能降低毛细血管通透性。抗炎作用与兴奋垂体-肾上腺皮质系统功能有关。

（3）解热　穿心莲甲素、穿心莲乙素、穿心莲丙素、穿心莲丁素有显著的解热作用，穿心莲丁素作用最明显。

2. 其他药理作用

（1）对免疫功能影响　含穿心莲内酯及黄酮类化合物的注射液肌注可明显增强巨噬细胞及外周血中性粒细胞吞噬能力，并能提高外周血溶菌酶活性，增强机体非特异性免疫功能。穿心莲内酯灌胃给药能抑制网状内皮系统的吞噬功能，使小鼠胸腺萎缩，有免疫抑制作用。

（2）抗肿瘤　穿心莲内酯及某些衍生物，对多种实验性移植性肿瘤有抑制作用，穿心莲黄酮本身虽无抗肿瘤作用，但能增强环磷酰胺的抗肿瘤作用。

（3）抗心肌缺血 穿心莲提取物静脉注射对缺血再灌注致心肌损伤有保护作用，能降低心肌细胞内 Na^+、Ca^{2+}含量，增加 K^+、Mg^{2+}含量及 K^+/Na^+比值，减少心律失常的发生率。抗心肌缺血再灌注损伤作用与抗氧化作用有关。

（4）保肝利胆 穿心莲内酯对肝损伤有保护作用，降低血清 ALT 和 AST。能明显促进大鼠及豚鼠胆汁分泌，增加胆酸和胆盐的排泄。

（5）终止妊娠 穿心莲各种提取物均能终止妊娠，此作用可能与抗孕激素及直接损伤胎盘绒毛滋养层细胞有关。

【现代应用】

1. 肠道感染 穿心莲总内酯片、穿心莲乙素片可用于治疗急性肠炎痢疾。

2. 呼吸道感染 穿心莲甲素注射液可治疗急性扁桃体炎、肺炎。穿琥宁注射液可治疗病毒性肺炎及上呼吸道感染。

3. 绒毛膜上皮癌及恶性葡萄胎 穿心莲注射对绒毛膜上皮癌及恶性葡萄胎有一定疗效。

4. 湿疹及荨麻疹 穿心莲内酯注射液可治疗湿疹、顽固性荨麻疹，也用于治疗神经性皮炎、带状疱疹等皮肤病。

【不良反应】穿心莲内酯连续大剂量口服，可引起血清 ALT 升高，停药恢复正常。穿心莲注射液及穿琥宁注射液可引起过敏反应，甚至过敏性休克。

牡丹皮 Mudanpi

【来源采制】本品为毛茛科植物牡丹 *Paeonia suffruticosa* Andr. 的干燥根皮。秋季采挖根部，除去细根和泥沙，剥取根皮，晒干或刮去粗皮，除去木心，晒干。前者习称连丹皮，后者习称刮丹皮。

【主要成分】主要成分为牡丹皮原苷、牡丹酚、芍药苷、羟基芍药苷、苯甲酰芍药苷及挥发油等。

【性味归经】味苦、辛，性微寒；归心、肝、肾经。

【功效主治】具有清热凉血、活血散瘀的功效。用于热入营血，温毒发斑，吐血衄血，夜热早凉，无汗骨蒸，经闭痛经，跌扑伤痛，痈肿疮毒。

【药理作用】

1. 与功效主治对应的主要药理作用

抗菌消炎 牡丹皮煎剂对多种细菌等均具有较强的抑制作用。牡丹皮水煎剂能抑制炎症组织的通透性和前列腺素的生物合成，从而对多种急性炎症反应具有抑制作用；并且它不抑制特异性抗体的产生，故在发挥抗炎作用的同时不影响正常的体液免疫功能。

2. 其他药理作用

（1）降血糖　丹皮多糖粗品可使血糖显著降低。牡丹皮降血糖活性成分与制作工艺有关。

（2）对免疫系统影响　牡丹皮提取的丹皮多糖能直接促进脾细胞增殖，并能协同 ConA 诱导的脾细胞增殖。丹皮多糖对巨噬细胞亦有激活作用，可增强巨噬细胞吞噬作用。牡丹皮的甲醇提取物能增强网状内皮系统的吞噬功能。牡丹皮水煎剂注射，免疫反应有显著抑制作用。

【现代应用】牡丹皮组方可用于原发性血小板减少性紫癜、高血压、多种妇科病。5% 丹皮酚霜外用可治疗湿疹等皮肤病。

【不良反应】毒性较低。大鼠腹腔注射丹皮酚磺酸钠 750mg/kg，共 30 日，胃黏膜出现水肿，但无溃疡发生。

青蒿　Qinghao

【来源采制】本品为菊科植物黄花蒿 *Artemisia annua* L. 的干燥地上部分。秋季花盛开时采割，除去老茎，阴干。

【主要成分】其成分多达 45 种以上，可分为非挥发性和挥发性成分两大类，非挥发性成分主要含多种倍半萜类；挥发性成分主要是挥发油。

【性味归经】味苦、辛，性寒；归肝、胆经。

【功效主治】具有清热解暑、除骨蒸、截疟、退黄的功效。用于温邪伤阴，暑邪发热，阴虚发热，夜热早凉，骨蒸劳热，疟疾寒热，湿热黄疸。

【药理作用】

1. 与功效主治对应的主要药理作用

（1）抗病原微生物　青蒿水煎液对葡萄球菌、卡他球菌、炭疽杆菌、白喉杆菌有较强的抑制作用。青蒿醇提物、醚提物、青蒿酯钠对金黄色葡萄球菌的抑制作用最强，对痢疾杆菌、大肠杆菌等亦有一定的抑制作用；1% 青蒿挥发油对多种皮肤癣菌有抑杀作用。青蒿素对流感病毒 A_3 型京科-2 株有抑制作用；青蒿中的谷甾醇和豆甾醇亦有一定的抗病毒效果。

（2）抗疟原虫　青蒿醚提取物和醇浸膏对疟原虫有明显的抑制作用。青蒿素具有高效、速效、低毒等特点。其抗疟机制主要是影响疟原虫的膜结构，它能抑制疟原虫表膜、食物胞膜、线粒体膜细胞色素氧化酶的功能而直接杀灭疟原虫。青蒿素分子结构中所独有的过氧基是产生抗疟作用的必要基团。此外，青蒿素及衍生物还有抗动物血吸虫、华支睾吸虫等作用。

（3）解热、镇痛　青蒿水提物能使正常动物的体温下降；对实验性发热动物的体温也有明显的降低作用，青蒿的解热活性物质在花前期含量较高。青蒿水提物能明显提高痛阈和抑制疼痛反应。

2. 其他药理作用

抗炎、免疫调节　青蒿水提物有明显的抗炎作用。青蒿素能增强巨噬细胞的吞噬功能，促进淋巴细胞的转化率；青蒿琥酯可阻止白细胞介素和各类炎症介质的释放。对体液免疫具有抑制或调节作用。

此外，青蒿酸和青蒿B衍生物等具有抗肿瘤作用；青蒿挥发油有祛痰、镇咳、平喘作用；青蒿素尚有抑制心肌收缩力、降低冠脉流量和血压的作用，并有抑制外周白细胞和诱生干扰素作用，还有利胆及耐高温作用。

【现代应用】

1. 疟疾　青蒿素片剂、油剂、油混悬剂、水混悬剂等治疗间日疟、恶性疟，在疗效、低毒方面优于氯喹和其他抗疟药。缺点是复发率高。青蒿素在抢救脑型疟和抗氯喹的恶性疟方面疗效突出。

2. 慢性气管炎　青蒿挥发油的多种剂型（滴丸、胶囊、微囊）有较好的祛痰、镇咳、平喘作用。

3. 退热　青蒿水煎液或注射液对各种发热均有一定的疗效。

4. 硅沉着病　青蒿浸膏片长期口服，有较好的预防和治疗效果。

5. 皮肤真菌病　青蒿油搽剂外用。对手、足、体、股癣和神经性皮炎均有效。

此外，青蒿及其有效成分对盘状红斑狼疮、尿潴留、登革热、婴幼儿秋季腹泻、神经性皮炎、鼻衄和口腔黏膜扁平苔癣等均有一定的治疗效果。

【不良反应】青蒿毒性低，其浸膏片口服少数患者可出现恶心、呕吐、腹痛、腹泻等消化道症状。青蒿注射液可引起过敏反应，应予注意。

知母　Zhimu

【来源采制】本品为百合科植物知母 *Anemarrhena asphodeloides* Bge. 的干燥根茎。春、秋二季采挖，除去须根和泥沙，晒干，习称“毛知母”；或除去外皮，晒干。

【主要成分】主要有菝葜皂苷元，还含有黄酮类，如芒果苷、异芒果苷、知母皂苷BII和知母多糖及烟酸等。

【性味归经】味苦、甘，性寒；归肺、胃、肾经。

【功效主治】具有清热泻火、滋阴润燥、止渴除烦的功效。主治外感热病，高热烦渴，咳嗽气喘，肺热燥咳，肠燥便秘，骨蒸潮热，虚烦不眠，内热消渴，淋浊。

【药理作用】

1. 与功效主治对应的主要药理作用

（1）抗病原微生物　知母煎剂对多种细菌都有不同程度的抑制作用；对多种致病性皮肤真菌如许兰毛癣菌、共心性毛癣菌等亦有抑制作用。

（2）解热　知母浸膏有明显的解热效应，其解热特点是慢而持久。

知母及其有效成分解热机制与抑制 Na^+-K^+-ATP 酶，使产热减少相关。知母及其有效成分对病理模型中过多的 β 受体有下调作用，下调机理主要是使 β 受体蛋白质合成过快的速率变慢。因此，用知母水煎液及其皂苷元后，能使甲状腺素和氢化可的松所致的“阴虚”模型动物脑、肾中的 β 受体功能下降，血中 cAMP 含量减少。这可能是知母清热泻火的重要机理。此外，知母还能调节失调的 β 受体和 M 受体功能，使之恢复正常。

2. 其他药理作用

降低血糖　知母水提物和多糖能降低正常动物的血糖，对高血糖动物的降糖作用更强。知母能促进脂肪组织对葡萄糖的摄取，并能使肝糖原含量下降，知母聚糖 A、B、C、D 是降血糖的有效成分，其中以知母聚糖 B 的活性最强。

此外，知母皂苷具有抗肿瘤作用；芒果苷有明显的利胆作用；知母甲醇提取物有抑制血小板聚集作用；知母中的烟酸有维持皮肤与神经健康及促进消化功能的作用。知母能保护肾上腺皮质，减轻糖皮质激素所致的副作用。

【现代应用】可用于结核病、慢性支气管炎和急性传染病的治疗，以改善症状。

苦参　Kushen

【来源采制】本品为豆科植物苦参 *Sophora flavescens* Ait. 的干燥根。春、秋二季采挖，除去根头和小支根，洗净，干燥，或趁鲜切片，干燥。

【主要成分】主要成分为生物碱和黄酮类。现已分离出的生物碱多达 20 余种，包括苦参碱、氧化苦参碱、槐果碱、槐胺碱及槐定碱等。

【性味归经】味苦，性寒；归心、肝、胃、大肠、膀胱经。

【功效主治】具有清热燥湿、祛风杀虫的功效。主治湿热痢疾，黄疸尿闭，小便黄赤，赤白带下，瘰疬，便血，阴肿阴痒，湿疹，湿疮，皮肤瘙痒；外治滴虫性阴道炎。

【药理作用】

1. 与功效主治对应的主要药理作用

（1）抗菌　苦参醚提物及醇提物对金黄色葡萄球菌有较强的抑菌作用；苦参水浸剂对堇色毛癣菌、同心性毛癣菌、许兰毛癣菌、奥杜盎小芽孢癣菌等有抑制作用。

（2）抗炎　苦参碱对小鼠巴豆油引起的耳郭肿胀、醋酸引起的小鼠腹腔渗出增加、大鼠角叉菜胶性足垫肿胀，均有抑制作用。

苦参碱可抑制炎症过程的各个阶段，对多种炎性介质均有不同程度的抑制作用。氧化苦参碱具有较强的免疫调节作用，可通过对宿主的抗体水平、免疫细胞的变化、细胞因子及其他炎性调节因子的影响发挥其抗炎作用。

2. 其他药理作用

（1）抗肿瘤　苦参碱在体内外对小鼠艾氏腹水癌及肉瘤180有抑制作用。

（2）升高白细胞　苦参总碱及氧化苦参碱有明显的升高白细胞作用，对环磷酰胺、X射线与钴射线照射引起的白细胞减少有明显的治疗作用。

（3）抗心律失常　苦参碱能对抗氯仿-肾上腺素诱发的猫室性纤颤；也能对抗乌头碱诱发的大鼠心律失常及哇巴因诱发的豚鼠室性纤颤；对氯仿吸入所致的小鼠心室纤颤、乌头碱诱发的大鼠心律失常、氯仿-肾上腺素诱发的兔心律失常有明显对抗作用；苦参总黄酮并能对抗心肌细胞团自发及哇巴因诱发的搏动节律失常。

此外，苦参有明显的利尿作用；苦参生物碱尚有解热、免疫抑制作用。

【现代应用】

1. 急性肠炎　复方苦参对滴虫性肠炎、慢性结肠炎均有一定的治疗作用。

2. 滴虫性阴道炎　苦参粉末阴道局部外用，对滴虫性阴道炎、霉菌性阴道炎均有一定疗效。

3. 皮肤病　苦参水煎液口服治疗急慢性湿疹、荨麻疹、药物性剥脱性皮炎及肛门周围皮肤炎（外用），均获得一定疗效。

4. 心律失常　苦参合剂治疗冠心病、风湿性心脏病、病毒性心肌炎等并发的心律失常取得一定疗效。

【不良反应】苦参制剂常见胃肠刺激反应，如上腹部灼热感、恶心、呕吐、泛酸、腹泻、食欲减退等，临床反应高达30%；少数患者出现头昏、耳鸣、烦躁、颤抖等神经、精神症状，为避免这些副作用，不宜大剂量使用。

大青叶与板蓝根　Daqingye&Banlangen

【来源采制】本品为十字花科植物菘蓝 *Isatis indigotica* Fort. 的干燥叶和干燥根。前者夏、秋二季分2～3次采收，除去杂质，晒干。后者秋季采挖，除去泥沙，晒干。

【主要成分】主要化学成分为靛蓝、靛玉红及多糖类成分。

【性味归经】大青叶与板蓝根均味苦，性寒；归心、胃经。

【功效主治】大青叶与板蓝根均具有清热解毒、凉血消斑的功效。主治温病高热，神昏，发斑发疹，痄腮，喉痹，丹毒，痈肿，瘟疫时毒，发热咽痛，烂喉丹痧，大头瘟疫。

【药理作用】

1. 与功效主治对应的主要药理作用

（1）抗炎解热　板蓝根煎剂给兔灌服，可抑制二甲苯引起的局部皮肤炎症反应，降低毛细血管通透性。灌胃可使大鼠甲醛性脚肿减轻或消退加速，可使霍乱、伤寒混合疫苗引起发热的家兔体温明显下降。

（2）抗病原微生物作用　大青叶煎剂体外试验对多种细菌有一定抑制作用；大青叶对乙型脑炎病毒、腮腺炎病毒、流感病毒等也有抑制作用。此外，大青叶有杀灭钩端螺旋体的作用。板蓝根抗病毒作用范围广，效果好。体内外试验对乙型脑炎病毒、腮腺炎病毒、流感病毒及乙型肝炎表面抗原（HBsAg）均有一定抑制作用。板蓝根注射液对肾病综合征出血热病毒（HFRSV）在体外有杀灭作用，能对抗流感病毒、腺病毒对人胚肾原代单层上皮细胞的损伤作用。板蓝根具有广谱抗菌作用。板蓝根煎剂、丙酮提取物、注射液对各种革兰阳性菌和革兰阴性菌均有抑制作用。

2. 其他药理作用

（1）免疫增强　大青叶和板蓝根水煎剂能促进正常小鼠被刀豆球蛋白 A 诱导的脾淋巴细胞分泌 IL-2，但未见到对小鼠腹腔巨噬细胞分泌 TNF-α 有明显的影响。提示大青叶在增强免疫的同时没有更多影响白细胞的活动，不造成更严重的病理损伤及功能失调。

（2）抗肿瘤　靛玉红对小鼠白血病 L7212 的抑制率较高。

（3）保肝利胆　大青叶具有显著的保肝作用，靛青混悬液灌胃对四氯化碳引起的动物肝损伤有明显保护作用；大青叶有明显的增加狗胆汁分泌的作用，且大青叶有一定的利胆作用，能促进胆汁排出并缓解疼痛。

【现代应用】

1. 防治上呼吸道感染　对病毒、细菌混合感染具有较好疗效；特别对于小儿病毒性上呼吸道感染，用板蓝根冲剂或注射剂治疗，降温快，且症状、体征能较快减轻或者消失。

2. 治疗流行性乙型脑炎　用药 4～5 天即见退热，头痛、呕吐、抽搐及脑膜刺激症状等减轻或消失，但对已出现后遗症者无效。

3. 治疗急性传染性肝炎　大青叶、板蓝根用于大规模肝炎流行的预防，可减少发病率；用于治疗，能缓解或消退症状。

此外，还可用于治疗细菌性痢疾、急性胃肠炎、腮腺炎。

【不良反应】大青叶与板蓝根内服，未见明显毒副作用，少数病例可见轻度消化道不适症状；注射剂肌注或静注，少数患者可引起过敏反应，如皮炎、药疹等，重者可致过敏性休克。

鱼腥草　Yuxingcao

【来源采制】本品为三白草科植物蕺菜 *Houttuynia cordata* Thunb. 的新鲜全草或干燥地上部分。鲜品全年均可采割；干品夏季茎叶茂盛花穗多时采割，除去杂质，晒干。

【主要成分】主要成分为挥发油（约 0.05%），油中主要有效成分为鱼腥草素（即癸酰乙醛），尚含甲基正壬酮等。

【性味归经】味辛，性微寒；归肺经。

【功效主治】具有清热解毒、消痈排脓、利尿通淋的功效。用于肺痈吐脓、痰热喘咳、热痢、热淋、痈肿疮毒。

【药理作用】

1. 与功效主治对应的主要药理作用

(1) 抗菌作用 体外试验方法表明鱼腥草对多种致病性细菌、分枝杆菌、钩端螺旋体、真菌及病毒有不同程度的抑制作用。此外，鱼腥草还有抗乙型肝炎抗原和抑制乙肝病毒的作用。鱼腥草注射液体外有直接抗内毒素作用，并能明显降低内毒素所致 DIC 家兔肾小球微血栓的检出率，减少微血栓密度。

(2) 抗炎作用 鱼腥草煎剂对大鼠甲醛性脚肿有显著抗炎作用，对冰醋酸引起的腹腔毛细血管染料渗出也有显著抑制作用。

(3) 抗病毒作用 用人胚肾原代单层上皮细胞组织培养，鱼腥草煎剂对流感亚甲型京科 68-1 株有抑制作用，并能延缓孤儿病毒 ECHO11 的生长。其中鱼腥草素Ⅲ对流感病毒感染小鼠有预防性保护作用，合成鱼腥草素的衍生物亦有较强的抗病毒作用。鱼腥草提取物对复流感病毒感染的小鼠有明显预防保护作用，而对脑心肌炎病毒及疱疹病毒Ⅱ型感染无明显保护作用。并证明鱼腥草抗流感病毒成分不在挥发油部分，而在非挥发物中。

2. 其他药理作用

(1) 止咳平喘 鱼腥草煎剂对氨水喷雾引起的小鼠咳嗽有止咳作用。鱼腥草油能明显拮抗 SRS-A 增加豚鼠肺溢流的作用；并能明显抑制致敏豚鼠离体回肠的过敏性收缩，拮抗组胺、乙酰胆碱对豚鼠回肠的收缩，对豚鼠过敏性哮喘具有明显的保护作用。

(2) 提高机体免疫力 鱼腥草可以增强白细胞的吞噬能力，在治疗慢性气管炎时，合成鱼腥草素可使患者白细胞对白色葡萄球菌的吞噬能力明显提高。

【现代应用】

1. 呼吸系统感染 鱼腥草多种制剂及合成鱼腥草素注射液对上呼吸道感染、支气管炎、肺炎、肺脓肿及慢性气管炎均有较好疗效，是鱼腥草及其制剂的主要临床应用。

2. 皮肤病 鱼腥草等蒸馏液或鲜品捣烂局部外敷，治疗单纯性疱疹、脓皮病、疖痈及创口感染疗效显著。

3. 外科感染 鱼腥草注射液用于防治外科手术后感染、输液引起的静脉炎有效。

4. 妇科感染 慢性宫颈炎、子宫糜烂，鱼腥草制剂外用，有较好疗效。

5. 钩端螺旋体病 流行季节服用鱼腥草片或注射液肌注，对钩端螺旋体有预防作用。

【不良反应】鱼腥草毒性小，口服有鱼腥味；肌注局部可产生疼痛。鱼腥草注射液可引起过敏反应，如药物皮炎、末梢神经炎等，重者可引起过敏性休克，应引起重视。

【实验方案】

黄芩、黄连、金银花的抗菌作用

1. 实验目的

学习体外抗菌的实验方法，观察验证黄芩、黄连、金银花的抗菌作用。清热药具有抗菌作用，但抗菌范围、强度和机制各不相同，黄芩、黄连、金银花等对革兰阳性菌和革兰阴性菌都有一定的直接抑制作用。体外抗菌实验可通过测量抑菌圈直径判定和比较药物抗菌作用的强弱。

2. 实验材料

药品：1g/mL 黄芩水煎液；1g/mL 黄连水煎液；1g/mL 金银花水煎液。

器材：恒温孵箱，无菌平皿，直径 6mm 圆形无菌滤纸片，直尺，2% 肉汤琼脂培养基，链球菌、金黄色葡萄球菌、大肠杆菌菌株。

3. 实验方案与步骤

每个实验小组取 1 个无菌平皿，先在每个无菌平皿中加入 2% 肉汤琼脂培养基 20mL，凝固后分别加入培养 24 小时链球菌菌液肉汤琼脂培养基 5mL，凝固后将分别浸过 1g/mL 黄芩水煎液、1g/mL 黄连水煎液、1g/mL 金银花水煎液的直径 6mm 圆形滤纸片各 23 片均匀贴放在培养基表面，置于 37℃孵箱内培养 24 小时，测量抑菌圈直径，计算出 23 片的平均值。综合各实验小组数据，进行统计分析。抗金黄色葡萄球菌、大肠杆菌实验方法同上。

4. 实验预期结果与启示

表　黄芩、黄连、金银花的抗菌作用（$\bar{x}\pm S$，$n=3$）

药液（1g/mL）	例数	抑菌圈直径（mm）		
		链球菌	金黄色葡萄球菌	大肠杆菌
黄芩				
黄连				
金银花				

5. 实验注意事项

（1）直径 6mm 圆形无菌滤纸片规格要统一，浸过药液贴放在培养基表面前抖动 2 ~ 3 次，使其含药量一致。

（2）建议实验菌株为：链球菌 A_2、金黄色葡萄球菌 152、大肠杆菌 $O_{125}B_{15}$。

复习思考

一、单选题

1. 下列哪项不是清热药的主要药理作用（　　）

A. 发汗　　B. 抗菌　　C. 抗炎

D. 抗毒素　　E. 解热

2. 清热药抗细菌内毒素作用的主要环节是（　　）

A. 中和细菌内毒素　　B. 抑制细菌的生长繁殖

C. 直接降解细菌内毒素　　D. 抑制细菌内毒素的释放

E. 抑制炎症早期毛细血管通透性

3. 下列哪项不属于清热药的抗菌有效成分（　　）

A. 小檗碱　　B. 苦参碱　　C. 氯原酸

D. 原儿茶酸　　E. 黄芩素

4. 下列哪种清热药具有正性肌力作用（　　）

A. 金银花　　B. 穿心莲　　C. 板蓝根

D. 黄连　　E. 黄芩

5. 可抑制小鼠皮肤被动过敏反应的药物是（　　）

A. 黄芩　　B. 黄连　　C. 金银花

D. 板蓝根　　E. 牛黄

二、配伍题

A. 抑制炎症介质的合成与释放

B. 抑制中枢发热介质的产生和释放

C. 稳定溶酶体膜、减少炎症介质释放

D. 兴奋垂体-肾上腺皮质系统

E. 抑制前列腺素 E_2 的合成和抑制白细胞的游走

1. 黄芩抗炎作用的机理是（　　）
2. 黄连抗炎作用的机理是（　　）
3. 苦参抗炎作用的机理是（　　）
4. 穿心莲抗炎作用的机理是（　　）
5. 穿心莲抗炎作用的机理是（　　）

三、简答题

1. 试述清热药的主要药理作用。
2. 试述黄连抗病原体作用的特点和机理。
3. 黄芩抗炎作用的环节包括哪些方面？
4. 试述牡丹皮对免疫系统的作用。
5. 与金银花清热解毒功效相关的药理作用有哪些？

扫一扫，看课件

第七章 泻下药

【学习目标】

掌握泻下药的概念、分类及泻下药与功效有关的药理作用。

熟悉各代表药的主要药理作用和现代应用，泻下药的常用中药和方剂。

了解泻下药常用药物的主要成分、现代应用及不良反应。

第一节 概 述

凡能引起腹泻，或润滑大肠、促使排便的药物称为泻下药。其主要功效为泻下通便、消除积滞、通腑泄热、祛除水饮，主要用于胃肠实热内结、阴亏津枯，或水饮内停所致的里实证。里实证的主要病因是胃肠道蠕动功能减弱、病原微生物感染等，其病理过程包括便秘、发热、腹痛、炎症等。泻下药根据泻下作用强度一般可分为：润下药，如火麻仁、郁里仁等；攻下药，如大黄、芒硝、番泻叶等；峻下逐水药，如芫花、甘遂等。

泻下药的药理作用表现为泻下、利尿、抗感染、抗炎、抗肿瘤等作用。泻下是治疗里实证的药理学基础。

【主要药理作用】

1. 泻下 本类药物及其复方皆有明显泻下作用，按其作用机制分为：①容积性泻药，如芒硝因含硫酸钠，在体内不易被吸收，致使肠内渗透压升高，大量水分保留在肠腔，使肠容积增大、肠管扩张，机械性地刺激肠壁，引起肠蠕动增加，引起泻下；②接触性泻药，如大黄、番泻叶含蒽醌类，牵牛子因含牵牛子苷分解出牵牛子素，芫花中的芫花素，与肠黏膜接触，改变肠黏膜的通透性，使电解质和水分向肠腔扩散，使肠腔内水分增加，肠蠕动增强而引起泻下；③润滑性泻药，如火麻仁因含脂肪油，通过润滑肠壁、软化粪便而发挥泻下作用。

2. 利尿　芫花、大戟、商陆、牵牛子、大黄等均有不同程度的利尿作用。芫花煎剂给大鼠灌胃可明显促进水钠排泄，增加尿量；大戟可使实验性腹水大鼠明显利尿；大黄所含蒽醌亦有轻度利尿作用，利尿机制与肾小管上皮细胞 Na^{+}-K^{+}-ATP 酶有关。

3. 抗病原微生物作用　甘遂、芫花、大戟和大黄对革兰阴性菌、革兰阳性菌中的多种细菌有效，且对某些病毒、真菌及有些致病性原虫均有抑制作用。商陆、番泻叶的煎剂，芫花的水、醇提取物等对肺炎球菌、流感杆菌、痢疾杆菌及某些皮肤真菌分别有不同程度的抑制作用。

4. 抗炎　大黄、商陆能抑制炎症早期水肿及后期肉芽组织的增生。芒硝、芦荟也有一定抗炎作用。大黄酸具有显著的抗炎作用，其前体药物双乙酰大黄酸（双醋瑞因，Diacerein）作为治疗骨关节炎的药物，在人体内被迅速代谢成大黄酸而发挥治疗作用。其抗炎机制与抑制花生四烯酸代谢有关。商陆皂苷是通过兴奋垂体-肾上腺皮质系统发挥抗炎作用。

5. 其他药理作用　大黄、商陆、芦荟、大戟、芫花有抗肿瘤作用。大黄酸、大黄素及芦荟大黄素能抑制小鼠黑色素瘤、乳腺癌和艾氏腹水癌。其抗癌机制与抑制肿瘤细胞代谢，影响 RNA、DNA 及蛋白质合成有关。

【常用药物与方剂】泻下药常用药物有大黄、芦荟、商陆、芫花、大戟、甘遂、牵牛子、火麻仁、郁李仁、番泻叶、芦荟等。常用复方有大承气汤、五仁丸等。常用药物与方剂主要药理作用见表 7-1。

表 7-1　泻下药常用药物与方剂主要药理作用简表

类别	传统功效	泻下通便	排除水饮	消积导滞	清热利湿	攻逐瘀血
	药理作用	泻下	利尿	抗病原体	抗炎	抗肿瘤
攻下药	大黄	+	+	+	+	+
	芒硝	+				
	番泻叶	+		+		
	芦荟	+		+		+
	大承气汤	+		+	+	+
润下药	火麻仁	+				
	郁李仁	+				
	五仁丸	+				
峻下逐水药	甘遂	+	+			
	芫花	+	+			+
	商陆	+	+	+	+	+
	大戟	+	+			+
	牵牛子	+	+			

第二节 常用药物

大黄 Dahuang

【来源采制】大黄为蓼科多年生草本植物掌叶大黄 *Rheum Palmatum* L.、唐古特大黄 *Rheum tanguticum* Maxim. ex Balf. 或药用大黄 *Rheum officinale* Baill. 的干燥根及根茎。秋末或冬季采挖。生用，或酒炒，或酒蒸，或炒炭用。

【主要成分】大黄的主要成分为蒽醌苷及游离蒽醌衍生物，占2%～5%。蒽醌苷和二蒽醌苷为大黄的主要泻下成分。大黄还含有大量的鞣质，如没食子酸、*d*-儿茶素，以及多糖等。

【性味归经】味苦，性寒；归脾、胃、大肠、肝、心包经。

【功效主治】具有泻下攻积、清热泻火、凉血解毒、逐瘀通经、利湿退黄的功效。用于实热积滞便秘，血热吐衄，目赤咽肿，痈肿疔疮，肠痈腹痛，瘀血经闭，产后瘀阻，跌打损伤，湿热痢疾，黄疸尿赤，淋证，水肿；外治烧烫伤。

【药理作用】

1. 与功效主治对应的主要药理作用

（1）泻下　大黄致泻主要有效成分为结合型蒽醌苷，其中番泻苷A致泻作用最强。大黄含鞣质及没食子酸类，有收敛止泻作用，大剂量使用，可先泻下后便秘；大黄久煎，结合型蒽醌易被水解成苷元，苷元在小肠内可破坏，同时鞣质的溶出增加，致泻作用减弱。生大黄的致泻作用比酒炒大黄及醋炒大黄强，大黄炒炭后，几乎没有致泻作用。大黄泻下作用的机理：蒽酮有胆碱样作用，加快肠蠕动；抑制肠平滑肌上的 Na^+-K^+-ATP 酶，抑制 Na^+ 向细胞内转移，使肠腔渗透压升高，容积增大，机械性刺激肠壁，使肠蠕动加快；大部分结合型的蒽醌苷直抵大肠，水解成苷元，刺激肠黏膜及肠壁肌层内的神经丛，促进肠蠕动；部分原形蒽苷自小肠吸收，经肝转化后，还原成苷元，经血液或胆汁运至大肠而致泻。此外，大黄素也可刺激肠壁组织中的5-HT，使其分泌增加，促进肠道的收缩和肠液的分泌，导致泻下。大黄致泻作用部位主要在大肠，不影响小肠对营养物质的吸收。

（2）保肝利胆　大黄对肝损伤有保护作用，明显降低ALT值，减轻肝细胞变性和坏死。大黄能促进胆红素与胆汁酸的分泌，使胆囊奥狄括约肌松弛，胆囊收缩，胆汁排出量增加。

2. 其他药理作用

（1）改善肾功能　大黄能明显降低血中非蛋白氮，对慢性肾功能衰竭和氮质血症患者有治疗作用。大黄治疗氮质血症可能的机制是：泻下作用使肠内氨基酸吸收减少；血中必需氨基酸的增高使蛋白质的合成增加；抑制体蛋白质的分解从而减少尿素氮的来源；促进尿素和肌酐排泄；抑制肾代偿性肥大，缓解高代谢状态。大黄能抑制肾小球系膜细胞的生长及系膜细胞 DNA 和蛋白质的合成，延缓肾衰的发展，改善肾功能不全。大黄、大黄酸、大黄素、芦荟大黄素有利尿作用，与抑制 Na^{+}-K^{+}-ATP 酶使 Na^{+}的重吸收减少有关。

（2）止血　大黄能明显缩短出血和凝血时间。止血的有效成分为没食子酸、*d*-儿茶素。大黄促进血小板的黏附和聚集，有利于血栓的形成；降低抗凝血酶Ⅲ的活性，促进血凝；降低毛细血管的通透性，增加局部血管的收缩性；使血小板数和纤维蛋白的含量增加，凝血时间缩短。

（3）改善微循环　大黄抑制细胞膜的 Na^{+}-K^{+}-ATP 酶活性，提高血浆的渗透压，使血压稀释，从而降低血液的黏度，改善微循环障碍。

（4）降血脂　大黄可使高脂模型动物血清和肝脏 TC、TG、LDL、VLDL 及过氧化脂质降低。其原因是泻下作用影响胆固醇吸收，以及促进胆汁分泌排泄。

（5）抗菌　大黄对多种细菌都有抑制作用，其中以葡萄球菌、链球菌最敏感；白喉杆菌、炭疽杆菌、伤寒和副伤寒杆菌以及痢疾杆菌等较敏感。抑菌的有效成分为蒽醌衍生物，其中以大黄、大黄素和芦荟大黄素的作用最强。其抗菌机制与抑制菌体核酸蛋白质合成和糖代谢有关。大黄对许兰毛癣菌、趾间毛癣菌、红色表皮癣菌等多种真菌也有抑制作用。

（6）抗炎　大黄对早期炎症的渗出、肿胀和后期的肉芽增生均有抑制作用。大黄抗炎作用的药理学基础与抑制花生四烯酸代谢有关。大黄可抑制环氧化酶，使 PGE 的合成减少，并抑制白三烯 B_4的合成。

（7）保护胃黏膜　大黄能增加胃壁 PGE_2的含量，增强胃黏膜的屏障功能，对胃黏膜具有保护作用。大黄还能降低胃液量、胃液游离酸及胃蛋白酶的活性。大黄酒炙无此作用。

（8）促进胰液分泌及抑制胰酶活性　大黄能促进胰液的分泌与排出，使胰液流量增加，并对多种胰酶有抑制作用。这种作用可减轻胰酶对胰腺细胞的自我消化。

（9）抗肿瘤　大黄抗肿瘤是其“逐瘀通经”功效的相关作用。大黄蒽醌衍生物、大黄素、芦荟大黄素和大黄酸对黑色素瘤、乳腺癌、胰腺癌、艾氏腹水癌均有抑制作用，大黄 *d*-儿茶素能抑制淋巴肉瘤的生长。大黄能抑制癌细胞氨基酸、糖代谢，也能降低肿瘤细胞的 DNA、RNA 和蛋白的生物合成。对宿主正常细胞无明显影响。

此外，大黄还具有免疫抑制、抗精神病、强心等作用。

综上所述，大黄用根和根茎，主要成分是蒽醌，结合型蒽醌是泻下的成分，主要药理作用除泻下外，扩张奥狄括约肌、改善氮质血症等较实用。

【现代应用】

1. 便秘　大黄为主药的复方治疗习惯性便秘、损伤性便秘。

2. 急性胆囊炎　大黄水煎口服可治疗急性胆囊炎。

3. 胃溃疡　大黄片治疗慢性胃炎、胃溃疡。

4. 急性胰腺炎　单味大黄及大黄的复方治疗急性胰腺炎。

5. 急慢性肾功能衰竭　对急性肾衰，有人采用大黄制剂灌肠有较好的疗效。长期服用小剂量的大黄制剂能有效延缓肾功能衰竭。

6. 各种出血性疾病　单味大黄粉或大黄醇提片对上消化道出血、支气管扩张咯血、蛛网膜下腔出血、痔疮等有效。

此外，大黄可用于治疗高血脂、急性糜烂性胃炎、病毒性肝炎等。

【不良反应】大黄毒性低，但生、鲜大黄过量使用，可引起恶心、呕吐、腹痛、头昏、小便黄染等，长期服用可引起肝脏毒性反应。大黄蒽醌衍生物部分可从乳汁分泌，哺乳妇女服用，可致乳婴腹泻，故应慎用。

芒硝　Mangxiao

【来源采制】本品为硫酸盐类矿物芒硝族芒硝，经加工精制而成的结晶体。

【主要成分】主要含硫酸钠（$Na_2SO_4 \cdot 10H_2O$），占96%～98%，尚含少量的硫酸镁、硫酸钙、氯化钠、氯化镁。

【性味归经】味咸、苦，性寒；归胃、大肠经。

【功效主治】具有泄热通便、润燥软坚的功效。主治实热积滞，大便燥结，胸腹胀满。

【药理作用】

1. 与功效主治对应的主要药理作用

泻下　芒硝口服后，产生大量硫酸根，不易被肠黏膜吸收，使肠腔内渗透压增高，体内水分向肠转移，致使肠内容积扩大，刺激肠壁引起肠蠕动增强而致泻。

2. 其他药理作用

(1) 利胆　少量芒硝口服，可刺激小肠壶腹部，反射性地引起胆囊收缩，胆道括约肌松弛，促进胆汁排出。

(2) 抗感染　10%～25%溶液外敷创面，对皮肤疮肿有消肿止痛的作用。

【现代应用】

1. 便秘　一次6～8g，温开水溶后内服。

2. 急性乳腺炎　芒硝局部外敷。芒硝外用还可回乳。

3. 肛肠病　用3%芒硝坐浴，治疗痔疮、肛裂、肛瘘等常见肛肠病急性炎症期。

4. 利尿　用4%、3%硫酸钠无菌溶液静滴，可作为利尿剂治疗无尿症和尿毒症。

【不良反应】口服高浓度芒硝，可产生胃不适感。水肿患者慎用。孕妇忌用。

番泻叶 Fanxieye

【来源采制】本品为豆科植物狭叶番泻 *Cassia angustifolia* Vahl 或尖叶番泻 *Cassia acutifolia* Delile 的干燥小叶。果实成熟时摘取叶片，晒干，生用。

【主要成分】含蒽醌衍生物及二蒽酮类衍生物，主要成分为番泻苷 A、B、C、D、E、F，大黄酚葡萄糖苷，芦荟大黄素，大黄酸和多糖等。

【性味归经】味甘、苦，性寒；归大肠经。

【功效主治】具有泄热行滞、消食利水的功效。用于热结便秘，产褥期便秘，积滞腹胀，水肿胀满；亦可用于腹部手术及 X 线摄片前清洁肠道。

【药理作用】

1. 与功效主治对应的主要药理作用

（1）泻下　番泻叶中含有的番泻苷 A、B 在胃肠道中吸收很少，大肠中的细菌能使番泻苷分解为大黄酸蒽酮、大黄酸，从而抑制肠道水、电解质的吸收，增加肠道分泌，使肠腔容积增加，结肠蠕动增强，加速肠道内容物的推进，而致泻。少量番泻苷吸收后，在肝脏中分解，分解产物经血液运行至大肠下部，兴奋骨盆神经节引起大肠收缩，而产生泻下作用。番泻叶的接触性泻下作用较含蒽醌类的同类泻药作用更强，适合用于急性便秘者。番泻叶的药效以双蒽酮苷类如番泻苷 A 作用最强，蒽醌苷次之，游离蒽醌可能经消化道氧化，故作用较弱；结合型的苷类有保护作用，达大肠时经细菌或酶分解成苷元，刺激大肠，增加张力和蠕动，并减少水分吸收而致泻。

（2）抗菌作用　10% 番泻叶溶出液对大肠杆菌、变形杆菌、痢疾杆菌、甲型链球菌和白色含珠菌均有明显抑制作用。番泻叶中某些羟基蒽醌类成分具一定的抑菌作用。番泻叶的醇提物对多种细菌如葡萄球菌及白喉杆菌、伤寒杆菌、副伤寒杆菌、大肠杆菌等有抑制作用，其水提物仅对伤寒杆菌有效。番泻叶水浸剂（1∶4）在试管内对奥杜盎小芽孢癣菌和星形奴卡菌等皮肤真菌有抑制作用。

2. 其他药理作用

（1）止血作用　番泻叶粉口服后可增加血小板和纤维蛋白原，能缩短凝血时间、复钙时间、凝血活酶时间与血块收缩时间，而有助于止血。以 30% 番泻叶水浸出液在纤维胃镜直视下直接喷洒于出血病灶，有即刻止血作用。番泻叶中提取的总蒽醌苷（番泻叶苷）是止血作用的有效成分，具有促进内凝血与抗纤溶作用。番泻叶中的晶纤维和草酸钙簇晶则有局部止血作用。

（2）抗胃黏膜损伤　番泻叶能通过刺激胃内 PG 合成而保护胃黏膜。

（3）肌肉松弛与解痉作用　番泻叶有箭毒样作用，能在运动神经末梢和骨骼肌处阻断乙酰胆碱，从而使肌肉松弛。番泻叶中某些羟基蒽醌类成分具有一定解痉作用。

【现代应用】

1. 便秘　用于治疗老年性及顽固性便秘、药物性便秘。

2. 腹部术后恢复　番泻叶浸剂灌肠可改善腹部手术后因胃肠迷走神经紊乱造成的肠蠕动减慢症，恢复胃肠消化运动功能。番泻叶开水冲服也可预防术后腹胀。

3. 急性胃及十二指肠出血　对胃溃疡、十二指肠溃疡、胃癌等引起的急性出血有效。

4. 治疗急性菌痢　番泻叶煮沸口服即可获效。

此外，番泻叶可用于腹部 X 线摄片、肠道纤维镜检和手术前肠道准备。

【不良反应】少数患者大剂量服用后，可出现腹痛，但排便后自行缓解。本品可刺激盆腔神经，使盆腔器官充血，月经期、妊娠期妇女慎用或禁用。

芦荟　Luhui

【来源采制】本品为百合科植物库拉索芦荟 *Aloe barbadensis* Miller. 、好望角芦荟 *Aloe ferox* Miller 或其他同属近缘植物叶的汁液浓缩干燥物。前者习称“老芦荟”，后者习称“新芦荟”。

【主要成分】芦荟含有蒽醌类和黄酮类化合物；多糖类如芦荟多糖等；氨基酸、有机酸类、维生素类、甾族化合物类、矿物质、微量元素类与酶类等。

【性味归经】味苦，性寒；归肝、胃、大肠经。

【功效主治】具有泄热通便、清肝泻火、消积杀虫的功效。主治热结便秘，肝火头痛，目赤，惊痫抽搐，闭经，小儿疳积；外治癣疮。

【药理作用】

1. 与功效主治对应的主要药理作用

（1）泻下　芦荟中所含蒽醌衍生物，能在肠道中释放出大黄素等成分，从而产生泻下作用。芦荟泻下作用部位在大肠。

（2）抗菌作用与抑制炎症反应　芦荟酊是抗菌性很强的物质，具有对真菌、霉菌、细菌、病毒的抗菌杀菌作用，对病原体的繁衍和发育有一定抑制作用，且在使用时，耐药菌不会产生。芦荟多糖对重度创伤失血性休克大鼠脑损伤有保护作用，还有抗柯萨奇病毒作用。芦荟苷具有较强的抗菌活性。

2. 其他药理作用

（1）抗胃溃疡　芦荟对胃溃疡具有明显的预防及治疗作用，并能抑制溃疡致病因子胃液、胃酸及胃蛋白酶的分泌。研究发现芦荟多糖对小鼠应激性溃疡、消炎痛所致胃溃疡均有显著的抑制作用，对乙醇所致胃黏膜损伤也有抑制作用，且可抑制胃黏膜对乙醇的吸收。

（2）保肝　芦荟总苷对实验性肝损伤有保护作用，能降低 CCl_4 或硫代乙酰胺引起的 ALT 升高。芦荟多糖能显著降低急性肝损伤小鼠血清中 ALT、AST 活性，提高其肝脏组织中 SOD 活性，降低脂质过氧化产物 MDA 含量。

（3）抗肿瘤　芦荟中含有多种抗肿瘤物质。芦荟多糖、芦荟大黄素等能直接抑制肿瘤细胞的增殖，并引起细胞周期的变化，而使细胞蛋白质的合成受阻，影响细胞进行分裂，最后引起凋亡；芦荟醇提物能明显提高机体免疫功能，通过免疫调节，促进分裂中期微管聚集，干扰肿瘤细胞的有丝分裂过程和提高机体免疫力；芦荟能增加放化疗的作用，可使较多的肿瘤细胞处于辐射高敏感区，从而促进放、化疗对肿瘤细胞的杀伤作用。

芦荟还有美容、抗衰老、促进伤口愈合、抗炎镇痛、抗生育等作用。

【现代应用】

1. 便秘　一般在服药 8～12 小时即可通便。

2. 外科感染　对痈肿、烧伤等局部炎症，以鲜芦荟叶捣碎或绞汁涂敷患处，可消散止痛，促进软组织再生，加速创面愈合，不留瘢痕。

此外，本品或复方可用于保健、抗衰老等方面。

【不良反应】清·张璐《本草逢原》记载：芦荟“苦，寒，小毒”。检索《中国有毒植物图谱数据库》，有斑纹芦荟“全株的液汁有毒，口服中毒引起恶心、呕吐、腹痛、腹泻、血便、里急后重，并可损害肾脏，引起蛋白尿、血尿等”记载，说明斑纹芦荟不仅有毒，而且毒性较强。

【实验方案】

大黄对小鼠小肠推进运动的影响

1. 实验目的

学习药物对胃肠蠕动影响的实验方法，观察验证生大黄和制大黄对小鼠小肠推进运动的影响。

2. 实验材料

动物：昆明种小白鼠，体重 18～22g，雌雄各半。

药品：①1g/mL 生大黄水煎液（含炭末 0.1g/mL）；②1g/mL 制大黄水煎液（含炭末 0.1g/mL）；③0.9% 生理盐水（含炭末 0.1g/mL）。

器材：天平，小鼠笼，1mL 注射器及小鼠灌胃针头，玻璃板，坐标纸，眼科手术剪及镊子。

3. 实验方案与步骤

每个实验小组取已禁食 18 小时的小鼠 15 只，标记序号，称重并记录体重，随机分为 3 组，每组 5 只。实验Ⅰ组小鼠灌胃给予 1g/mL 生大黄水煎液（含炭末 0.1g/mL）0.2mL/10g，实验Ⅱ组小鼠灌胃给予 1g/mL 制大黄水煎液（含炭末 0.1g/mL）0.2mL/10g，对照组小鼠灌胃给予0.9%生理盐水（含炭末0.1g/mL）0.2mL/10g。20分钟后脱臼处死小鼠，剪开腹腔，分离肠系膜，剪取幽门至回盲部的小肠，置于下放坐标纸的玻璃板上，轻轻将小肠拉成直线，测定幽门至回盲部小肠的总长度（f1）及幽门至炭末前沿的推进距离（f2），计算炭末推进百分率。综合各实验小组数据，进行统计分析。

4. 实验预期结果与启示

表7-2　大黄对小鼠小肠推进运动的影响（$\bar{x}\pm S$，$n=5$）

组别	例数（只）	f1（cm）	f2（cm）	炭末推进百分率（%）
对照组				
实验Ⅰ组				
实验Ⅱ组				

5. 实验注意事项

①炭末推进百分率=$\frac{f_2}{f_1}\times100\%$；②开始给药至处死动物的时间必须准确；③分离肠系膜、剪取小肠的动作要轻，避免过度牵拉；④置于玻璃板上的小肠滴加清水，避免其与玻璃板粘连。

复习思考

一、单选题

1. 大黄抑菌的主要作用机制是（　　）

A. 抑制菌体核酸蛋白质合成和糖代谢

B. 抑制细菌细胞壁的合成

C. 影响细菌胞浆膜的通透性

D. 影响叶酸代谢

2. 下列有关大黄的描述中错误的是（　　）

A. 大黄保肝的作用可能与促进胆汁酸分泌与排出有关

B. 大黄素对胰蛋白酶具有抑制作用

C. 大黄蒽醌衍生物具有增强实验动物免疫功能的作用

D. 大黄能减轻急慢性肾功能衰竭者的症状，保护肾功能

3. 泻下药常与理气药配伍使用是因为（　　）

A. 缓和泻下药药性　　B. 加强胃肠道蠕动

C. 增强理气药的作用　　D. 促进肠液分泌

4. 芒硝泻下的成分是（　　）

A. 硫酸镁　　B. 硫酸钠

C. 氯化钠　　D. 氯化镁

5. 芦荟泻下作用的部位是（　）

A. 小肠　　B. 大肠

C. 胃、小肠、大肠　　D. 小肠与大肠

6. 大黄泻下作用的部位是（　）

A. 小肠　　B. 大肠

C. 胃、小肠、大肠　　D. 小肠与大肠

二、配伍题

A. 鞣质　　B. α-儿茶素和没食子酸

C. 硫酸钠　　D. 结合型蒽苷

E. 游离型蒽苷

1. 大黄泻下作用的有效成分是（　）
2. 大黄抗菌作用的有效成分是（　）
3. 大黄止血作用的有效成分是（　）

A. 羟基蒽醌类　　B. 总蒽醌苷

C. 双蒽酮苷类　　D. 脂肪油

E. 甾体化合物

4. 番泻叶泻下作用的有效成分是（　）
5. 番泻叶抗菌作用的有效成分是（　）
6. 番泻叶泻下作用的有效成分是（　）

三、简答题

1. 大黄致泻时为何不宜久煎？
2. 简述大黄止血的主要成分、特点和作用机制。
3. 简述大黄泻下作用的机制。

扫一扫，看课件

第八章
祛风湿药

【学习目标】

掌握祛风湿药的概念、分类及祛风湿药与功效有关的药理作用。

熟悉各代表药的主要药理作用和现代应用，祛风湿药的常用中药和方剂。

了解祛风湿药常用药物的主要成分、现代应用及不良反应。

第一节 概 述

凡以祛除风湿、解除痹痛为主要功效的药物，称为祛风湿药。本类药物均能祛风散寒除湿，部分药能舒筋活络、止痛、强筋骨，临床主要用于治疗痹证。根据祛风湿药的主要性能，将本类药分为祛风湿散寒药、祛风湿清热药和祛风湿强筋骨药三类。

【主要药理作用】

1. 抗炎 常用祛风湿药对多种实验性急慢性炎症模型均有不同程度的抑制作用。秦艽、独活、雷公藤、五加皮、防己、豨莶草、臭梧桐的多种制剂和有效成分可明显抑制角叉菜胶、鸡蛋清、甲醛所致大鼠急性足肿胀和二甲苯所致小鼠急性耳郭肿胀，使肿胀度减轻，也可抑制醋酸所致小鼠腹腔毛细血管通透性增高和组胺所致大鼠毛细血管通透性增加，从而使炎性渗出减少。五加皮、雷公藤等可显著抑制大鼠炎性棉球肉芽的增生，使肉芽重量减轻。雷公藤、五加皮、防己对佐剂性关节炎也有明显抑制作用。

秦艽、五加皮和雷公藤及其有效成分的抗炎作用与兴奋垂体-肾上腺皮质系统功能有关，在产生抗炎作用的同时，尿中17-羟皮质类固醇含量升高。秦艽碱甲的抗炎作用在切除垂体或用麻醉药抑制中枢后消失，这表明秦艽碱甲可能通过兴奋下丘脑-垂体，使ACTH分泌增多，从而增强肾上腺皮质功能，使肾上腺皮质激素合成释放增加而产生抗炎作用。此外，雷公藤中雷公藤内酯、雷公藤甲素可明显抑制红细胞膜破裂，雷公藤红素抑制细胞释放 PGE_2，均与其抗炎作用有关。

2. 镇痛　川乌、青风藤、独活、秦艽、五加皮、防己有不同程度的镇痛作用，可提高动物热刺激、电刺激、化学刺激所致的痛阈，也可减少 6% 醋酸所致小鼠扭体次数。青风藤碱和乌头碱的镇痛部位在中枢神经系统，可能与去甲肾上腺素能系统或阿片能系统有关。

3. 对免疫功能的影响　雷公藤、五加皮、独活、豨莶草、青风藤对机体免疫功能有明显抑制作用，其中雷公藤的报道较多。雷公藤成分雷公藤总苷、雷公藤甲素、雷公藤红素、雷公藤内酯等，对非特异性免疫功能及特异性免疫功能均有明显抑制作用。雷公藤使类风湿性关节炎患者血清中 IgG 、IgA 和 IgM 水平明显下降。

综上所述，与祛风湿药祛除风湿、解除痹痛功效相关的药理作用为抗炎、镇痛、抑制机体免疫功能，从而改善痹证的临床症状，延缓病程的发展。

【常用药物与方剂】祛风湿药常用药物有秦艽、独活、威灵仙、防己、五加皮、雷公藤、青风藤、羌活等。常用复方有独活寄生汤、防己关节丸、舒筋活络丸、类风关合剂、关节风痛丸等。祛风湿药常见药物的主要药理作用见表 8-1。

表 8-1　祛风湿药常见药物的主要药理作用简表

药物	抗炎	免疫	镇痛	其他作用
秦艽	+	−	+	镇静、解热抗菌、升高血糖、降压、利尿、保肝利胆
独活	+	−	+	镇静、抑制血小板凝聚、降压、抗心律失常、抗肿瘤
威灵仙	+		+	抗心肌缺血、抗菌、抗疟、利胆
防己	+	−	+	降压、抗心律失常、抗心肌缺血、抑制血小板聚集、抗菌、抗肝纤维化、抗肿瘤
豨莶草	+	−	+	扩张血管、降压、抗血栓形成、改善微循环、抗菌、抗疟、抗肿瘤、抗菌
木瓜	+			抗肿瘤、抗菌
五加皮	+	+	+	镇静、抗利尿、抗应激、性激素样作用、降血糖、抗溃疡
雷公藤	+	−	+	改善血液流变学、杀虫抗菌、抗生育、抗肿瘤
青风藤	+	+	+	镇静、降压、兴奋胃肠平滑肌
臭梧桐	+		+	镇静、降压
羌活	+	+	+	抗过敏、解热、抗心律失常、抗心肌缺血

知识链接

痹证可因机体正气不足时感受风寒湿邪，流注经络关节发病，也可因感受风湿热之邪，或风寒湿邪外侵，郁久化热，以致风湿热邪痹阻经络关节而发病。痰浊瘀血、脾失运化、七情郁结、气滞血瘀、阻止脉络均可发展为痹证。痹证的发病部位主要在肌肉、经络、关节。

主要临床表现有骨、关节、韧带、滑囊、筋膜疼痛，关节肿胀、变形、运动障碍，其临床特征类似于西医学的结缔组织疾病、自身免疫性疾病、骨与骨关节病及软组织疾病等，如风湿热、风湿性关节炎、类风湿性关节炎、硬皮病、系统性红斑狼疮、强直性脊柱炎、慢性纤维组织炎等，机体免疫功能异常、内分泌功能紊乱及感染是该类疾病的主要发病因素。

第二节　常用方药

秦艽　Qinjiao

【来源采制】本品为龙胆科植物秦艽 *Gentiana macrophylla* Pall.、麻花秦艽 *Gentiana straminea* Maxim.、粗茎秦艽 *Gentiana crassicaulis* Duthie ex Burk. 或小秦艽 *Gentiana dahurica* Fisch. 的干燥根。前三种按性状不同分别习称“秦艽”和“麻花艽”，后一种习称“小秦艽”。春秋二季采挖，除去泥沙；秦艽和麻花秦艽晒软，堆置“发汗”至表面呈红黄色或灰黄色时，摊开晒干，或不经“发汗”直接晒干；小秦艽趁鲜时搓去黑皮，晒干。

【主要成分】秦艽主要成分为龙胆苦苷，在提取过程中遇氨转变成生物碱，有秦艽碱甲即龙胆碱、秦艽碱乙即龙胆次减、秦艽碱丙。此外，还有挥发油和糖类。

【性味归经】味辛、苦，性平；归胃、肝、胆经。

【功效主治】具有祛风湿、清湿热、止痹痛、退虚热的功效。主治风湿痹痛，中风半身不遂，筋脉拘挛，骨节酸痛，骨蒸潮热，湿热黄疸，小儿疳积发热。

【药理作用】

1. 与功效主治相对应的主要药理作用

（1）抗炎　秦艽水提取物、醇提取物灌胃给药可明显抑制角叉菜胶所致大鼠足跖肿胀，也可明显抑制巴豆油引起的小鼠耳肿胀。秦艽中抗炎的主要有效成分为秦艽碱甲，其抗炎作用是通过兴奋下丘脑、垂体，使 ACTH 分泌增多，从而增强肾上腺皮质功能。秦艽碱甲的抗炎作用与其结构有关，侧链上的双键是抗炎作用必要的结构，加氢饱和后则无抗炎作用。

（2）镇痛　秦艽水提物和醇提物口服给药可明显抑制腹腔注射醋酸所致小鼠扭体反应，且随剂量增加，镇痛作用增强，最高抑制率达 54.9%。秦艽及秦艽碱甲可明显降低热板或光热刺激所致小鼠和大鼠的疼痛反应，使痛阈提高。

2. 其他药理作用

（1）抗过敏　秦艽碱甲能明显减轻豚鼠因组胺喷雾引起的哮喘、抽搐，对组胺所致的豚鼠休克有保护作用，并能对抗组胺和乙酰胆碱引起的豚鼠离体回肠收缩作用。

（2）镇静、解热　秦艽碱甲小剂量有镇静作用，能显著延长戊巴比妥钠所致大鼠、小鼠的睡眠时间，但较大剂量可引起小鼠中枢兴奋，最后导致麻痹而死亡。

（3）抗菌　体外试验表明，秦艽醇浸液对弗氏痢疾杆菌、流感杆菌、金黄色葡萄球菌、志贺痢疾杆菌、肺炎杆菌、副伤寒杆菌、霍乱弧菌、炭疽杆菌等有抑制作用。

（4）降压　秦艽碱甲对麻醉犬、兔静脉注射有降压作用，持续时间较短，同时心率减慢，阿托品及切除迷走神经对其无明显影响，故与迷走神经无关。

（5）升高血糖　秦艽碱甲大鼠腹腔给药，30 分钟后血糖显著升高，作用维持约 3 小时，同时肝糖原显著降低。切除双侧肾上腺或使用 α 受体阻断肾上腺素受体后给药，动物不出现血糖升高作用，说明秦艽碱甲是通过促进肾上腺素的释放而产生升高血糖的作用。

（6）保肝、利胆　龙胆苦苷对小鼠 CCl_4 肝损伤模型和脂多糖/芽孢杆菌（LPS/BCG）肝损伤模型均有保护作用。龙胆苦苷治疗后，血清中 TNF-α 浓度显著下降，该作用可能为其抗肝损伤作用的原因之一。龙胆苦苷有利胆作用。

综上所述，秦艽用根，其主要成分是龙胆苦苷，该成分遇氨转变成生物碱后，可以中枢性引起肾上腺素分泌增加，进而产生抗炎作用。

【现代应用】

1. **风湿性关节炎和类风湿性关节炎**　秦艽注射液（含秦艽碱甲）肌注治疗风湿性关节炎和类风湿性关节炎可减轻疼痛、肿胀，疗效满意。临床常与威灵仙、桑枝、羌活等配伍应用。

2. **流行性脑脊髓膜炎**　21 例患者肌注秦艽注射液，6 日后头颈强直及角弓反张症状消失，未发生后遗症。

3. **肩关节周围炎**　秦艽复方醇制剂每日连续服用可减轻肩周炎症状。

4. **小儿急性黄疸型传染性肝炎**　以秦艽为主药，随症加减应用，如热重者加黄芩、连翘，湿重者加苍术、白术、厚朴等。

【不良反应】秦艽碱甲口服治疗风湿性关节炎，患者可出现恶心、呕吐、心悸、心率减慢等反应。

独活　Duhuo

【来源采制】本品为伞形科植物重齿毛当归 *Angelica pubescens* Maxim. f. *biserrata* Shan et Yuan 的干燥根。主产于四川、湖北。野生于山坡阴湿的灌丛林下。春初苗刚发芽或秋末茎叶枯萎时采挖，除去须根和泥沙，烘至半干，堆置 2～3 天，发软后再烘至全干。

【主要成分】主要化学成分为香豆素，包括东莨菪素、二氢鸥山芹醇、二氢欧山芹醇乙酸酯、花椒毒素、甲氧基欧芹酚、二氢欧山芹素、欧芹酚甲醚等。独活还含挥发油，主要成分有α-蒎烯和L-柠檬酸烯。此外，还含γ-氨基丁酸、当归酸等。

【性味归经】味辛、苦，性微温；归肾、膀胱经。

【功效主治】具有祛风除湿、通痹止痛的功效。用于风寒湿痹，腰膝疼痛，少阴伏风头痛，风寒夹湿头痛。

【药理作用】

1. 与功效主治相关的药理作用

（1）抗炎 甲氧基欧芹酚腹腔给药可抑制角叉菜胶所致大鼠足肿胀，抑制率为63.3%，50mg/kg抑制作用强于10mg/kg消炎痛。

（2）镇痛、镇静 小鼠热板法实验证明独活煎剂可明显提高痛阈。甲氧基欧芹酚腹腔注射可减轻小鼠扭体反应，疼痛抑制百分率为61.2%。当归酸、伞形花内酯有明显镇静作用，为其镇静作用主要有效成分。

2. 其他药理作用

（1）抑制血小板聚集和抗血栓形成 独活水浸出物、乙醇浸出物、甲醇浸出物对ADP诱导的大鼠及家兔血小板聚集有明显抑制作用，其有效成分为二氢欧山芹醇、二氢欧山芹醇乙酸酯、二氢欧山芹素、欧芹酚甲醚，独活抑制血小板聚集的作用是其抗血栓形成的主要环节。独活醇提物0.4g/kg可明显抑制大鼠动静脉环路血栓的形成，使血栓重量减轻，也可抑制大鼠体外血栓形成，使血栓重量减轻，血栓长度缩短，并延长特异性血栓形成时间（CTFT）。

（2）对心血管系统作用 欧芹酚甲醚具扩血管、降压作用，可使猫动脉血压降低30%，持续1~2小时。从独活中分离出的γ-氨基丁酸可对抗多种实验性心律失常，延迟室性心动过速的发生，降低室性心动过速的发生率和缩短持续时间。心室肌灌注γ-氨基丁酸后5分钟，心室肌动作电位的振幅减少，动作电位时程缩短。独活能抑制血管紧张素Ⅱ受体和α-肾上腺素受体，可能与其降压和抗心律失常作用有关。

（3）抗肿瘤 东莨菪素对化学物质所致大鼠乳腺肿瘤有抑制作用，花椒毒素、佛手柑内酯等对艾氏腹水癌细胞有杀灭作用。

（4）解痉作用 独活挥发油对离体豚鼠回肠有解痉作用，可明显抑制组胺和乙酰胆碱所致肠肌痉挛，并且有剂量依赖性。对在体和离体大鼠子宫痉挛也有解痉作用。除上述作用外，独活还有抗溃疡、抗菌和提高机体免疫功能的作用。

综上所述，与独活祛风除湿、通痹止痛功效相关的药理作用为抗炎、镇痛、镇静作用，其舒筋活血、宣通百脉功效与其抑制血小板聚集、抗血栓形成作用有关。

【现代应用】

1. 风湿性关节炎 常配伍桑寄生、防风治疗风湿性关节炎，也可用独活寄生汤加减治疗风湿性关节炎。

2. 坐骨神经痛和三叉神经痛　独活寄生汤及其加减方治疗坐骨神经痛疗效显著。

3. 腰椎间盘突出症及腰椎骨质疏松症　配用川乌、草乌、五加皮熬制成膏外敷。

4. 慢性支气管炎　独活红糖水煎服，有镇咳平喘作用。

【不良反应】大鼠肌注花椒毒素的 ID_{50} 为 160mg/kg。花椒毒素 200 ~ 300mg/kg 可引起豚鼠肝细胞混浊、脂肪性变及急性出血性坏死、肾脏严重充血坏死。独活煎剂治疗气管炎时，患者曾出现舌麻木、恶心、呕吐、胃不适等不良反应。独活中香豆素类化合物为“光活性物质”，进入机体后受到日光或紫外线照射，可使受照射处皮肤发生日光性皮炎，发生红肿、色素增加、表皮增厚现象。

防己 Fangji

【来源采制】本品为防己科植物粉防己 *Stepania tetrandra* S. Moore 的干燥根。秋季采挖，洗净，除去粗皮，晒至半干，切断，个大者再纵切，干燥。切片生用。

【主要成分】粉防己根含十余种生物碱，含量在 2.5% 以上，有粉防己碱、防己诺林碱、汉防己丙素、轮环藤酚碱等。此外，防己中尚含有黄酮苷、酚类、有机酸等。

【性味归经】味苦，性寒；归膀胱、肺经。

【功效主治】具有利水消肿、祛风止痛的功效。用于水肿脚气，小便不利，湿疹疮毒，风湿痹痛。

【药理作用】

1. 与功效主治相关的药理作用

（1）抗炎　粉防己碱、防己诺林碱皮下注射能明显减轻大鼠甲醛性关节肿胀，并对家兔耳壳烧伤所致炎性水肿有抑制作用。进一步研究证明，粉防己碱可通过抑制炎症白细胞磷脂酶 A_2（PLA_2）的活性，从而减少炎症介质（PG、LT）、血小板活化因子、氧自由基等的产生和释放。静脉注射粉防己碱可使大鼠角叉菜胶性炎症血管通透性降低，同时中性白细胞的游出和 β-葡萄糖醛酸酶释放显著减少。体外实验证明，粉防己碱能抑制中性白细胞的黏附、游走、趋化、吞噬功能。粉防己碱产生抗炎作用的同时，可直接作用于肾上腺，使肾上腺皮质功能增强而发挥抗炎作用。粉防己碱可通过抑制炎症白细胞磷脂酶 A_2（PLA_2）的活性，从而减少炎症介质（PG、LT）、血小板活化因子、氧自由基等的产生和释放。此作用可被钙和钙调素逆转，提示粉防己碱降低炎症白细胞 PLA_2 活性的作用与其拮抗钙和钙调素有关。

（2）免疫抑制和抗过敏　粉防己碱对细胞免疫和体液免疫均有抑制作用。体外实验能显著抑制 PHA、ConA 等诱导的人外周血淋巴细胞转化，对人外周血淋巴细胞培养呈现很强的抑制作用，也能抑制抗体的生成，说明粉防己碱有免疫抑制作用。粉防己碱家兔皮下注射能明显降低蛋清所致过敏性休克的发生率，减轻病理损伤。对慢反应物质（SRS-A）

引起的豚鼠离体气管条的收缩及组胺、乙酰胆碱引起的豚鼠喘息反应均有明显抑制作用，并能抑制天花粉等诱导的大鼠肥大细胞脱颗粒，阻止肥大细胞释放组胺。粉防己碱的免疫抑制作用和抗过敏作用与钙通道的阻滞有关。

2. 其他药理作用

（1）镇痛　热板法证明防己水煎剂有镇痛作用，汉防己总碱及粉防己碱、汉防己乙素、汉防己丙素均有镇痛作用，总碱的作用最强，为吗啡的13%。

（2）对心血管系统作用　抑制心脏和抗心律失常：粉防己碱能对抗乌头碱、哇巴因、氯仿等所致动物心律失常，对窦房传导功能和自律性有抑制作用。粉防己碱负性肌力作用与抗心律失常作用是由于抑制了心肌细胞外钙内流和细胞内钙释放所致。降压：粉防己碱对麻醉猫、家兔灌胃和注射给药均有显著降压作用，并伴有心率减慢，其降压作用主要是通过扩张血管，为选择性阻滞慢通道钙内流所致。抗心肌缺血：粉防己碱扩张冠状动脉，增加冠脉血流量，使梗塞区心肌释放入血的肌酸磷酸激酶显著减少，表现出明显的抗心肌缺血作用。

（3）抗肝纤维化　粉防己碱对 CCl_4 诱导的大鼠肝纤维化有良好的防治作用，可显著改善肝功能，减轻肝脏病理性损伤。粉防己碱防治肝纤维化的机理在于抑制储脂细胞的增殖及转化，减少胶原在肝组织中沉积。

（4）防治矽肺　粉防己碱可使大鼠实验性矽肺模型肺内阳性物明显减少，肺泡间隔蛋白多糖荧光强度减弱。

综上所述，防己利水消肿、祛风止痛之功效，主要与抗炎、镇痛、免疫抑制和抗过敏等药理作用有关。此外，防己还具有抗心律失常、降压、抗心肌缺血、抗肝纤维化、防治矽肺、抗肿瘤等作用。粉防己碱是其主要有效成分。

【现代应用】

1. 高血压病　38例高血压患者给予粉防己碱口服，一周后血压明显下降，3周后血压稳定在较低水平，显效率为63.2%。

2. 心绞痛　可用粉防己碱静脉注射，对劳累型心绞痛效果最好。

3. 矽肺　18例煤矽肺患者粉防己碱口服给药，可见患者胸痛症状明显好转，肺结节和大块纤维融合影部分消散。

4. 神经性疼痛　粉防己碱对腰骶神经根炎、椎间盘合并骶神经根炎、三叉神经痛等均有疗效。

5. 慢性肝病及肝纤维化　73例肝纤维化患者口服粉防己碱，肝脏Ⅰ、Ⅲ型胶原纤维明显减轻，总有效率为62.6%。

【不良反应】粉防己碱静脉注射可引起注射部位疼痛，大剂量出现血红蛋白尿、头晕、恶心、呼吸紧迫。连续服用7～8个月，个别患者出现指甲、面部、口腔黏膜、下肢紫褐色斑。可出现肝功异常、食欲下降等症状。

五加皮 Wujiapi

【来源采制】本品为五加科植物细柱五加 *Acanthopanax gracilistylus* W. W. smith 的干燥根皮。夏、秋二季采挖根部，洗净，剥取根皮，晒干。

【主要成分】主要化学成分为刺五加糖苷 B_1，紫丁香苷，五加苷 A、B、C、D，以及维生素 A、维生素 B 和多糖等。

【性味归经】味辛、苦，性温；归肝、肾经。

【功效主治】具祛风除湿、补益肝肾、强筋壮骨、利水消肿的功效。用于风湿痹痛，筋骨痿软，小儿行迟，体虚乏力，水肿，脚气。

【药理作用】

1. 与功能主治相关的药理作用

（1）抗炎　细柱五加皮水煎醇沉液、正丁醇提取物能明显抑制角叉菜胶所致大鼠足肿胀，连续给药一周也能明显抑制小鼠棉球肉芽组织增生。短梗五加醇提物对角叉菜胶、鸡蛋清和甲醛所致大鼠足肿胀及巴豆油所致小鼠气囊肿渗出和棉球肉芽增生均有明显抑制作用，还能明显抑制大鼠佐剂性关节肿胀和免疫复合物介导的变态反应性炎症反应。目前认为五加皮的抗炎作用主要通过减少炎症介质的释放及抑制其致炎作用所致。

（2）对免疫功能的影响　细柱五加皮水煎醇沉液对免疫功能有抑制作用，可明显降低小鼠腹腔巨噬细胞的吞噬百分率和吞噬指数，明显抑制小鼠脾脏抗体形成细胞。乳鼠半心移植试验证明细柱五加皮有一定抗排异作用，可使移植心肌平均存活时间显著延长。五加皮总皂苷和多糖则有提高机体免疫功能的作用，灌胃给药能促进小鼠网状内皮系统吞噬功能，使血清碳末廓清率明显提高，并增加小鼠血清抗体的浓度，提高体液免疫功能。

2. 其他药理作用

（1）镇静、镇痛　细柱五加皮醇浸膏对阈下戊巴比妥钠产生协同作用，使小鼠睡眠时间明显延长。其正丁醇提取物及短梗五加醇提物均能提高痛阈，具有明显镇痛作用。

（2）抗镉致突变作用及抗应激作用　镉是重金属诱导剂，对生殖细胞有强的致突变作用，可以诱发小鼠精子畸形和骨髓细胞微核增加。细柱五加总皂苷可明显延长小鼠游泳时间、热应激存活时间和常压耐缺氧时间。

（3）促进核酸合成　细柱五加水提醇沉物可增加幼年小鼠肝脾细胞 DNA 合成，五加皮多糖对 CCl_4 中毒性肝损伤小鼠肝细胞的 DNA 合成有促进作用。

（4）性激素样作用　细柱五加多糖有性激素样作用，连续给药 7 天能促进未成年大鼠副性器官的发育，使睾丸、前列腺、精囊腺的重量增加。红毛五加水提物也可以促进幼鼠睾丸发育。

（5）降血糖　细柱五加浸膏对四氧嘧啶所致高血糖大鼠有降血糖作用。

（6）抗溃疡　五加皮萜酸对大鼠消炎痛型、幽门结扎型、乙醇性溃疡模型具有良好的防治作用。

综上所述，五加皮的抗炎作用、镇痛作用、抑制免疫功能作用与其祛风除湿功效相关；促进 DNA 合成、性激素样作用、抗应激作用与其益肝肾、强筋骨功效相关。

【现代应用】

1. 风湿性关节炎和类风湿性关节炎　可单用五加皮泡酒服用，亦可用五加皮散（配木瓜、松节等）。

2. 关节痛　配马钱子、威灵仙、透骨草等外敷患处使用，如宣痹止痛膏，治疗 100 例关节痛患者，取得较好疗效。

3. 小儿行迟　配木瓜、牛膝同用，共奏补肝肾、强筋骨之功，有较好的疗效。

4. 浮肿　用五加皮饮可达消肿之作用。

【不良反应】五加皮品种较多，临床不良反应差别较大，细柱五加大剂量可出现中枢抑制，下肢软弱无力。北五加有一定毒性，中毒可致严重心律失常，并引起中毒性视神经炎及多发性神经炎。

雷公藤　Leigongteng

【来源采制】本品为卫矛科植物雷公藤 *Tripterygium wilfordii* Hook. f. 的干燥根。秋季采挖，去皮、切段后晒干，生用。

【主要成分】主要成分有生物碱类、二萜类、三萜类和倍半萜类。

【性味归经】味苦、辛，性寒，有大毒；归心、肝经。

【功效主治】具有祛风湿、止痹痛的功效。临床用于治疗风湿性关节炎和类风湿性关节炎。

【药理作用】

1. 与功效主治相关的药理作用

（1）对免疫功能的影响　雷公藤水煎剂可使脾脏、胸腺萎缩，淋巴组织内淋巴细胞减少并广泛坏死，病变以 B 淋巴细胞分布的部位最为明显。雷公藤中多种成分均有免疫抑制作用。雷公藤对免疫功能有抑制效应，用于预防移植物排斥反应可收到良好效果。雷公藤总生物碱及总二萜内酯对心肌移植小鼠的存活时间有显著延长作用，能显著延长小鼠尾皮移植的存活时间。雷公藤红素腹腔注射可明显减轻小鼠胸腺重量，降低脾脏溶血空斑形成细胞数，同时能提高血清补体含量。进一步研究证明，雷公藤红素抑制免疫功能的机理可能与抑制白细胞介素-1（IL-1）、白细胞介素-2（IL-2）活性和抑制细胞释放前列腺素 E_2（PGE_2）有关。雷公藤生物碱对小鼠体液免疫和细胞免疫也有不同程度的抑制，雷公藤春碱和雷公藤新碱能显著降低小鼠碳粒廓清速度，对网状内皮系统的吞噬功能有抑制作用。雷公藤春碱和雷公藤新碱 80mg/kg 对免疫功能的影响与环磷酰胺 10mg/kg 相似。

（2）抗炎　雷公藤水煎剂腹腔注射对大鼠甲醛性足肿胀、棉球肉芽组织增生有抑制作用，也可抑制组胺引起的大鼠毛细血管通透性增加。雷公藤抗炎作用是多环节的，抑制细胞释放 PGE_2、降低细胞对 PGE_2 及酵母多糖的反应性，可能是其抗炎作用的主要环节。雷公藤微囊对大鼠角叉莱胶足肿胀、棉球肉芽肿及大鼠佐剂性关节炎均有明显抑制作用，同时可见大鼠腹腔巨噬细胞产生的 IL-1 的生成减少。雷公藤乙酸乙酯提取物雷公藤总苷灌胃给药对各种急慢性实验性关节炎有较好的抗炎作用，同时尿中 17-羟皮质类固醇可显著升高，说明其有增强肾上腺皮质功能的作用。雷公藤多苷可减少致敏豚鼠支气管-肺泡灌流液中炎性细胞、嗜酸性细胞总数及其分类计数，说明其有明显抗炎作用。雷公藤甲素、雷公藤内酯对巴豆油诱发的小鼠耳肿胀有明显抑制作用，对醋酸所致小鼠腹腔毛细血管通透性增高也有抑制作用。雷公藤红素对大鼠实验性棉球肉芽肿有明显抑制作用，并呈一定量效关系。

（3）对血管和血液系统的作用　雷公藤能通过多种机制调控血管的新生过程。血管内皮细胞体外实验证明，雷公藤可促进细胞外基质成分合成，抑制整合素活性，并能轻度提高钙依赖性粘连分子的活性。

2. 其他药理作用

（1）杀虫抗菌　雷公藤水煎剂、醇浸剂及醚提取物能杀虫、蛆、蝇、蚕等。体外实验证明，雷公藤对金黄色葡萄球菌、607 分枝杆菌、枯草杆菌、无核杆菌均有明显的抑制作用，对革兰阴性细菌也有抑制作用，对真菌（如白色念珠菌）抑制作用最强。

（2）对生殖系统的影响　雷公藤制剂及其多种成分具有抗生育作用。临床报道使用雷公藤的女性患者出现闭经，发生率及持续时间与用药剂量成正比；男性患者的精子浓度和活性指数达不育水平。雷公藤的抗生育作用与棉酚有相似之处，这种作用是可逆的，停止给药后 6～8 个月生育功能可以恢复。雄性大鼠灌服雷公藤总苷 10mg/kg，8 周后全部动物失去生育能力，作用的靶细胞主要是精母细胞和精子细胞，能降低初级精母细胞核内 DNA 含量，也可在精子细胞成熟过程中干扰其由圆形向镰刀形转变，而非作用于精原细胞遗传基因所致。雷公藤氯内酯醇主要作用于附睾精子，使变态期精子细胞组蛋白-精核细胞取代反应受阻，进而导致附睾精子核蛋白异常。

（3）抗肿瘤　雷公藤甲素、雷公藤乙素和雷公藤内酯有抗癌作用。雷公藤甲素和雷公藤乙素腹腔注射对小鼠淋巴细胞白血病（L_{1210}）、P_{388} 及 L_{615} 白血病瘤株均有抑制作用。雷公藤内酯腹腔注射可明显延长网织细胞白血病小鼠存活期，延长率为 140%。目前认为，雷公藤的抗肿瘤作用可能与其具有烷化作用有关。

综上所述，雷公藤对免疫功能的抑制作用、抗炎作用、改善血液流变学作用与其祛风湿、止痹痛之功效有关；杀虫解毒功效则是其直接对病原体的抑制作用的结果。

【现代应用】

1. 类风湿性关节炎　雷公藤多种制剂（如缓释片、合剂、滴丸、冲剂、总苷片等）在临床治疗类风湿性关节炎3000多例，总有效率为87.3% ~95.3%。

2. 肾小球肾炎和肾病综合征　单用雷公藤治疗各型肾小球肾炎102例，总有效率为62.5% ~73.5%。

3. 结缔组织病　雷公藤单用或配小剂量激素可用于红斑狼疮、硬皮病、多发性肌炎及血管炎的治疗。

4. 银屑病、神经性皮炎、湿疹和过敏性紫癜　雷公藤总碱治银屑病，早期皮疹不厚，病程短者见效快。

5. 慢性支气管炎和小儿喘息型支气管炎　用雷公藤多苷片治疗32例慢性支气管炎，可加强抗生素、祛痰药的作用。

【不良反应】雷公藤毒性较大，对机体多个器官和系统均呈现毒副作用，病理组织学检查也表明大鼠的心、肝、肾等多种脏器有明显损害，但上述毒性停药后基本可恢复。临床也可见多系统的毒副作用，消化系统可见恶心呕吐、食欲减退、腹胀腹泻及便秘便血；神经系统可见头晕、乏力、嗜睡等；血液系统可表现为白细胞及血小板减少，个别发生粒细胞缺乏和再生障碍性贫血；生殖系统的毒性可使男性患者表现为少精、弱精或无精，进而造成不育，育龄女性可以出现月经紊乱或闭经；心血管系统可见心悸、胸闷，甚至引起心律失常，严重中毒时可使血压急剧下降，甚至出现心源性休克而死亡；少数患者出现肾功能损害、肌苷清除率下降，严重可致急性肾功能衰竭而死亡。此外，部分患者可出现过敏反应。

独活寄生汤　Duhuo Jisheng Tang

【方剂组成】独活寄生汤出自唐代孙思邈的《备急千金要方》，由独活、桑寄生、秦艽、防风、细辛、当归、白芍、川芎、熟地黄、杜仲、牛膝、人参、茯苓、甘草、桂心组成。

【功效主治】祛风湿，止痹痛，益肝肾，补气血。主治风寒湿痹属于肝肾两亏、气血不足者，症见腰酸膝冷痛，肢节屈伸不利或麻木不仁，畏寒喜湿，舌淡苔白，脉象细弱等。

【与功效主治相对应的主要药理作用】

1. 抗炎　独活寄生汤水煎醇沉液灌胃给药，对二甲苯所致小鼠耳肿胀、角叉菜胶和甲醛致足跖肿胀均有抑制作用。采用小鼠胶原诱导性关节炎模型，观察到独活寄生汤灌胃治疗能显著降低关节炎指数和抗Ⅱ型胶原抗体水平，同时抑制模型小鼠内源性白细胞介素

1-β（IL-β）生成，提高γ-干扰素（IFN-γ）水平，说明独活寄生汤对类风湿关节炎的影响与对IL-β、IFN-γ的调节有关。

2. 镇痛　给小鼠灌胃独活寄生汤0.13g/kg，在给药30分钟后，热板痛厥值有明显提高，可持续至180分钟。小鼠醋酸扭体反应的抑制率在给药后40分钟和50分钟分别为40.4%和33%。

3. 调节免疫功能　独活寄生汤水煎醇沉液可增加大鼠胸腺、脾脏重量。独活寄生汤10g/kg、20g/kg连续灌胃给药7日可显著增加小鼠单核巨噬细胞系统对血中胶体炭的廓清速率，提高单核巨噬细胞的吞噬能力。独活寄生汤10g/kg、20g/kg连续灌胃给药10天，对二硝基氯苯诱导的小鼠迟发型皮肤过敏反应有抑制作用。

4. 扩血管　独活寄生汤腹腔注射明显增加小鼠耳郭毛细血管管径，增加毛细血管开放数，延长肾上腺素引起的血管收缩的潜伏期，对抗肾上腺素引起的毛细血管闭合。独活寄生汤注射液十二指肠给药能明显增加麻醉狗的脑血流量，作用持续2小时，脑血管阻力明显降低，峰值血流量较药前增加38%，峰值脑血管阻力降低31.3%。

综上所述，与独活寄生汤祛风湿、止痹痛、益肝肾、补气血功效相关的药理作用为抗炎、镇痛、调节免疫功能等作用。此外，独活寄生汤还具有扩张血管作用。

【现代应用】

1. 风湿性关节炎　用独活寄生汤化裁治疗风湿性关节炎52例，显效35例，有效15例，无效2例，总有效率96%。

2. 强直性脊柱炎　独活寄生汤治疗强直性脊柱炎68例，临床分期：早期者16例，中期者50例，晚期者2例。2个月为1疗程。治疗1个疗程，54例显效，有效14例，无效10例，治疗效果在控制炎症、改善脊柱关节活动方面优于消炎痛。

3. 骨关节炎　独活寄生汤加减治疗骨关节炎24例，疗程最长3个月，最短1周，结果治愈14例，有效3例，无效5例，总有效率87.5%。

4. 自身免疫性疾病　独活寄生汤通过调节自身免疫系统，治疗自身免疫性疾病，如哮喘、鼻炎、婴儿湿疹等均有良好效果 。

【实验方案】

雷公藤多苷对动物急性关节肿的影响

1. 实验目的

（1）学习用角叉菜胶致动物实验性急性炎症的方法。

（2）观察雷公藤多苷的抗炎症肿胀的作用。

2. 实验材料

实验动物：SD大鼠，雄性，体重（150~180g）。

实验药品：雷公藤多苷溶液（浓度1mg/mL）、地塞米松溶液（浓度5mg/mL）、角叉菜胶溶液（浓度10mg/mL）、生理盐水。

实验器材：注射器（0.25mL、1.0mL、2.0mL）、5号针头、容积测量仪器。

3. 实验方案与步骤

（1）测致炎前大鼠脚部容积：取雄性健康SD大鼠3只，称重、标记。分别用圆珠笔在每只鼠左脚踝关节处划上闭合的标记线，测致炎前大鼠脚部容积（用容积测量装置，测量大鼠标记线下的脚部体积）。

（2）给药：一只大鼠腹腔注射5mg/mL地塞米松溶液0.2mL/100g，一只大鼠灌胃1mg/mL雷公藤多苷溶液1.5mL/100g，另一只大鼠灌胃生理盐水1.5mL/100g。

（3）致炎30分钟后，在每只鼠的左脚足跖注射1%角叉菜胶溶液0.1mL。此后观察脚部变化。

（4）测致炎后大鼠脚部容积：每过20分钟，用容积测量装置测量一次大鼠标记线下的脚部体积，计算肿胀百分率，对比两鼠标记线下的脚部肿胀情况。按照以下公式计算每只大鼠的肿胀百分率。

$$\text{肿胀百分率}=\frac{\text{致炎后脚部容积}-\text{致炎前脚部容积}}{\text{致炎前脚部容积}}\times 100\%$$

4. 实验预期结果与启示

实验结果填入下表。

雷公藤多苷对角叉菜胶致大鼠关节肿胀的影响

组别	药物及剂量	脚部体积（mL）				肿胀百分率（%）		
		给药前	致炎后20min	致炎后40min	致炎后60min	致炎后20min	致炎后40min	致炎后60min
1	地塞米松溶液0.2mL/100g							
2	雷公藤多苷溶液1.5mL/100g							
3	生理盐水1.5mL/100g							

5. 实验注意事项

（1）测定足容积时应专人负责，以减少误差；实验时每次均重复测定2次。

（2）注意大鼠抓取时的安全。

复习思考

一、单选题

1. 秦艽抗炎的主要有效成分是（　　）

A. 挥发油　　B. 糖类　　C. 东莨菪碱
D. 粉防己碱　　E．秦艽碱甲

2. 秦艽抗炎的作用机理是（　　）
A. 兴奋下丘脑、垂体，增强肾上腺皮质的功能
B. 收缩血管
C. 抑制白细胞的游走和吞噬能力
D. 促进炎性渗出的吸收
E．调节免疫

3. 具有抗心肌缺血作用的祛风湿药为（　　）
A. 秦艽　　B. 黄芩　　C. 黄芪
D. 防己　　E. 五加皮

4. 对免疫功能有抑制效应，可用于预防移植物排斥反应的药物是（　　）
A. 秦艽　　B. 大黄　　C. 桂枝
D. 枳实　　E. 雷公藤

5. 与祛风湿药“祛风湿、止痹痛”功效相关的药理作用是（　　）
A. 抗炎、镇痛、抑制机体免疫功能　　B. 发汗解表
C. 强心、升高血压　　D. 中枢抑制
E. 保肝利胆

6. 具有抗生育作用的祛风湿药是（　　）
A. 秦艽　　B. 黄芩　　C. 雷公藤
D. 防己　　E. 防风

7. 下列有免疫抑制作用的药物，错误的是（　　）
A. 秦艽　　B. 苦参　　C. 雷公藤
D. 防己　　E. 附子

8. 下列关于防己的现代应用，错误的是（　　）
A. 高血压　　B. 矽肺　　C. 神经性疼痛
D. 慢性肝病及肝纤维化　　E. 节育

9. 下列关于秦艽的现代应用，错误的是（　　）
A. 风湿性关节炎　　B. 流行性脑脊髓膜炎　　C. 肩关节周围炎
D. 小儿急性黄疸型传染性肝炎　　E. 老年痴呆

10. 下列关于防己对心血管作用的叙述，错误的是（　　）
A. 抑制心脏　　B. 抗心律失常　　C. 降压
D. 抗心肌缺血　　E. 兴奋心脏

二、配伍题

A. 秦艽　　B. 防己　　C. 雷公藤
D. 番泻叶　　E. 苦参

1. 具有保肝作用的祛风湿药是（　　）
2. 具有防治矽肺作用的祛风湿药是（　　）

A. 秦艽　　B. 黄连　　C. 防己
D. 麻黄　　E. 青皮

3. 具有抗心律失常作用的祛风湿药是（　　）
4. 具有抗心肌缺血作用的祛风湿药是（　　）

A. 大剂量出现女性患者闭经，男性患者精子浓度和活性指数不育水平
B. 停药后可引起继发性便秘
C. 中毒后出现严重的心律失常
D. 可引起中毒性神经炎和多发性神经炎
E. 大剂量出现精神失常

5. 大黄的不良反应是（　　）
6. 雷公藤的不良反应是（　　）

A. 香豆素　　B. 细柱五加总皂苷　　C. 雷公藤春碱
D. 秦艽碱甲　　E. 雷公藤内酯甲

7. 具有免疫促进作用的成分是（　　）
8. 秦艽抗炎作用的主要成分是（　　）

三、简答题

1. 简述秦艽与功效主治相关的药理作用。
2. 简述雷公藤的现代应用。

四、问答题

请阐述祛风湿药的现代药理学研究有哪些。

扫一扫，看课件

第九章 芳香化湿药

【学习目标】

掌握芳香化湿药的概念、分类及芳香化湿药与功效有关的药理作用。

熟悉各代表药的主要药理作用和现代应用，芳香化湿药的常用中药和方剂。

了解芳香化湿药常用药物的主要成分、现代应用及不良反应。

第一节 概 述

凡气味芳香，以化湿运脾为主要功效的药物称为芳香化湿药。本类药物多气芳香，味辛、苦，性温，主入脾、胃、肺经。芳香化湿药具有化湿运脾、散寒解表、祛暑除湿等功效，通过行气化湿、健脾助运而达到化湿醒脾、燥湿运脾的目的。芳香化湿药中温燥之性较强者，能温化寒湿。

芳香化湿药主要用于寒湿困脾、湿阻中焦证，暑湿表证，风湿痹证，关节疼痛等，也可以经过配伍用于暑湿、湿温之湿热中阻证。湿阻中焦证是指湿邪为患，脾为湿困，湿浊内阻中焦，脾胃运化失常所出现的一组症候群，临床以脘腹痞满、呕吐泛酸、大便溏薄、食少体倦、口甘多涎等为主要表现，与西医学中的消化系统疾病，如急慢性胃肠炎、消化性溃疡、胃肠神经官能症、结肠炎、消化不良等疾病的症状相似。中医“湿”有内湿、外湿之分。外湿多指感受外来之邪，泛指空气潮湿，人受雾露所伤，或久居湿地，涉水淋雨等；内湿多继发于其他疾病之后，多由忧思气怒，情绪所伤，或肆食生冷等多种因素，致使脾胃受伤，水谷运行受阻，津气不布，困阻中焦脾胃。湿证常带有兼症，芳香化湿药在具体应用时，需适当配伍理气药。

与芳香化湿药传统功效相关的药理作用为调整胃肠运动功能、促进消化液分泌、抗溃疡、抗病原微生物等。芳香化湿药还兼具抗炎、抗风湿、镇痛作用，是其疏畅气机、宣化湿浊、健脾醒胃的药理学基础。现代药理研究表明，芳香化湿药治疗湿阻中焦症的作用主要涉及以下药理作用。

【主要药理作用】

1. 调整胃肠运动功能 芳香化湿药具有调整胃肠运动功能的作用，砂仁挥发油、厚朴酚、和厚朴酚、苍术醇、β-桉叶醇是调整胃肠运动的物质基础。芳香化湿药对胃肠运动的不同影响，与机体的机能状态有关。厚朴、苍术、砂仁等对乙酰胆碱（ACh）、氯化钡等引起的动物离体肠肌痉挛有程度不等的解痉作用。苍术既能对抗 ACh 所致小肠痉挛，又能对抗肾上腺素所致平滑肌抑制。豆蔻能提高肠道紧张度。砂仁有促进肠管推进运动作用。

2. 促进消化液分泌 芳香化湿药具有促进消化液分泌的作用，挥发油为促消化液分泌的物质基础。厚朴、广藿香、白豆蔻、草果挥发油成分普遍含量较高，通过刺激嗅觉、味觉感受器，或温和地刺激局部黏膜，反射地增加消化腺分泌。

3. 抗病原微生物 芳香化湿药具有不同程度的抗病原微生物作用，砂仁挥发油、厚朴酚、和厚朴酚、苍术醇、β-桉叶醇、藿香中的黄酮类物质是抗病原微生物的物质基础。厚朴酚、苍术提取物、广藿香酮体外实验对多种细菌等具有抑制或杀灭作用。广藿香的乙醚及乙醇浸出液对白色念珠菌、许兰黄癣菌、趾间及足跖毛癣菌等多种致病性真菌有抑制作用。厚朴、苍术、广藿香、砂仁、白豆蔻对腮腺炎病毒、流感病毒等有抑制作用。

4. 抗溃疡 苍术、厚朴、砂仁等芳香化湿药具有较强的抗实验性溃疡作用。抗溃疡主要作用环节包括增强胃黏膜保护作用，抑制胃酸分泌过多。从苍术中提取的氨基己糖具有促进胃黏膜修复作用。关苍术提取物还能增加氨基己糖在胃液和黏膜中的含量。砂仁能促进胃黏膜细胞释放前列腺素，保护胃黏膜免遭其他外源性因素的损伤。厚朴酚能明显对抗四肽胃泌素及氨甲酰胆碱所致胃酸分泌增多。茅苍术所含 β-桉叶醇有抑制 H_2受体作用，能抑制胃酸分泌，并对抗皮质激素对胃酸分泌的刺激作用。

【常用药物与方剂】芳香化湿药常用药物有厚朴、苍术、砂仁、广藿香、佩兰、白豆蔻等。代表方有藿香正气散、平胃散、二妙散、四妙散等。常用药物与方剂主要药理作用见表 9-1。

表 9-1 芳香化湿药常用药物及方剂主要药理作用简表

传统功效	燥湿化浊	燥湿化浊	化湿醒脾	化湿醒脾	化湿健胃
药理作用	抗菌	抗病毒	调节胃肠运动	促进消化液分泌	抗溃疡
厚朴	+	+	+	+	+
苍术	+	+	+		+
广藿香	+	+	+	+	

续表

传统功效	燥湿化浊	燥湿化浊	化湿醒脾	化湿醒脾	化湿健胃
药理作用	抗菌	抗病毒	调节胃肠运动	促进消化液分泌	抗溃疡
砂仁		+	+		+
白豆蔻		+	+	+	+
佩兰	+	+			
藿香正气散	+	+	+	+	+
平胃散	+	+	+	+	+

第二节　常用方药

厚朴　Houpo

【来源采制】本品为木兰科植物厚朴 *Magnolia officinalis* Rehd. et Wils. 或凹叶厚朴 *Magnolia officinalis* Rehd. et Wils. var. *biloba* Rehd. et Wils. 的干燥干皮、根皮及枝皮。主产于四川、湖北、浙江、江西等地。生用或"发汗"后姜汁制用。

【主要成分】厚朴主要含木脂素类、生物碱类及挥发油等成分。木脂素类成分主要为厚朴酚、四氢厚朴酚、异厚朴酚及和厚朴酚，生物碱类成分主要为木兰箭毒碱，挥发油主要为β-桉叶醇。

【性味归经】味苦、辛，性温；归脾、胃、肺、大肠经。

【功效主治】具有燥湿消痰、下气除满的功效。主治湿滞伤中，脘痞吐泻，食积气滞，腹胀便秘，痰饮喘咳。

【药理作用】厚朴传统功效的发挥，与其调整胃肠运动、促进消化液分泌、抗溃疡、保肝、抗菌、抗病毒、抗炎、镇痛等药理作用有关。

1. 对消化系统的作用

（1）调整胃肠运动　厚朴中的厚朴酚等木脂素类成分调整胃肠运动，小剂量兴奋胃肠平滑肌，大剂量抑制胃肠平滑肌。厚朴煎剂对兔离体肠肌有兴奋作用；对小鼠离体肠管在一定的中、低剂量范围内具有兴奋作用，大剂量则具有抑制作用；对豚鼠离体肠管的作用与小鼠基本一致，但兴奋作用不明显。

（2）抗溃疡　厚朴挥发油刺激消化腺分泌消化液，同时对幽门结扎型溃疡及应激型溃疡均有明显抑制作用。厚朴酚对组胺所致十二指肠痉挛有一定的抑制作用。厚朴挥发油通过刺激嗅觉、味觉感受器，或温和地刺激局部黏膜，能反射地增加消化腺分泌。生品厚朴、姜炙厚朴煎剂及其有效成分能抑制胃酸分泌过多，对大鼠幽门结扎型溃疡及应激型溃疡有明显抑制作用。厚朴乙醇提取物对大鼠盐酸-乙醇所致溃疡有显著抑制作用。厚朴酚及和厚朴酚还能明显对抗应激及静注胃泌素、氨甲酰胆碱所致胃酸分泌增多。

（3）保肝　厚朴酚为抗肝炎病毒的有效成分。厚朴酚对急性实验性肝损伤，具有降血清丙氨酸转氨酶作用。厚朴酚能对抗免疫肝纤维化损伤，明显防止肝纤维化及肝硬化的形成，同时可提高免疫性肝纤维化大鼠血浆超氧化物歧化酶（SOD）活性，降低过氧化脂含量。厚朴对小鼠实验病毒性肝炎有一定保护作用，可减轻细胞变性坏死等实质性病理损害。厚朴中所含新木脂素对 Epstein-Barr 病毒激活有抑制作用。

2. 对病原微生物的作用　厚朴抗病原微生物的有效成分为厚朴酚、和厚朴酚等木脂素类物质。厚朴酚对革兰阳性菌、耐酸性菌、类酵母菌和丝状真菌均有明显的抗菌活性；厚朴酚体外对各种变形链球菌有抑制作用。厚朴的酸性成分、乙醚及甲醇提取物对致龋齿的变形链球菌有显著的抗菌作用。厚朴酚对引起人类恶性脓疮和绒毛状模块疾病的炭疽杆菌有明显抗菌活性。厚朴注射液可明显延长感染炭疽杆菌豚鼠的生存时间。构效关系研究发现，厚朴酚、和厚朴酚、其代谢产物四氢厚朴酚及四氢和厚朴酚，由于联苯环上的羟基及烯丙基可产生抗菌活性，均有极强的抗菌作用。

3. 其他药理作用

（1）中枢抑制和肌松作用　木兰箭毒碱可麻痹运动神经末梢，出现全身松弛运动麻痹现象。厚朴酚、和厚朴酚及厚朴乙醚提取物有明显的中枢抑制作用，小鼠腹腔注射可明显减少自主活动，并可对抗甲基苯丙胺或阿扑吗啡所致的中枢兴奋，对脑干网状结构激活系统及丘脑下前部的觉醒中枢有抑制作用。厚朴碱静脉注射能阻断动物神经运动终板的传递，使横纹肌松弛，且无快速耐受现象，此作用不与箭毒碱相似，静注新斯的明可对抗其肌松反应，可能属非去极化型肌松剂。

（2）对心脑血管的影响　某些厚朴酚的衍生物对脑缺血再灌注损伤具有保护作用，与抑制细胞凋亡和自噬的作用有关。和厚朴酚可作为 SIRT3 活化剂保护心脏，防止心肌肥厚，防止阿霉素诱导的活性氧产生，减少阿霉素肿瘤化疗过程中产生的线粒体损伤和细胞死亡，保护心肌细胞。厚朴可提高血液中氧自由基清除酶 SOD 的活力，降低血浆中磷酸肌酸激酶（CK）活性。厚朴酚通过改善大鼠脑缺血时的神经细胞损伤，降低组织坏死程度，对脑缺血具有一定的保护作用。低剂量厚朴碱注射给药有明显的降低血压作用，这一作用不能被抗组胺药异丙嗪所对抗，表明此作用并非由于组胺释放所致。厚朴酚及和厚朴酚能对抗 K^+、Ca^{2+} 等引起大鼠主动脉条的收缩，与钙通道阻断作用相关。

此外，厚朴酚还具有钙通道阻滞作用、抑制血小板聚集作用、降血压作用等。

综上所述，厚朴用皮，主要成分有三类，木脂素类主要药理作用是抑制觉醒中枢而解痉；生物碱类主要药理作用是阻断运动神经终板的传递而使横纹肌松弛，这是古代“蒙汗药”的原理；挥发油可刺激消化液分泌增加而作为食物香料成分。

【现代应用】

1. **腹泻或便秘** 平胃散、厚朴汤常用于治疗胃肠功能低下、消化不良、消化性溃疡或细菌性痢疾。枳实消痞丸、三物厚朴汤、大承气汤等常用于食积、胃肠功能低下、便秘等。

2. **上呼吸道感染、感冒、咳嗽** 厚朴能温化痰湿，下气降逆，故可用于痰湿内蕴、胸闷喘咳。半夏厚朴汤用于西医学和各种原因引起的咳喘属于肺气壅逆者。

此外，厚朴复方对龋齿、肌强直有一定的治疗作用。

【不良反应】厚朴含有的鞣质与豆类食品中富含的蛋白质相遇，形成不易消化吸收的鞣质蛋白，引起腹胀、腹泻。厚朴中有毒成分主要是木兰箭毒碱。厚朴在一般剂量下，对实验动物心电图无影响，大剂量可致呼吸肌麻痹而死亡。孕妇慎用。

广藿香 Guanghuoxiang

【来源采制】本品为唇形科植物广藿香 *Pogostemon cablin*（Blanco）Benth. 的干燥地上部分。枝叶茂盛时采割，日晒夜闷，反复至干。广藿香原产菲律宾、马来西亚和印度，后引入我国广东省，广西、海南、台湾、福建、云南等地均有栽培。

【主要成分】广藿香主要含挥发油。其他成分有单萜烯、倍半萜烯、醛类和烷酸类化合物，如苯甲醛、丁香油酚、桂皮醛、广藿香吡啶等。此外，尚含有铁、锰、锌等多种微量元素。

【性味归经】味辛，性微温；归脾、胃、肺经。

【功效主治】具有芳香化浊、和中止呕及发表解暑的功效。主治湿浊中阻，脘痞呕吐，暑湿或湿温初起，寒热头痛，发热倦怠，胸闷恶心，寒湿闭暑，腹痛吐泻，鼻渊头痛。

【药理作用】

1. **与功效相关的主要药理作用**

（1）对消化系统的作用 广藿香水提物、去油水提物和挥发油可调节胃肠道平滑肌；广藿香水溶性成分、挥发油成分具有刺激胃肠分泌消化液的作用。广藿香水溶性成分、挥发油可刺激胃黏膜，促进胃液分泌，增强消化能力。广藿香水溶性成分能增加胃液分泌，提高胃蛋白酶活性。广藿香水提物、去油水提物和挥发油均可抑制离体兔肠的自发收缩和ACh及氯化钡引起的痉挛性收缩，以挥发油的抑制作用最强。在整体实验中，广藿香水提物和去油水提物均可减慢胃排空，抑制正常小鼠和新斯的明引起的小鼠肠推进运动，增加胃酸分泌，提高胃蛋白酶活性，促进胰腺分泌淀粉酶，提高血清淀粉酶活力；但挥发油对胃排空和肠推进运动无影响，并使胃酸分泌减少，提高胃蛋白酶活性的作用比水提物和去油水提物均弱。广藿香水提物、去油水提物均能减少番泻叶引起的腹泻次数，但挥发油则协同番泻叶引起小鼠腹泻。

（2）抗病原微生物　广藿香酮、广藿香醇及藿香中黄酮类成分具有较强的抗病原微生物作用。广藿香在体外具有较强的抗菌作用，广藿香煎剂、水浸出液及醚、醇浸出液对许兰黄癣菌、趾间及跖毛癣等多种致病性真菌有抑制作用；广藿香黄酮类物质可抑制消化道、上呼吸道鼻病毒生长繁殖，具有抗病毒作用。广藿香煎剂低浓度抑制钩端螺旋体，高浓度杀灭钩端螺旋体。

2. 其他药理作用　广藿香及藿香油具有解热、镇痛、抗炎、调节免疫功能的作用。

【现代应用】

1. 胃肠道疾病　藿香作为藿香正气散、藿香正气水、藿香清胃胶囊等的主要原料，用于缓解胃肠痉挛或蠕动不力引起的不适。

2. 感冒、中暑　藿香微温，化湿而不燥热，又善于解暑，为解暑要药。常与佩兰配伍治暑湿之症，不论偏寒、偏热，都可缓解中暑引起的恶心、呕吐、头晕等。配伍紫苏、陈皮用于外感风寒，能解热，镇痛，缓解感冒的症状。

3. 鼻窦炎　藿香常可配猪胆汁等治鼻窦炎。

【不良反应】藿香不良反应较少，过量使用会引起腹泻、腹痛。极少数人口服藿香正气水后引起过敏性皮疹、风疹、紫癜，其中严重者也可能出现过敏性休克，并伴有其他过敏症状。

苍术　Cangzhu

【来源采制】本品为菊科植物茅苍术 *Atractylodes lancea*（Thunb.）DC. 或北苍术 *Atractylodes chinensis*（DC）Koidz. 的干燥根茎。春、秋二季采挖，除去泥沙晒干，撞去须根。茅苍术主产于江苏、湖北、河南、安徽、浙江等地；北苍术主产于华北及西北地区。

【主要成分】茅苍术根茎挥发油含量为 3.25% ~6.92%，北苍术根茎含挥发油 3% ~5%。挥发油主要成分为苍术醇，为β-桉叶醇和茅术醇的混合物。此外，还含有苍术酮、苍术素、苍术呋喃烃等，还含铬、铜、锰、镍、锡、锶、钒、锌、铁、磷、铝、镁、钙等无机元素。

【性味归经】味辛、苦，性温；归脾、胃、肝经。

【功效主治】具有燥湿健脾、祛风散寒、明目的功效。主治湿阻中焦，脘腹胀满，泄泻，水肿，脚气痿躄，风湿痹痛，风寒感冒，夜盲，眼目昏涩。

【药理作用】

1. 与功效相关的主要药理作用

（1）调理胃肠运动　苍术所含挥发油具有双向调节胃肠运动功能的作用，主要有效成分为β-桉叶醇及茅术醇等。苍术煎剂、苍术醇在一定剂量范围内能明显对抗副交感神经介质乙酰胆碱引起的肠痉挛，抗交感神经介质肾上腺素引起的肠肌松弛。苍术醇提物还能对抗 ACh、氯化钡所致大鼠离体胃平滑肌痉挛，而对正常大鼠胃平滑肌则有轻度兴奋作用。苍术丙酮提取物、β-桉叶醇及茅术醇对氨甲酰胆碱、Ca^{2+}及电刺激所致大鼠在体小肠收缩加强均有明显对抗作用。苍术丙酮提取物对小鼠炭末推进运动则有明显促进作用。

（2）抗溃疡 苍术抗溃疡作用有效成分为β-桉叶醇及茅术醇。茅苍术及北苍术对幽门结扎型溃疡、幽门结扎-阿司匹林溃疡、应激性溃疡有较强的抑制作用，茅苍术对组胺所致溃疡，北苍术对血清、附子提取物所致溃疡亦有抑制作用；两种苍术均能显著抑制溃疡动物的胃液量、总酸度、总消化能力及胃黏膜损害。苍术抗溃疡作用机理主要有两个方面。

①抑制胃酸分泌：茅苍术所含β-桉叶醇有抗H_2受体作用，能抑制胃酸分泌，并对抗皮质激素对胃酸分泌的刺激作用。北苍术挥发油中的苍术醇能抑制甾体激素的释放，减轻甾体激素对胃酸分泌的刺激。

②增强胃黏膜保护作用：北苍术可使胃黏膜组织血流量增加；从苍术中提取的氨基己糖具有促进胃黏膜修复作用；关苍术还能明显增加氨基己糖在胃液和黏膜中的含量，从而增强胃黏膜保护作用。

（3）保肝 苍术及有效成分β-桉叶醇、茅术醇、苍术酮对CCl_4及D-氨基半乳糖诱发的培养鼠肝细胞损害均有显著的保护作用。此外，苍术煎剂对小鼠肝脏蛋白质合成有明显促进作用。

2. 其他药理作用

（1）对泌尿系统的作用 正常大鼠口服茅苍术煎剂，无明显利尿作用，但尿中Na^+、K^+排出量显著增加。苍术醇提取物在体外对肾脏Na^+-K^+-ATP酶有较强的抑制作用，研究表明β-桉叶醇可能是利尿作用的物质基础。

（2）对内分泌系统的影响 苍术煎剂灌胃对四氧嘧啶所致糖尿病家兔和链脲霉素诱发的高血糖大鼠有降糖作用。苍术有效成分和腺嘌呤核苷酸在同一线粒体上起竞争性抑制作用，从而抑制细胞内氧化磷酸化作用，干扰能量的转移过程。

（3）对中枢神经系统的作用 茅苍术、北苍术、β-桉叶醇、茅叶醇有镇静作用，能抑制小鼠自发活动。茅苍术和北苍术的提取物能增强巴比妥睡眠作用，该药理作用活性成分主要是β-桉叶醇和茅术醇。

此外，苍术还具有抑菌、抗炎、抗风湿、降血糖、耐缺氧、镇静催眠、抗肿瘤等作用。

【现代应用】

1. 消化不良、小儿厌食症 平胃散常用于治疗胃肠功能失调、消化不良等。苍术能健胃安脾，暖胃消谷。

2. 风湿、类风湿性关节炎 苍术、黄柏配伍多用于治疗湿热盛于下焦的关节红肿、足膝红肿疼痛、风湿性关节炎、类风湿性关节炎、痛风、湿热、腰痛、腿痛等，为主治湿热流注之筋骨疼痛或两足痿软或足膝红肿、下部湿疮、带下及湿热成痿诸症的首选方剂。二妙散、四妙散常用于治疗风湿、类风湿性关节炎等风湿热痹证；苍术、黄柏配伍对骨关节退行性改变滑膜炎临床有效。

3. 感冒　苍术与羌活、防风、白芷等辛温解表药配伍常用于感冒，具有解热和缓解疼痛作用。

4. 糖尿病　苍术、黄柏配伍也可用于糖尿病及其并发症的治疗。

5. 真菌感染　用苍术、益母草、苦参、桃仁、金银花等制成的制剂治疗妇科炎症非常有效。

6. 夜盲症　现代药理研究显示，苍术含有丰富的维生素 A、维生素 D，能治疗维生素 A 缺乏引起的夜盲症和角膜软化症。

【不良反应】小鼠灌胃北苍术挥发油的 LD_{50} 为 4. 71mL/kg。亦有研究表明苍术挥发油 LD_{50} 为 2. 25g/kg，LD_{50} 的 95% 可信象限为 1. 96 ~ 2. 58/kg。苍术温燥，容易耗阴伤液，不利于养胎，所以治疗女性妇科炎症须短疗程。

砂仁　Sharen

【来源采制】本品为姜科植物阳春砂 *Amomum villosum* Lour. 绿壳砂 *Amomum villosum* Lour. var. *xanthioides* T. L. Wu et Senjen 或海南砂 *Amomun longiligulare* T. L. Wu 的干燥成熟果实。夏、秋二季果实成熟时采收，晒干或低温干燥。主产于广东、广西，广东阳春、阳江产者最著名。

【主要成分】阳春砂种子含挥发油 3% 以上，油中主要成分为龙脑、樟脑、龙脑乙酸酯、香草酸、芳樟醇、硬脂酸、棕榈酸、槲皮素、异槲皮苷、橙花椒醇等，另含黄酮类。

【性味归经】味辛，性温；归脾、胃、肾经。

【功效主治】具有化湿开胃、温脾止泻、理气安胎的功效。主治湿浊中阻，脘痞不饥，脾胃虚寒，呕吐泄泻，妊娠恶阻，胎动不安。

【药理作用】

1. 主要药理作用　砂仁对消化系统的作用体现在抗溃疡、止泻、促进胃排空和推进胃肠运动、利胆等方面。

（1）调整胃肠运动　灌胃给予 75% 阳春砂醇提物，能抑制水浸应激性溃疡、盐酸性溃疡和吲哚美辛-乙醇性小鼠溃疡的形成。给大鼠灌胃阳春砂水煎剂（生药相当于 10g/kg），未发现抑制大鼠水浸应激性溃疡的形成；而将其十二指肠注射给药，可抑制大鼠幽门结扎性胃溃疡的形成，但不影响大鼠的胃液量、游离酸和总酸的排出量。阳春砂挥发油可促进小鼠胃肠传输功能。阳春砂提取液能显著提高兔离体回肠的结律性收缩幅度和频率。砂仁所含樟脑能完全对抗氨甲酰胆碱对离体兔肠的痉挛作用。阳春砂挥发油成分可轻度兴奋兔肠平滑肌，随后转入明显抑制作用，肠道平滑肌张力降低，收缩频率减慢，振幅减小，大剂量能部分或完全拮抗 ACh、$BaCl_2$引起的肠管兴奋或痉挛。

（2）抗溃疡　阳春砂挥发油能促进溃疡的愈合，是通过对抗胃黏膜的攻击因子产生胃保护作用，促进胃黏膜细胞合成和释放前列腺素。阳春砂挥发油低、中剂量能使乙酸涂抹法制作的大鼠慢性胃溃疡修复，促进溃疡灶表面新生上皮覆盖，减少炎性细胞，促进溃疡底部肉芽组织形成，减轻胃黏膜血管扩张和充血。

（3）止泻　阳春砂挥发油和海南砂挥发油能显著减少番泻叶性小鼠腹泻的次数。阳春砂挥发油可延长番泻叶性大鼠腹泻的潜伏期，还可减少其腹泻的次数。砂仁挥发油中的乙酸龙脑酯也有抗番泻叶性腹泻的作用。砂仁及其挥发油具有促进胃肠推进运动的作用。砂仁具有抗炎作用，对大、小鼠溃疡性结肠炎有效，也能减轻大鼠小肠吻合口炎症，促进其愈合。因此，砂仁是通过抗炎机制产生抗腹泻作用的。砂仁可抑制仓鼠肠道微生物的生长并促进有益菌的生长，有助于肠道健康，产生止泻作用。

2. 其他药理作用　砂仁还具有镇痛、抗炎、抗血小板聚集和延长凝血时间等药理作用。

砂仁煎剂对二磷酸腺苷诱发的家兔血小板聚集有明显抑制作用，药效维持时间随剂量增加而相应延长。砂仁能抑制小鼠抗体生成细胞及大鼠抗体生成；对环磷酰胺引起的血细胞减少及微核率增加有显著抑制作用；对花生四烯酸或胶原、肾上腺素混合剂诱发的小鼠急性死亡有对抗作用，作用机制可能与其扩张血管或抑制血栓素合成有关。

【现代应用】现代可用于消化不良、消化性溃疡；胎动不安；呕吐；头晕、头痛、牙痛、咽喉肿痛；口腔溃疡等。砂仁复方对气血不足、肾虚胎元不固引起的胎动不安有一定疗效。香砂枳术丸、香砂六君子汤常用于治疗湿阻中焦证及脾胃气滞证，相当于西医学的消化功能低下引起的消化不良、消化性溃疡、腹痛等。缩砂散常用于脾胃虚寒之吐泻，相当于脾胃功能失调的呕吐或腹泻。

【不良反应】砂仁种子含挥发油，可能引起过敏反应。主要表现为腹部、外生殖器出现大小不等的团块、淡红色皮疹、风团，阴虚有热者忌服。

藿香正气散　Huoxiang Zhengqi San

【方剂组成】藿香正气散又名正气散，源于《太平惠民和剂局方》。由大腹皮、白芷、紫苏、茯苓、半夏曲、白术、陈皮、姜厚朴、桔梗、广藿香、炙甘草组成。

【功效主治】本方主治内伤湿滞、外感风寒证，症见恶心呕吐、肠鸣泄泻、胸膈满闷、脘腹疼痛、恶寒发热、头痛等，上述症状与西医学的感冒合并消化系统疾病如急性胃肠炎、胃肠神经功能紊乱、胃肠型感冒等相似。现代研究表明，藿香正气散具有调节胃肠功能、止泻等作用，现将藿香正气散的主要药理作用归纳如下。

【与功效主治相对应的主要药理作用】

1. 对消化系统功能的影响　广藿香油、厚朴酚等为藿香正气水作用于肠道的药效物质基础。

（1）对胃肠功能的双向调节作用　体内外实验均表明，藿香正气散（或藿香正气冲剂、藿香正气胶囊、藿香正气水等制剂）能促进正常小鼠胃排空和增强肠推进功能，拮抗阿托品所致胃肠功能抑制及乙酰胆碱、新斯的明所致胃肠功能亢进。

藿香正气水促进豚鼠、兔离体十二指肠的自发性收缩，对组胺、ACh、氯化钡所致的回肠痉挛性收缩有良好解痉作用，呈一定的量效关系。体内实验证明，藿香正气冲剂及藿香正气水可不同程度抑制 ACh 引起的家兔在体回肠平滑肌收缩幅度及 ACh 所致大鼠离体胃底平滑肌和家兔离体十二指肠平滑肌的收缩，提示该作用与胃肠平滑肌的状态有关。以厚朴、陈皮、苍术、半夏组成的减味藿香正气水，能抑制由胆碱激动剂卡巴胆碱和氯化钾引起的大鼠结肠平滑肌收缩，通过抑制平滑肌细胞膜上钙通道的开放而收缩平滑肌，通过作用于氯离子通道对肠道分泌产生影响，通过调节胃动素的分泌增强胃肠动力。

（2）止泻　藿香正气丸（水、颗粒剂、冲剂等）能明显抑制小鼠小肠推进运动。藿香正气软胶囊对番泻叶所致小鼠腹泻有明显抑制作用。藿香正气散能调节急性腹泻大鼠水电解质平衡，降低血浆环磷酸腺苷水平，对肠黏膜有保护作用。藿香正气提取物可调节腹泻型肠易激综合征（D-IBS）模型大鼠肠动力紊乱。藿香正气提取物可提高大鼠血清 NO 含量，降低 5-羟色胺浓度，减少嗜酸性粒细胞数量，降低 D-IBS 模型大鼠小肠推进率，从而治疗腹泻。藿香正气液可明显改善腹泻大鼠胃肠黏膜充血水肿、胃黏膜出血点及血块等症状，其机制可能与提高回肠黏膜紧密连接蛋白的表达量有关。藿香正气软胶囊可保护组织形态结构，增强肠黏膜杯状细胞分泌功能，减少模型大鼠肠壁各层内肥大细胞数量，抑制肿瘤坏死因子-α 等细胞因子的释放，显著降低血清 NO 浓度，从而提高肠屏障功能。

（3）镇吐　藿香正气软胶囊还有止呕作用，可以延长家鸽呕吐的潜伏期，减少呕吐次数。此外，颗粒剂及丸剂亦有类似的止吐作用。

2. 解热、镇痛　藿香正气丸及颗粒剂均有明显解热作用，藿香可对抗伤寒杆菌所致家兔体温升高。藿香正气水（散、丸、胶囊）有镇痛作用，藿香正气水对醋酸刺激肠管浆膜或肠系膜引起的内脏躯体反射性疼痛有明显镇痛作用。藿香正气胶囊能显著提高热板法实验性小鼠痛阈。

3. 抗病原微生物　藿香正气水体外对藤黄八叠球菌、金黄色葡萄球菌、痢疾杆菌、沙门菌、甲乙型副伤寒杆菌等有明显抑制作用，尤其对藤黄八叠球菌、金黄色葡萄球菌作用较强，并对红色毛癣菌、石膏样毛癣菌、絮状表皮癣菌、石膏样小孢子菌、白色念珠菌、新生隐球菌及皮炎芽生菌等有明显抑菌作用。藿香正气颗粒剂对 A_1、A_3 及 B 型流感病毒也有抑制作用。

4. 其他药理作用

(1) 缓解吗啡依赖大鼠的戒断症状　藿香正气口服液能明显缓解吗啡依赖大鼠的腹泻、流涎、流泪等戒断症状，减轻因戒断时多巴胺过度释放导致的激惹、不安、抽搐、跳跃、震颤等戒断症状。

(2) 调节免疫功能　藿香正气散能改善模型动物的免疫及代谢功能。藿香正气丸能提高腹泻模型小鼠外周血淋巴细胞^3H-胸腺嘧啶核苷（^3H-TdR）掺入量。体外实验证实，藿香正气水能抑制大鼠被动变态反应，稳定肥大细胞膜，有抗过敏作用。藿香正气散能改善湿困脾胃型亚健康模型大鼠一般体征，增加自发活动次数，增加脾脏、胸腺脏器系数，增加血清糖蛋白、脂类含量，降低血清 K^+、Na、Cl^- 含量，降低血清白细胞介素-6 的含量，增加免疫球蛋白 G 含量。

【现代应用】藿香正气散常用于湿阻中焦证的治疗，相当于西医学的急慢性胃肠炎、胃肠神经官能症、消化不良、胃肠型感冒等属于湿阻中焦者。藿香正气丸治疗急性肠胃炎，临床疗效显著，安全性高，苏醒快，副作用小。藿香正气丸联合抗生素治疗急性胃肠炎和新生儿功能性呕吐，疗效更显著，能快速缩短腹泻、腹痛、呕吐、发热等体征改善的时间。

【不良反应】极少数人口服藿香正气水后引起过敏性皮疹、风疹、紫癜，其中严重者也可能出现过敏性休克，并伴有其他过敏症状。

【实验方案】

藿香和藿香挥发油对肠道水分吸收功能的影响

1. 实验目的

通过观察藿香、藿香挥发油对小鼠肠腔内水分含量、肠腔容积的调节作用，观察芳香化湿药及有效成分对小鼠肠道水分吸收的影响及作用部位。

2. 实验用材料

材料：1g/mL 藿香水煎液；藿香挥发油 0.05g/mL。

动物：昆明小鼠。

器材：干燥箱、方盘、天平、小鼠灌胃器、鼠盆、蛙板、手术剪、眼科镊；蒸馏水。

3. 实验方案与步骤

取小鼠称重、标号，随机分为 3 组，每组 10 只。给药组小鼠灌胃藿香水煎液、藿香挥发油，对照组给等体积蒸馏水。给药体积为 0.2mL/10g 体重。于给药后 2 小时将给药组小鼠脱颈处死，然后用手术剪刀剪开腹部皮肤及腹膜，暴露肠管，用眼科剪刀剪开肠系膜，小心自幽门下端用线结扎，剪断肠管，再于回盲部上边结扎，剪断肠管，取出小肠。再于直肠末端结扎，剪断肠管，取出大肠。

分别用分析天平称量各鼠的小肠和大肠湿重并记录，然后将各鼠小肠和大肠放在方盘内，再将方盘置于干燥箱烘干，取出称干重。

$$肠内水分含量=（湿重-干重）/干重\times100\%$$

应用 SPSS 统计软件进行分析，数据用（$\bar{x}\pm S$）表示，组间数据用 t 检验，多组间数据用单因素方差分析。

4. 实验预期结果

将实验结果填入下表。

各组药物对小鼠小肠内水分含量的影响（$\bar{x}\pm S$，$n=10$）

组别	剂量（g/kg）	只数（n）	湿重	干重	肠内水分含量
空白对照组					
藿香组					
藿香挥发油组					

藿香挥发油和藿香能明显增加小鼠大肠或小肠内水分含量，藿香调节肠道功能的物质基础是挥发油成分。

5. 注意事项

本实验剪取肠管时动作一定要轻柔，以免肠管内水分丢失而影响重量。给药时间要准确，否则影响作用效果。

复习思考

一、单选题

1. 厚朴保肝作用的有效成分是（　　）
   A. 厚朴酚　B. 和厚朴酚　C. 厚朴生物碱
   D. 厚朴皂苷　E. 四氢厚朴酚
2. 广藿香不具备的药理作用有（　　）
   A. 抗菌　B. 抗病毒　C. 抗钩端螺旋体
   D. 促进胃液的分泌　E. 抗溃疡
3. 关于芳香化湿药的主要药理作用下述描述错误的是（　　）
   A. 调整胃肠运动功能　B. 促进消化液的分泌　C. 抗溃疡
   D. 抗病原微生物　E. 抗肿瘤
4. 下列哪项是苍术的药理作用（　　）
   A. 抗溃疡　B. 抗心律失常　C. 抗休克
   D. 利尿　E. 中枢兴奋

5. 广藿香促进胃液分泌的成分是（　　）

A. 挥发油　　B. 广藿香酮　　C. 苯甲醛

D. 丁香油酚　　E. 栓皮醛

二、配伍题

A. 厚朴酚　　B. 挥发油　　C. 木脂素类成分

D. 木兰箭毒碱　　E. 皂苷类成分

1. 厚朴调整胃肠运动的主要成分为（　　）
2. 厚朴促进消化液分泌的主要成分为（　　）
3. 厚朴中枢抑制和肌松作用的有效成分为（　　）

三、简答题

1. 简述芳香化湿药的主要药理作用。
2. 举例说明厚朴对胃肠道平滑肌的作用。
3. 厚朴对骨骼肌有哪些作用，作用特点和可能的原理是什么？

扫一扫，看课件

第十章
利水渗湿药

【学习目标】

掌握利水渗湿药的概念、分类及利水渗湿药与功效有关的药理作用。

熟悉各代表药的主要药理作用和现代应用，利水渗湿药的常用中药和方剂。

了解利水渗湿药常用药物的主要成分、现代应用及不良反应。

第一节　概　述

凡能通利水道、渗泄水湿，治疗水湿内停所致各种病证的药物统称为利水渗湿药。利水渗湿药临床主要用于水湿内停所致水肿、淋证及黄疸等病证。本类药物味多甘淡，主要入膀胱、脾及肾经。通过甘淡渗利，使小便通畅，尿量增加，停滞于内的水湿之邪从小便排出，而达到消肿、排除小便淋漓涩痛、退黄等目的。

水湿内停证主要是由于脾、肾、肺、膀胱及三焦功能失调所致，临床主要表现为水肿、淋浊、痰饮、泄泻、癃闭等，与西医学中泌尿系统疾病（如泌尿系感染、泌尿系结石等）、消化系统功能障碍（腹泻、黄疸等）及心、肾衰竭导致的水肿等症状相似，也与一些感染性疾病及其病理性渗出有关。利水渗湿药一般具有利尿、抗病原微生物、利胆保肝、抗肿瘤等药理作用，上述药理作用即是该类药物利水消肿、利尿通淋、利胆退黄的药理学基础。

【主要药理作用】

1. 利尿　利水渗湿药大多具有利尿作用，如茯苓、猪苓、泽泻、车前子、茵陈、甘遂等均具有不同程度的利尿作用，其中猪苓、泽泻的利尿作用较强。各药的利尿机制不尽相同，如猪苓、泽泻的利尿机制是抑制肾小管对钠离子的重吸收；茯苓是有效成分茯苓素具有抗醛固酮的作用；泽泻可增加心钠素的含量等。

2. 抗病原微生物　多数利水渗湿药，如茯苓、猪苓、泽泻、玉米须、半边莲、茵陈、甘遂等具有抗菌作用。玉米须对金黄色葡萄球菌和乙型溶血性链球菌有较好的体外抑菌活性。泽泻对溶藻弧菌有抑制作用。半边莲具有抗绿脓杆菌的作用。车前子乙醇提取物对大肠杆菌耐药株具有一定的抑制作用，且车前子乙醇提取物和环丙沙星联合应用能有效提高抗菌效应，减少耐药性产生。茯苓多糖还具有抗病毒的作用。

3. 利胆、保肝　茯苓、泽泻、茵陈、金钱草、茵陈汤、五苓散等利水渗湿中药及方剂具有保肝作用。茵陈和金钱草均能降低血清丙二醛（MDA）的含量，增加超氧化物歧化酶（SOD）的活性，抑制抗脂质氧化反应。泽泻水煮液可促进醉酒大鼠血浆中乙醇代谢，预防酒精中毒，从而达到保护肝脏功能的目的。玉米须对 CCl_4 引起的小鼠及大鼠肝损伤，均具有显著降低血清丙氨酸氨基转移酶、天门冬氨酸氨基转移酶、乳酸脱氢酶活性，降低肝脏丙二醛含量，抑制肝小叶内坏死的作用。

4. 其他药理作用

（1）对免疫功能的影响　茯苓多糖在体内外均能促进小鼠或其脾细胞产生免疫球蛋白（Ig）G 和免疫球蛋白（Ig）M，对环磷酰胺所致免疫功能抑制小鼠的作用更为明显。茯苓多糖的免疫增强作用是通过细胞免疫和体液免疫两种途径来实现的。在体液免疫中，茯苓多糖能使免疫球蛋白 IgG 含量上升；在细胞免疫方面，茯苓多糖能增强吞噬细胞的吞噬功能，刺激 T 细胞的转化，同时诱导白介素等细胞因子的生成。

（2）抗肿瘤　羧甲基茯苓多糖、硫酸酯化茯苓多糖、磺酰化茯苓多糖均有显著抗肿瘤作用。猪苓多糖对实验性肝癌、膀胱肿瘤均有明显抑制生长作用。玉米须提取物对荷瘤小鼠肿瘤生长具有明显的抑瘤作用。泽泻可显著抑制 Lewis 肺癌的自发性转移。

【常用药物与方剂】利水渗湿药常用药物有茯苓、猪苓、泽泻、茵陈、金钱草等，常用方剂有五苓散、八正散、茵陈蒿汤等。利水渗湿药常见药物与方剂的主要药理作用见表 10-1。

表 10-1　利水渗湿药常用药物与方剂主要药理作用简表

传统功效 药理作用	利水湿 利尿	利尿通淋 抗肾炎	清利湿热 抗菌	利湿退黄 利胆	清利肝胆湿热 保肝
茯苓	+	+			+
猪苓	+	+	+		+
泽泻	+	+			+
车前子	+	+	+	+	
半边莲	+		+	+	
玉米须	+	+		+	

续表

传统功效 药理作用	利水湿 利尿	利尿通淋 抗肾炎	清利湿热 抗菌	利湿退黄 利胆	清利肝胆湿热 保肝
金钱草	+		+	+	+
茵陈	+	+	+	+	
木通	+		+		
萹蓄	+		+		
瞿麦	+		+	+	+
五苓散	+	+	+	+	+
八正散	+	+	+		
茵陈蒿汤	+	+			

第二节　常用方药

茯苓　Fuling

【来源采制】本品为多孔菌科真菌茯苓 *Poria cocos*（Schw.）Wolf 的干燥菌核。主产于湖北、安徽、云南等省，有栽培和野生两种，栽培者产量较大，以安徽为多，故有“安苓”之称；野生者以云南为著，称“云苓”。

【主要成分】茯苓主要化学成分为多糖和三萜类成分。茯苓多糖、羧甲基茯苓多糖具有较强的抗癌活性。茯苓素（poriatin）、茯苓醇为主要的三萜化学成分，具有抗肿瘤、抗炎和免疫调节等作用。

【性味归经】味甘、淡，性平；归心、肺、脾、肾经。

【功效主治】具有利水渗湿、健脾、宁心的功效。用于治疗水肿尿少、痰饮眩悸、脾虚食少、便溏泄泻、心神不宁、惊悸失眠等。

【药理作用】

1. 与功效主治相对应的主要药理作用

（1）利尿　茯苓水煎醇沉液对家兔有显著的利尿作用，并有一定的量效关系。茯苓素体外可结合到大鼠肾胞浆膜醛固酮受体上，体内可拮抗醛固酮活性，具有剂量依赖关系，可能是一种醛固酮受体拮抗剂。茯苓皮乙醇提取物，给大鼠一次性口服具有利尿作用。

（2）对免疫系统的影响　以茯苓多糖为主要成分的茯苓散可提高小鼠免疫力低下模型巨噬细胞的吞噬能力，刺激小鼠脾脏、胸腺重量的增加，提高抗体生成数量，故茯苓散可提高免疫低下状态巨噬细胞的吞噬功能，提高细胞免疫和体液免疫功能。茯苓多糖可提高正常小鼠和环磷酰胺所致免疫功能低下小鼠的 IgG 和 IgM 水平，但对免疫功能低下小鼠作用更加明显。茯苓乙醇提取物、茯苓醇提后的水溶性部位等均有一定程度提高免疫功能的作用，因此茯苓增强免疫功能的主要有效成分可能是三萜类、水溶性多糖及酸性多糖。

（3）对胃肠功能的影响　茯苓水煎液可显著提高脾气虚腹泻模型大鼠小肠推进率。茯苓粉灌胃给药，连续 14 日，能有效提高小鼠肠道内有益菌群双歧杆菌的水平。

（4）镇静　茯苓水煎液对小鼠的直接睡眠影响较弱，但可显著增加戊巴比妥钠阈下剂量小鼠的入睡率，显著延长阈上剂量戊巴比妥钠引起的小鼠睡眠时间；茯苓粗多糖能显著缩短小鼠的睡眠潜伏期，且显著延长小鼠睡眠时间。

2. 其他药理作用

（1）抗肿瘤　茯苓多糖和茯苓水提醇沉后上清液的乙酸乙酯萃取物对体外培养的人乳腺癌细胞 Bcap-37、胃癌细胞 SGC-7901 的增殖有显著抑制作用。茯苓复合多糖与化疗药物环磷酰胺联合对抑制移植性肿瘤 S180 具有显著的增效作用。羧甲基茯苓多糖具有抗白血病作用；硫酸化茯苓多糖体内显著抑制移植性 S180 荷瘤小鼠肿瘤生长，促进荷瘤小鼠脾脏和胸腺淋巴器官的发育生长，体外对小鼠淋巴细胞，尤其是 B 淋巴细胞的增殖有显著促进作用；硫酸化茯苓多糖体外可显著提高 NK 细胞杀伤活性，因此硫酸化茯苓多糖可以通过增强自然杀伤（NK）细胞杀伤活力，促进淋巴细胞增殖，增强机体特异性免疫功能而发挥抗肿瘤作用。

（2）保肝　茯苓总三萜可显著降低 CCl_4 所致小鼠肝损伤模型血清丙氨酸转氨酶、天冬氨酸转氨酶，并减轻肝组织损伤的程度。羧甲基茯苓多糖注射液对 CCl_4 引起的小鼠肝损害具有保护作用，血清谷丙转氨酶显著降低；对肝脏部分切除大鼠，羧甲基茯苓多糖注射液能使肝再生度明显提高，再生肝重/体重也明显提高。

（3）对心血管系统的影响　茯苓煎剂灌胃给药配合有氧运动，可有效抑制高脂饮食大鼠血脂异常改变，使血管内皮损伤程度和动脉管壁病变程度明显减轻，从而延缓大鼠主动脉动脉粥样硬化进程，且疗效好于茯苓煎剂或有氧运动的单方面作用。茯苓多糖对异丙肾上腺素所致大鼠病理性心肌肥厚模型，具有改善心肌肥厚大鼠血流动力学，降低心脏前负荷，增加心输出量，增强心肌收缩功能，改善心肌舒张功能的作用。

（4）抗炎　茯苓总三萜具有良好的抗炎作用，对二甲苯诱导的小鼠耳肿胀和冰醋酸引起的腹腔毛细血管渗出有明显抑制作用，能明显减轻角叉菜胶诱导的大鼠足肿胀、棉球诱导的大鼠肉芽肿。茯苓多糖对棉球所致大鼠皮下肉芽肿形成有抑制作用，同时也能抑制二甲苯所致小鼠耳肿胀，故茯苓多糖具有抑制急、慢性炎症反应作用。

（5）抗病原微生物　茯苓水煎剂体外对金黄色葡萄球菌、白色葡萄球菌、绿脓杆菌、炭疽杆菌、大肠杆菌、甲型链球菌、乙型链球菌均具有抑菌作用。茯苓皮三萜类提取液对大肠杆菌、金黄色葡萄球菌、绿脓杆菌均有较好的抑制作用。茯苓多糖对革兰阳性菌和阴性菌都有一定的抑制效果，特别对大肠杆菌和苏云金芽孢杆菌效果明显。

综上所述，茯苓用菌核，主要成分之一的三萜类成分可拮抗醛固酮受体而产生利尿作用，多糖可以提升免疫力而抗肿瘤。

【现代应用】

1. 水肿　对心性水肿，临床辨证常配以附子、肉桂、人参、干姜等，或用传统成方真武汤加减；对于肾性水肿，临床辨证常配以猪苓、泽泻、薏苡仁、白术等，或以成方五苓散加减。

2. 腹泻　单味药茯苓粉可用于治疗由轮状病毒引起的小儿秋、冬季腹泻。临床多种腹泻常用茯苓配伍其他药物治疗，如茯苓配以白术、山药、薏苡仁、猪苓等，或用参苓白术散、五苓散等。

3. 肝炎　治疗肝炎的复方中常以茯苓配伍大黄、茵陈、栀子、赤芍、郁金等。新型羧甲基茯苓多糖，临床肌注或静滴可治疗慢性肝炎及肝功能异常者。

4. 肿瘤　新型羧甲基茯苓多糖辅助治疗胃癌、肝癌、直肠癌等癌症患者，对减轻放化疗副作用，保护骨髓造血功能有一定疗效。

此外，曾有报道，茯苓对精神分裂症、心悸等有辅助治疗作用。

【不良反应】小鼠静脉注射羧甲基茯苓多糖的 LD_{50} 为 3.13g/kg，硫酸化茯苓多糖小鼠灌胃给药的 LD_{50} 为 7.358g/kg。

泽泻　Zexie

【来源采制】本品为泽泻科泽泻属植物泽泻 *Alisma orientalis*（Sam.）Juzep. 的干燥块茎。冬季茎叶开始枯萎时采挖，洗净，干燥，除去须根和粗皮。福建和四川等地栽培的泽泻质量好，素有“建泽泻”和“川泽泻”之称，为道地药材。

【主要成分】泽泻含有泽泻萜醇 A 及其醋酸酯、泽泻萜醇 B 及其醋酸酯、泽泻萜醇 C 及其醋酸酯、表泽泻萜醇 A 等三萜类化合物，泽泻醇、泽泻素等倍半萜类化合物。

【性味归经】味甘、淡，性寒；归肾、膀胱经。

【功效主治】具有利水渗湿、泄热、化浊降脂的功效。用于小便不利，水肿胀满，泄泻尿少，痰饮眩晕，热淋涩痛，高脂血症等。

【药理作用】

1. 与功效主治相对应的主要药理作用

（1）利尿　泽泻利尿作用显著。泽泻水煎剂家兔灌胃或泽泻流浸膏兔腹腔注射，均可增加尿量；健康人口服临床剂量泽泻水煎剂，可使尿量和排钠量分别增加 63% 和 34% ~ 50%；泽泻水煎液给大鼠灌胃后 1 小时，利尿作用达到高峰。泽泻利尿作用的强弱因采收季节、药用部位及炮制方法的不同而异。冬季采收者利尿作用强，春季采收稍差；冬季产的泽泻须稍有利尿作用，泽泻草根无利尿作用；生泽泻及酒制、麸制泽泻均有利尿作用，盐泽泻无利尿作用。利尿机制与其可直接抑制集合管 K^+分泌，同时抑制 Na^+的重吸收，增加血浆心钠素含量，抑制肾脏 Na^+-K^+-ATP 酶活性，减少 Na^+重吸收等有关。

（2）调血脂、抗脂肪肝　泽泻粗制剂（粗提液、醇浸膏、醇浸膏乙酸乙酯提取物、乙酸乙酯浸膏等）具有降低实验性高脂血症动物（家兔、大鼠）血清胆固醇、甘油三酯和低密度脂蛋白（LDL），升高血清高密度脂蛋白（HDL）的作用，预防给药有效。不同萜醇类化合物对实验性高脂血症大鼠血清胆固醇含量均有降低作用，其中以泽泻萜醇 A 醋酸酯的降胆固醇作用最显著，泽泻萜醇 C、泽泻萜醇 B 的醋酸酯、泽泻萜醇 A 也有作用。泽泻降低胆固醇的机制与其降低外源性胆固醇在小肠的吸收、抑制内源性胆固醇代谢有关。但在对健康成人所进行的实验中，泽泻并无升高载脂蛋白 A 和 HDL 的作用。

泽泻可使高脂低蛋白饲料所致实验性脂肪肝的肝内脂肪含量降低，抑制脂肪肝的蓄积。泽泻提取物对 CCl_4引起的损伤性脂肪肝有改善作用。泽泻所含胆碱、卵磷脂、不饱和脂肪酸是其抗脂肪肝的有效成分。

2. 其他药理作用

（1）抑制泌尿系结石形成　泽泻可明显促进上尿路结石患者结石的排出。动物实验表明，泽泻中的四环三萜类化合物可通过减少肾小管内结石大鼠肾组织草酸钙晶体形成、沉积和 bikunin（一种蛋白多糖，主要在肝细胞和肾小管上皮细胞产生）mRNA 的表达而抑制大鼠肾结石形成。

（2）抗动脉粥样硬化　泽泻提取物能使实验性动脉粥样硬化家兔的动脉内膜斑块明显变薄，内膜下泡沫细胞层数和数量明显减少，血管平滑肌细胞增生及炎细胞浸润减轻。作用机制与其降血脂、升 HDL、调节 PGI_2/TXA_2的动态平衡、抗氧化、抑制动脉壁内钙异常升高、改善血液流变性等有关。

综上所述，泽泻用块茎，主要成分有三萜类和倍半萜类化合物，通过抑制 Na^+的重吸收而利尿，通过降低外源性胆固醇在小肠的吸收而调脂，进而抗动脉粥样硬化。

【现代应用】高脂血症、梅尼埃病、水肿。

【不良反应】少数人可出现皮疹等过敏反应。

茵陈　Yinchen

【来源采制】本品为菊科蒿属植物滨蒿 *Artemisia scoparia* Waldst. et Kit. 或茵陈蒿 *Artemisia capillaris* Thunb. 的干燥地上部分。春季 3 ~ 4 月幼苗高 6 ~ 10cm 时采收，或秋季花蕾长成至花初开时采割，除去杂质和老茎，晒干。春季采收的习称“绵茵陈”，秋季采割的称“花茵陈”。

【主要成分】茵陈含有香豆素类如 6,7-二甲氧基香豆素，色原酮类如茵陈色原酮，黄酮类如茵陈黄酮、蓟黄素，有机酸类如香豆酸、茵陈香豆酸 A、茵陈香豆酸 B、绿原酸、咖啡酸，挥发油类如茵陈二炔、茵陈二炔酮、β-蒎烯等化学成分。

【性味归经】味苦、辛，性微寒；归脾、胃、肝、胆经。

【功效主治】具有清利湿热、利胆退黄的功效。用于黄疸尿少，湿温暑湿，湿疮瘙痒等。

【药理作用】

1. 与功效主治相对应的主要药理作用

（1）利胆　茵陈水煎剂、热水提取物、水浸剂、去挥发油水浸剂、醇提取物、挥发油等，对正常实验动物（如慢性胆囊造瘘犬、急性胆道插管大鼠）和 CCl_4 所致肝损伤大鼠，均可促进胆汁分泌和排泄。茵陈水煎液腹腔注射，能够提高大鼠肝 UDP-葡萄糖醛酸转移酶活性，促进胆红素葡萄糖醛酸化代谢及排出；茵陈水煎液口服，连续 5 日，可使胆石症患者胆汁流量明显增加，胆汁中胆固醇含量降低，可预防胆固醇结石形成。6,7-二甲氧基香豆素、茵陈香豆酸（A，B）、茵陈色原酮、茵陈黄酮、茵陈二炔、茵陈二炔酮、茵陈炔内酯、绿原酸、咖啡酸、对羟基苯乙酮等均能不同程度地增加胆汁流量，加速胆汁排泄，同时能扩张胆管、收缩胆囊。

（2）保肝　茵陈煎剂对 CCl_4 所致动物实验性肝损伤有保护作用，能减轻肝细胞肿胀、气球样变、脂肪变和坏死程度，降低血清转氨酶活性；茵陈色原酮、6,7-二甲氧基香豆素、茵陈黄酮等也有保肝作用。保肝机理可能为诱导肝药酶，增强肝脏的解毒功能；促进肝细胞再生和保护肝细胞膜完整性。茵陈煎剂可诱导肝药酶，使小鼠肝脏微粒体中的 P450 酶含量增加，明显缩短安替比林消除半衰期，并能使异戊巴比妥钠诱导的睡眠时间缩短；尚可抑制 β-葡萄糖醛酸酶活性，减少葡萄糖醛酸的分解，增强肝脏的解毒功能。

2. 其他药理作用

（1）抗病原微生物　茵陈炔酮、对羟基苯乙酮等挥发油对金黄色葡萄球菌有体外抑菌作用，对痢疾杆菌、溶血性链球菌、肺炎双球菌、白喉杆菌、大肠杆菌、伤寒杆菌、绿脓杆菌、枯草杆菌、病原性丝状体、牛型及人型结核杆菌，以及黄曲霉菌、杂色曲霉菌等皮肤真菌有一定抑制作用。茵陈蒿乙醇提取物对流感病毒有抑制作用，水煎剂对 $ECHO_{11}$ 病毒也有抑制作用。

（2）抗肿瘤　茵陈水煎剂对小鼠艾氏腹水癌细胞有抑杀作用，也可对抗黄曲霉素 B_1、亚硝酸钠、*N*-甲基苄胺等的致癌作用；多种茵陈提取物对 BEL-7402 人类肝癌细胞显示出生长抑制和杀伤作用；茵陈色原酮和蓟黄素可显著抑制 Hela 细胞和 Ehrlich 腹水癌细胞增殖。

（3）其他　茵陈还具有降血脂、利尿、降压、解热、镇痛、抗炎等药理作用。

【现代应用】胆石症、胆道蛔虫症、高胆固醇血症、痤疮等。

【不良反应】少数患者有头昏、恶心、上腹饱胀和灼热感，个别出现腹泻及短暂心慌等反应。

猪苓 Zhuling

【来源采制】本品为多孔菌科真菌猪苓 *Polyporus umbellatus*（Pers.）Fries 的干燥菌核。春、秋二季采挖，除去泥沙，干燥。

【主要成分】猪苓化学成分主要有麦角甾醇、麦角甾等甾体类；β-D-葡聚糖、碱溶性β-葡聚糖等多糖类；非甾体类，如猪苓酮、α-羟基二十四酸、对羟基苯甲醛等。

【性味归经】味甘、淡，性平；归肾、膀胱经。

【功效主治】具有利水渗湿的功效。用于小便不利，水肿，泄泻，淋浊，带下。

【药理作用】

1. 与功效主治相对应的主要药理作用

利尿　猪苓煎剂静脉或肌肉注射，对不麻醉犬具有比较明显的利尿作用，并能促进钠、氯、钾等电解质的排出；猪苓提取物对肾结石大鼠具有明显的利尿、抑制尿结石形成和肾功能保护作用。猪苓不稀释血液，虽可增加肾小球滤过率，但不显著，因此其利尿作用可能是由于抑制了肾小管对水和电解质的重吸收。

2. 其他药理作用

（1）免疫调节　猪苓多糖对小鼠免疫器官肝脏、胸腺、脾脏均有明显增重作用，同时可提高大鼠胸腺指数和脾指数。猪苓多糖可使模型小鼠腹腔巨噬细胞内的酸性磷酸酶、三磷腺苷酶和醋酸萘酯酶活性增高，多糖含量增加；同时腹腔巨噬细胞贴壁能力增强，有大的伪足伸出，有利于清除更多的异物，亦即作为免疫调节细胞，其免疫调节作用增强。

（2）抗肿瘤　猪苓多糖具有抑制肿瘤生长和增强荷瘤动物及肿瘤患者免疫功能的作用。猪苓多糖对小鼠 S180 肿瘤细胞瘤体的抑制率达 50% ~70%，对瘤重的抑制率在 30% 以上，可使 6% ~7% 荷瘤小鼠肿瘤完全消退，同时能增强荷瘤小鼠的免疫功能，使荷瘤小鼠脾淋巴样细胞对瘤细胞的杀伤作用增强。

（3）保肝作用　猪苓多糖能减轻四氯化碳对小鼠肝脏的损伤，使肝组织病理损伤减轻，血清谷丙转氨酶活性下降，防止肝 6-磷酸葡萄糖磷酸酶和结合酸性磷酸酶活性降低。

【现代应用】

1. 慢性病毒性肝炎　无论猪苓多糖单独应用，或是与其他中药、乙肝疫苗、干扰素、拉米夫定等联合应用，均可有效抑制乙肝病毒复制，增强乙型肝炎 e 抗原和乙型肝炎-DNA 转阴率、乙肝 e 抗体阳转阴率，改善肝功能。

2. 肿瘤　膀胱癌患者，术后 1 周开始口服猪苓煎剂，连续 1 年以上，经 48 ~124 个月随访，肿瘤的复发率有非常显著的降低。对肺癌及食道癌患者，猪苓多糖合用化疗药物与单独使用化疗药物相比，能改善症状，减轻化疗引起的副作用，增强化疗药物的效果。

3. 寻常型银屑病　猪苓注射液治疗银屑病，可显著改善临床症状，同时可提高患者的细胞免疫功能。

4. 肾炎及肾病综合征　临床常以猪苓汤加减治疗肾炎，改善肾病患者的肾功能，均有较好的疗效。

5. 泌尿系统结石　猪苓在临床配伍泽泻、芍药等，或猪苓汤加减广泛用于肾结石、输尿管结石的治疗，临床疗效确切。

6. 泌尿系统感染　猪苓配伍车前子、泽泻等用于反复泌尿系统感染、糖尿病合并泌尿系统感染等均取得良好疗效。

【不良反应】

1. 过敏反应　临床报道猪苓多糖引起的过敏反应包括肌肉注射局部出现红肿、疼痛，皮疹，血管神经水肿，过敏性休克。

2. 肌肉骨骼损害　四肢关节刺痛、关节炎。

3. 淋巴系统损害　腹股沟、腋下淋巴结肿大。

4. 消化系统　有食欲缺乏、恶心、呕吐、腹胀。

5. 心脑血管系统　有头痛、头晕、胸闷、心悸及血压升高，以上症状一般较轻，不必停药。

五苓散　Wuling San

【方剂组成】本方出自张仲景《伤寒论》，由猪苓9g、泽泻15g、白术9g、茯苓9g、桂枝6g组成。

【功效主治】具有利水渗湿、温阳化气的功效。主治膀胱气化不利之蓄水证，症见小便不利，头痛微热，烦渴欲饮，甚则水入即吐；或痰饮，脐下动悸；或水湿内停，水肿泄泻等。上述病证的症状与西医学的泌尿系统结石、感染及水肿，或消化系统的胆道感染、肝胆系统疾病并发的腹水早期症状相似。

【与功效主治相对应的主要药理作用】

1. 利尿　五苓散50%煎剂静脉给药对清醒狗具有利尿作用，并能增加尿中钠、钾、氯离子的含量，但灌胃给药时却无利尿作用；五苓散滴丸，给大鼠灌胃给药，在给药后1小时，表现出显著的利尿作用；五苓注射液对家兔具有显著利尿作用，且能使尿中肌酐含量显著增多。

2. 保护肾功能　对大鼠尾静脉注射阿霉素建立肾病综合征模型，五苓散连续给药4周，具有消除水肿、降低尿蛋白、降血脂及减轻肾脏损害的作用，与泼尼松联合用药有协同作用。

3. 降压　五苓散提取物，大鼠灌胃连续30日，对肾性高血压大鼠具有利尿、降压作用，且不造成电解质紊乱。五苓散水提液对高脂饲料喂养形成的高脂大鼠，具有明显的降压作用，同时能增加对胰岛素的敏感性。

4. 降血脂　五苓散预防给药及治疗给药均能显著抑制高脂模型大鼠血清总胆固醇、甘油三酯、低密度脂蛋白及胆固醇的含量；也可降低高胆固醇小鼠的总胆固醇含量。

【现代应用】

1. 水肿　五苓散用于多种疾病的水肿，如急慢性肾炎、心源性水肿、特发性水肿以及肝硬化腹水等。

2. 高脂血症　五苓散配以茵陈等。

3. 头晕　由内耳眩晕病和美尼尔综合征等引起的头晕，临证配以半夏、竹茹等。

此外，本方在临床还用于泌尿系统感染、生殖系统感染、胃肠炎腹泻、妊娠高血压综合征等。

【不良反应】五苓散流浸膏大鼠连续给药三个月的慢性毒性实验结果显示，五苓散流浸膏可引起大鼠白细胞数及血红蛋白改变，但停药后基本恢复。肝组织切片个别样本出现肺脓肿、肝脓肿、肝组织小肉芽肿、肝组织小灶坏死、汇管区炎细胞浸润、肝脂肪变性、肾间质炎、蛋白管型、睾丸生精不良、附睾小肉芽肿等。

【实验方案】

茯苓对家兔尿量的影响

1. 实验目的

观察茯苓的利尿作用。

2. 实验材料

器材：注射器、生物信息采集系统、手术台、导尿管。

药品：1g/mL茯苓水煎醇沉液、生理盐水、液体石蜡。

动物：家兔。

3. 实验方案与步骤

取家兔2只。1只为生理盐水对照组，1只为2.5g/kg剂量组，兔耳缘静脉注射5%水合氯醛3~5mL/kg，全身麻醉后，固定于手术台上。导尿管经液体石蜡润滑后，沿尿道口插入膀胱（以有尿液排出为标志，排净膀胱内储存的尿液），而另一端对准记滴棒，记滴棒的信号输入端与计算机的Ch1通道连接，进入生物信息采集系统，选择影响尿液生成的因素实验模块。实验组兔根据体重耳缘静脉注射浓度为1g/mL茯苓水煎醇沉液，剂量为2.5g/kg，对照组耳缘静脉注射等量生理盐水，静脉注射完毕后即开始记录兔在10、20、30、40、50、60分钟内的排尿滴数，并累计1小时内排尿总量（系统显示），记录并保存图形数据文件。见表 10-2 实验结果表。

表 10-2　茯苓对家兔尿量的影响结果

组别	家兔（只）	药　物	耳缘静脉注射药量（只）	1 小时内尿量（mL）
1	1	1g/mL 茯苓水煎醇沉液	2.5g/kg	
2	1	生理盐水	与上同等剂量	

4. 实验预期结果与启示

茯苓组家兔较生理盐水对照组家兔尿量明显增多，提示茯苓有较强利尿作用。

5. 实验注意事项

（1）导尿管要用液体石蜡充分润滑，另外导尿管插入尿道时动作要轻柔。

（2）导尿管插入膀胱后，用手按压家兔下腹部，以排净膀胱内储存的尿液。

（3）观察时间不得少于 45 分钟。

【附】水煎醇沉液煎制方法

取一定量的中药饮片，先用适量清水浸泡 24 小时，然后煎煮 1～2 小时，滤纸过滤，再加 5 倍量的 95% 或无水乙醇，在 4℃ 的冰箱中静置 48 小时，滤纸过滤，自然挥发或水浴蒸发去乙醇，用蒸馏水调成所需浓度，即为水煎醇沉液。

复习思考

一、单选题

1. 茯苓促进机体免疫功能的有效成分是（　　）

A. 钾盐　　B. 茯苓多糖　　C. 卵磷脂

D. 茯苓酸　　E. 组氨酸

2. 下列哪种药物具有明显降血脂及抗脂肪肝作用（　　）

A. 泽泻　　B. 扁蓄　　C. 玉米须

D. 瞿麦　　E. 金钱草

3. 茵陈保肝作用的机理主要是（　　）

A. 生物膜保护作用

B. 兴奋垂体-肾上腺皮质系统

C. 水解生成葡萄糖醛酸

D. 降血脂和防止脂肪肝形成

E. 抑制葡萄糖醛酸酶，减少葡萄糖醛酸分解，加强肝脏解毒能力

二、配伍题

A. 抑制机体免疫功能

B. 抑制肿瘤细胞的 DNA 合成

C. 直接杀灭癌细胞

D. 增强肿瘤细胞的免疫原性

E. 抑制非特异性免疫功能

1. 茯苓抗肿瘤作用的机理是（　　）
2. 猪苓抗肿瘤作用的机理是（　　）

三、简答题

简述利水渗湿药的主要药理作用。

扫一扫，看课件

第十一章 温里药

【学习目标】

掌握利水渗湿药的概念、分类及利水渗湿药与功效有关的药理作用。

熟悉各代表药的主要药理作用和现代应用，利水渗湿药的常用中药和方剂。

了解利水渗湿药常用药物的主要成分、现代应用及不良反应。

第一节 概 述

凡以温里祛寒为主要功效，主治里寒证的药物，称为温里药。温里药药性多温热，多具辛味，具有辛散温通、散寒、止痛、温肾回阳等功效。主要用于寒邪内盛，心肾阳虚所致里寒证的治疗。里寒证常见两方面的病证：一是寒邪入里，脾胃阳气受损，出现脾胃虚寒证，症见脘腹冷痛、食欲不振、呕吐、腹泻等。与西医学中的消化道疾病相似。二是心肾阳虚，内外俱寒，症见汗出不止、四肢厥冷、脉微欲绝的“亡阳证”，与西医学中的心功能不全、休克类似。

【主要药理作用】

1. 对心血管系统的作用

（1）强心作用　温里药对心脏的作用主要表现为正性肌力、正性频率和正性传导作用。附子及其制剂可使心肌收缩力增强，心率加快，心输出量和心肌耗氧量增加。

（2）抗心律失常　温里药有加快心率作用，对实验性缓慢型心律失常动物，能改善房室传导，加快心率，恢复正常窦性心律。

（3）扩张血管、改善微循环　附子、肉桂等能扩张冠状动脉，增加冠状动脉流量，改善心肌循环，抗心肌缺血，还能扩张脑血管，增加脑血流量，改善脑循环。附子、干姜、肉桂等可使体表血管、内脏血管扩张，循环通畅，使全身产生温热感。

（4）抗休克　附子、干姜、肉桂及相关复方四逆汤、参附汤等对失血性休克、心源性休克、内毒素性休克动物，能升高平均动脉压及左心室收缩压，延长动物存活时间和提高存活百分率。对纯缺氧性休克、血管栓塞性休克等亦有明显的保护作用。温里药抗休克作用主要与其强心、扩张血管、改善微循环有关。

2. 对消化系统的作用

（1）对胃肠运动的影响　干姜、肉桂等因含有挥发油，温和刺激胃肠道，使肠管兴奋，促进蠕动，排出胃肠积气，有健胃祛风作用。附子、丁香、小茴香等能抑制小鼠的胃排空，干姜、肉桂能缓解胃肠痉挛性收缩。

（2）促消化　干姜的芳香性成分能刺激口腔和胃黏膜，促进胃液分泌，增强唾液淀粉酶和胃蛋白酶的活性，促进消化吸收。

（3）利胆、止吐、抗溃疡　干姜、肉桂、高良姜等能促进胆汁的分泌。干姜、丁香等有止吐作用。干姜、肉桂、小茴香、丁香等有抗胃溃疡的作用。

3. 对肾上腺皮质系统功能的影响　附子、干姜、肉桂对肾上腺-皮质系统有兴奋作用，可使肾上腺中维生素 C、胆固醇含量降低，促进肾上腺皮质激素的合成。

4. 对神经系统的作用　温里药能通过影响自主神经及内分泌功能，改善物质代谢，使产热增加。附子、乌头、肉桂、干姜等有不同程度的镇痛作用。

【常用药物与方剂】常用药物有附子、干姜、肉桂、吴茱萸、丁香、小茴香、高良姜、花椒、荜澄茄等。常用复方有四逆汤、吴茱萸汤、参附汤、理中汤、大建中汤、真武汤等。常用药物与方剂主要药理作用见表 11-1。

表 11-1　温里药常用药物与方剂主要药理作用简表

传统功效	补火助阳、温里祛寒、回阳救逆				温中止痛			
药理作用	强心	扩张血管	抗休克	兴奋交感	健胃	镇吐	抗炎	镇痛
附子	+	+	+	+	+		+	+
干姜	+	+		+	+	+	+	+
肉桂		+		+	+	+	+	+
吴茱萸		+		+	+	+	+	+
丁香					+	+		
胡椒		+			+			+
小茴香					+	+		
荜澄茄					+	+		+
四逆汤	+	+	+	+				
吴茱萸汤	+	+	+		+	+		+

第二节 常用药物

附子 Fuzi

【来源采制】本品为毛茛科多年生草本植物乌头 *Aconitum carmichaelii* Debx. 的子根加工品。四川、陕西、贵州、湖南、湖北、甘肃、云南、广西、江西、安徽等 10 地为附子适宜产区，其中四川江油地区为附子的道地产地。产于东北的称北附子。

【主要成分】附子中含有多种生物碱，其中以乌头碱、中乌头碱、次乌头碱等为主。乌头碱是二萜双酯类生物碱，具有强烈毒性，其性质不稳定，易水解。乌头碱经水解后变为毒性较小的苯甲酰乌头胺，继续水解则生成乌头原碱。乌头原碱的毒性为乌头碱的 1/2000。此外还有具有强心作用的去甲乌药碱、氯化甲基多巴胺及去甲猪毛菜碱等。

【性味归经】味辛、甘，性大热，有毒；归心、肾、脾经。

【功效主治】具有回阳救逆、补火助阳、散寒止痛的功效。主治亡阳虚脱，肢冷脉微，心阳不足，胸痹心痛，虚寒吐泻，脘腹冷痛，肾阳虚衰，阳痿宫冷，阴寒水肿，阳虚外感，寒湿痹痛等。

【药理作用】

1. 主要药理作用

（1）强心作用　附子对离体心脏、在体心脏及衰竭心脏均具有强心作用，能增强心肌收缩力，加快心率，增加心输出血量。其强心的主要有效成分为去甲乌药碱、氯化甲基多巴胺和去甲猪毛菜碱。其强心作用与兴奋 β 受体有关，去甲乌药碱的强心作用可被 β 受体阻滞药普萘洛尔所拮抗，对 β 受体的亲和力与异丙肾上腺素相似，但内在活性较弱，故为 β 受体部分激动剂。去甲猪毛菜碱对 α 受体和 β 受体都有激动作用，但对 α 受体的激动作用较弱。

（2）对血管和血压的作用　附子注射液和去甲乌药碱能使麻醉犬心输出量，冠状动脉、脑及股动脉血流量增加，冠状动脉阻力和总外周血管阻力降低，有明显的扩张血管作用，此作用可被普萘洛尔所阻滞。附子的不同成分对血压呈现出不同的作用。去甲乌药碱有激动 β 受体和阻断 α 受体的作用，是降压的有效成分。氯化甲基多巴胺有激动 α 受体的作用，去甲猪毛菜碱是 β 受体和 α 受体激动剂，两者是升压作用的有效成分。

（3）抗休克　附子及其复方制剂如参附汤、四逆汤等对多种原因引起的休克均有治疗作用，如对失血性休克、内毒素性休克、心源性休克及肠系膜上动脉夹闭性休克，均能提高平均动脉压，延长其存活时间和存活百分率。此种作用与其强心、升高血压和改善微循环有关。其主要有效成分是去甲乌药碱、氯化甲基多巴胺、去甲猪毛菜碱。

2. 其他药理作用

（1）抗心律失常　附子有显著的抗缓慢型心律失常作用，主要与去甲乌药碱兴奋β受体有关。去甲乌药碱对维拉帕米所致小鼠缓慢型心律失常有明显防治作用，并能改善房室传导，加快心率和恢复窦性心律。

（2）对心肌的保护作用　去甲乌药碱能扩张外周血管和冠状血管，在降低心肌耗氧的同时，又能增加对缺血心肌的血流灌注，增加供氧量，对心肌缺血起到保护作用。

（3）抗炎、镇痛、抗寒冷　附子煎剂对多种急性炎症模型的炎症反应均有明显抑制作用。目前认为乌头碱类生物碱为其抗炎作用有效成分。附子的抗炎作用与兴奋垂体-肾上腺皮质系统功能有关。生附子及乌头碱具有明显的镇痛作用。附子冷浸液和水煎液均能抑制寒冷引起的鸡和大鼠的体温下降，延长生存时间，减少死亡数。此作用与附子强心、扩张血管、增加血流量等作用有关。

综上所述，附子是乌头的子根，主要成分为生物碱，其部分激动β受体而产生正性肌力、正性频率、正性传导作用。

【现代应用】

1. 休克：以附子为主组成的四逆汤、参附汤治疗各种休克具有肯定疗效。

2. 缓慢性心律失常：附子注射液或以附子为主的复方可治疗各种缓慢型心律失常，如病态窦房结综合征、窦性心动过缓、窦房传导阻滞、房室传导阻滞等。

3. 风湿性关节炎、关节痛、腰腿疼、偏头痛、神经痛等。

4. 偏头痛：用附子治疗偏头痛有较好的效果。

【不良反应】附子为有毒中药，其毒性成分为乌头碱类生物碱。乌头碱的致死量为3～4mg。中毒症状主要以神经系统、循环系统和消化系统的表现为主。常见恶心，呕吐，腹痛，腹泻，头昏眼花，口舌、四肢及全身发麻，畏寒，严重者出现瞳孔散大、视物模糊、呼吸困难、躁动、体温及血压下降等。乌头碱的主要毒性是抑制呼吸及引起心律失常，对心脏的毒性作用是通过兴奋中枢和对心脏的直接作用所引起。

干姜　Ganjiang

【来源采制】本品为姜科植物姜 *Zingiber officinale* Rosc. 的干燥根茎。冬季采挖，除去须根和泥沙，晒干或低温干燥。趁鲜切片晒干或低温干燥者称为“干姜片”。全国各地除东北地区外都有生产。主产于四川、湖北、广东、广西、福建、贵州等地。

【主要成分】干姜含挥发油，如姜酮、β-没药烯、α-姜黄烯、β-倍半水芹烯、姜醇、姜烯、姜酚、水芹烯、莰烯、姜烯酮、姜辣素、龙脑、柠檬醛等。尚含树脂、淀粉，以及多种氨基酸。

【性味归经】味辛，性热；归脾、胃、肾、心、肺经。

【功效主治】具有温中散寒、回阳通脉、温肺化饮的功效。主要用于脘腹冷痛，呕吐泄泻，肢冷脉微，寒饮喘咳等。

【药理作用】

1. 主要药理作用

（1）对消化系统的作用 ①干姜可以促进消化：干姜挥发油能对消化道产生轻度刺激作用，可使肠蠕动增强，从而促进消化功能。还能促进唾液的分泌，增强对淀粉的消化能力。②干姜具有抗溃疡作用：干姜浸剂能抑制胃酸及胃液的分泌，有保护胃黏膜和抗溃疡的作用。③干姜可以止吐：犬灌服干姜浸膏能抑制硫酸铜的催吐作用。姜酮及姜烯酮是干姜止吐的有效成分。干姜含挥发油、姜辣素、二苯基庚烷等结构类型，其姜辣素末梢性镇吐作用可以防晕车、船。④干姜可以保肝利胆：干姜醇提物经口或十二指肠给药均能明显增加胆汁分泌量。干姜石油醚提取物也能促进麻醉大鼠胆汁分泌。干姜对半乳糖胺引起原代培养大鼠肝细胞损伤有较好的保护作用，可使肝细胞培养液中 AST 含量显著降低。

（2）对心血管系统的影响 8-姜辣素对豚鼠左右心房均产生程度不同的增强收缩力作用，并加快收缩频率。干姜甲醇提取物可使离体豚鼠心房自主运动增强，其强心成分为姜酚和姜烯酮。干姜尚具有保护心肌细胞的作用。给大鼠静脉注射姜烯酚后出现血压一过性降低后上升，以后又持续下降。一过性的降压作用可能为切断迷走神经抑制，兴奋迷走神经及抑制心脏引起降压，而末梢血管收缩和交感神经兴奋可引起升压。干姜挥发油和辛辣成分能扩张血管，促进血液循环，抑制血小板聚集。姜酚可抑制血小板环氧合酶活性和血栓素合成，阻止血小板而改善微循环。

2. 其他药理作用

（1）解热、镇痛、抗炎 干姜的脂溶性成分有解热作用。干姜醚提取物、水提取物都有镇痛作用，还能延长小鼠热刺激痛觉反应潜伏期。干姜水提取物、醚提取物、挥发油都有明显的抗炎作用。给小鼠灌胃干姜醚提取物或水提取物，均能抑制二甲苯引起的小鼠耳肿胀。大鼠灌胃干姜醚提取物或水提取物，均可拮抗角叉菜胶引起的大鼠足跖肿胀。

（2）抗血栓 姜酚可抑制血小板环氧合酶活性和血栓素合成，阻止血小板聚集，抗血栓，改善微循环。

此外，姜酮、姜烯酮等对伤寒杆菌、霍乱弧菌、沙门菌、葡萄球菌、链球菌、肺炎球菌等有明显的抑制作用。

综上所述，干姜用根茎，主要成分是挥发油，其末梢性镇吐作用是其作为中药中晕车药的机制。

【现代应用】

1. 晕动病、呕吐 单独用于防治晕车、船。

2. 急慢性胃肠炎、胃及十二指肠溃疡 用干姜、红糖捣成糊状服用。

【实验方案】

四逆汤对大鼠低血压状态的升压作用

1. 实验目的

观察附子及四逆汤对大鼠低血压状态的影响。

2. 实验材料

实验动物：SD 大鼠，雌雄各半，250~300g。

实验药品：生理盐水、肝素钠 50mg/mL、乌拉坦 0.25g/mL、附片水煎液 2g/mL、四逆汤水煎液 2g/mL。

实验器材：手术剪、眼科镊、止血钳、聚乙烯管（内径 1mm）、玻璃气管插管、二道生理记录仪。

3. 实验方案与步骤

取 SD 大鼠 8 只，乌拉坦 100mg/100g 腹腔注射麻醉，背位固定，做气管分离，气管插管，分离一侧颈总动脉，插入动脉导管，以三通活塞连接二道生理记录仪上的压力传感器。一侧股动脉插入一根 PE_{50} 聚乙烯管用于放血，另一侧股静脉插管用于注入 0.5mg/100g 肝素以防血凝并用于输血。给药前后做肢体Ⅱ导联心电图描记。腹部手术，在幽门下找出十二指肠，插入聚乙烯管于肠管中并固定之，供给药物。描记正常颈动脉血压曲线后，股动脉放血，使颈动脉血压持续稳定在原来的 50% 左右，肠道给药 5g/100g，观察血压的变化。

4. 实验预期结果与启示

四逆汤对大鼠低血压状态的作用（$\bar{x}\pm S$，$n=8$）

	收缩压（mmHg）	舒张压（mmHg）	心率（次/min）
失血前			
失血后			
给药后			

5. 实验注意事项

（1）大鼠在实验前需禁食 24 小时，以免食物影响药物的吸收。

（2）大鼠不宜过小，至少在 250g 左右。

（3）股动脉放血不宜过快，放血后如血压低于原来的 50%，可由股静脉缓慢输回少量血液，如血压降至原来的 50%，由于自身调节作用，可能会回升，此时，由股动脉放出少量血液，使血压持续稳定在原来血压的 50% 左右。

（4）血压不宜放得过低，否则易引起失血性休克并死亡。

复习思考

一、单选题

1. 附子强心作用的有效成分是（　　）

A. 乌头碱　　B. 次乌头碱　　C. 氢氰酸

D. 乌药碱　　E. 去甲乌药碱

2. 附子毒性作用的成分是（　　）

A. 乌头碱　　B. 次乌头碱　　C. 氢氰酸

D. 乌药碱　　E. 去甲乌药碱

3. 附子“回阳救逆”的主要药理作用基础是（　　）

A. 抗炎、镇痛　　B. 心肌保护作用　　C. 抗心律失常

D. 强心、抗休克　　E. 平喘

二、配伍题

A. 去甲乌药碱　　B. 氯化甲基多巴胺

C. 两者都有　　D. 两者均无

1. 附子降压的有效成分是（　　）

2. 附子升压的主要成分是（　　）

A. 附子　　B. 干姜

C. 两者都有　　D. 两者都无

3. 具有抗晕动病作用的药物是（　　）

4. 可治疗偏头痛的药物是（　　）

三、简答题

1. 简述附子回阳救逆的药理学基础。

2. 简述温里药的主要药理作用。

3. 简述附子的主要药理作用及不良反应。

扫一扫，看课件

第十二章 理气药

【学习目标】

掌握理气药的概念、分类及理气药与功效有关的药理作用。

熟悉各代表药的主要药理作用和现代应用，理气药的常用中药和方剂。

了解理气药常用药物的主要成分、现代应用及不良反应。

第一节 概 述

以疏畅气机、调整脏腑功能为主要功效，消除气滞或气逆证的药物，称为理气药。本类药物性味多辛、苦、温而芳香，主入脾、胃、肝、胆、肺经。具有理气健脾、疏肝解郁、理气宽胸、行气止痛、破气散结等功效，可用于气滞所致的各种胀、闷、满、痛，气逆所致的恶心、呕吐、呃逆、嗳气、喘息等。

气的失常主要包括两方面：一是气的生化不足或耗损过多，形成气虚的病理状态；二是气的某些功能不足及气的运动失常或紊乱，表现为气滞、气逆、气陷、气闭或气脱等气机失调的病理状态。气滞，亦称气郁，是指气的运行不畅而停滞或郁结不散的病理状态。气应通畅，周流全身，一旦精神抑郁，情志不舒，或因食滞，痰湿郁阻，影响气机不得宣畅，均可引起气滞。其主要表现为胸痞脘闷，胁肋胀痛，腹痛食减，便秘，痰多喘满等。如脾胃气滞可致脘腹胀痛、嗳气、呃逆、大小便失常；肝郁气滞常表现为胸闷胁痛、食欲不振，以及乳房胀痛、月经不调；肺气壅滞出现咳喘等。在慢性胃炎、溃疡病、胆道疾病、慢性肝炎等许多消化系统疾病及支气管哮喘、妇女痛经等疾病中皆可见到气滞的症状。气逆，是指气的上升太过或下降不及，而导致脏腑之气向上冲逆的病理状态。外邪束表，邪迫肺胃或停痰留饮，积于中脘或肝气抑郁，横逆犯胃，都可导致肺失肃降或胃失和降，而致气逆。气逆以肺气、胃气、肝气上逆为多见，不同脏腑的气逆，其病理表现虽各不相同，但均呈现气自下向上冲逆的特点。

从西医学角度，气滞或气逆主要与内脏功能紊乱症状相近，大部分理气药主要对胃肠运动的紊乱具有双向调节作用。胃肠运动有多种形式，如胃肠的紧张性收缩、蠕动和分节运动等，通常都是依赖胃肠平滑肌的电活动实现的，其运动形式主要是由近端胃的容纳，远端胃的推进，幽门的筛选，胃窦、十二指肠的协调运动及小肠、结肠的节律性收缩功能的协调完成。食物入胃后，经胃的腐熟受纳变为食糜，随胃气的下降使之下行至小肠，经小肠分清泌浊，水谷精微经脾气的升发运化，输布至心肺，化为气血津液，营养脏腑组织；水谷糟粕经胃气沉降至大肠、膀胱，排出体外。中医学将此过程概括为“胃纳脾运”，通过脾气升发，胃气下降实现纳运活动，脾胃气机的有序升降协调是胃肠运动功能正常发挥的条件，理气药通过舒畅气机达到调节胃肠运动的基本功能。

【主要药理作用】

1. 调节胃肠运动 理气药对胃肠道表现为双向调节作用，其作用和胃肠的功能状态、药物剂量和动物种类等有关。通过兴奋或抑制的双向调节作用，可使紊乱的胃肠运动恢复正常。多数的理气药能够兴奋在体胃肠平滑肌，是其消胀除满的药理学基础，表现为胃肠平滑肌张力加大，收缩节律加快，收缩幅度增强。例如枳实、枳壳和木香对大鼠胃排空具有促进作用；在临床用药剂量下，枳实可使肠蠕动波加深，蠕动节律加快。然而对于离体胃肠平滑肌或痉挛状态的胃肠平滑肌，多数的理气药则具有舒张或解痉的作用，是其降逆、止呕、止泻、镇痛的药理学基础，表现为胃肠平滑肌张力降低，收缩节律减慢，收缩幅度减小，并可对乙酰胆碱、毛果芸香碱、组胺等引起的痉挛性肠肌有明显抑制作用，对阿托品引起的松弛性肠肌可进一步舒张。理气药所含对羟福林、*N*-甲基酪胺、橙皮苷及甲基橙皮苷是其解痉作用的有效成分，作用机制主要与阻断M胆碱受体，也部分与兴奋α-肾上腺素受体和直接抑制胃肠平滑肌有关。

2. 调节消化液分泌 药物所含不同成分和机体功能状态使理气药大多对消化液的分泌呈双向调节作用，例如含挥发油的芳香性理气药陈皮、木香等可促进胃液、胰液等消化液的分泌，提高消化酶的活性，具有助消化的作用；但部分理气药枳实、陈皮和木香可对抗病理性胃酸分泌过多，其中所含的甲基橙皮苷能抑制胃酸分泌，对实验性胃溃疡模型，如幽门结扎性胃溃疡的大鼠，可减少胃酸的分泌，降低溃疡发病率，具有抗溃疡作用。

3. 利胆 部分理气药能有效抑制胆固醇结石发生，促进人和实验动物的胆汁分泌，增加胆汁流量；青皮、陈皮可增加胆汁中胆酸盐的含量；沉香可降低胆汁中胆固醇含量。肝的疏泄功能与胆汁排泄有关，理气药增强利胆功能，治疗胸闷胀满、黄疸等肝郁证。

4. 舒张支气管平滑肌 理气药大多具有松弛支气管平滑肌的作用，能对抗组胺引起的支气管痉挛，扩张支气管，增加肺灌流量，是其降逆止咳的药理学基础。其作用机制与直接扩张支气管，抑制亢进的迷走神经功能，抗过敏介质释放，兴奋 β-肾上腺素受体有关。其作用的药效物质基础主要为挥发油，如陈皮、青皮、香橼中含有的挥发油具有祛痰止咳的作用。

5. 调节子宫平滑肌功能 理气药具有理气止痛功效，可以调节子宫收缩功能，对子宫平滑肌有双向调节作用，与动物的种属有一定的关系。部分理气药如枳实、枳壳能兴奋子宫平滑肌，而部分理气药则能抑制子宫平滑肌，松弛痉挛的子宫平滑肌，降低张力。此外，香附还具有雌激素样作用。

6. 其他药理作用 理气药注射液对心血管系统具有一定的药理作用，枳实、枳壳、青皮、陈皮的注射液对麻醉动物可产生明显的升压作用，兴奋心脏，收缩血管，若灌注给药则无此现象。其作用机制为药物中所含的 *N*-甲基酪胺促进肾上腺素能神经末梢释放去甲肾上腺素，含有的对羟福林则可直接兴奋 α-肾上腺素受体。木香中含有的挥发油及内脂成分具有降压作用，可抑制心脏，扩张血管。

综上所述，理气药具有双相调节平滑肌的作用，其中枳实、枳壳以兴奋为主，陈皮、青皮、木香、香附以抑制为主。

【常用药物与方剂】理气药常用药物有枳实、枳壳、陈皮、青皮、木香、香附等；常用复方有枳术丸、四逆散等。理气药常见药物与方剂的主要药理作用见表 12-1。

表 12-1 理气药常用药物与方剂主要药理作用简表

传统功效	消除胀满	降逆止泻	宽中消胀	健胃	祛痰平喘	降泻肺气		
药理作用	兴奋胃肠平滑肌	抑制胃肠平滑肌	利胆	促消化液分泌	祛痰	舒张支气管平滑肌	强心	升压
枳实	+	+	+				+	+
枳壳	+	+	+				+	+
陈皮	+	+	+	+	+	+	+	+
青皮		+	+		+	+	+	+
木香	+	+	+	+		+		
香附		+	+			+	+	
枳术丸	+		+	+				

知识链接

胃肠运动有多种形式，如胃的紧张性收缩、容受性舒张和蠕动，小肠的分节运动、蠕动和移行性复合运动，大肠的袋状往返运动、分节推进运动和多袋推进运动、蠕动等，通常这些形式都依赖胃肠平滑肌的电活动实现。

胃肠运动的主要功能有：顺序地运送摄入的食物，使其通过胃肠道，最终将未消化吸收的食物残渣排出体外；研磨食物，并使其与消化液混合，从而使所摄入的食物转变为易于溶解的、可被吸收的形式；使与管腔黏膜吸收表面相接触的物质不断地进行更换，从而提高吸收的效率。

控制胃和肠道运动的外来神经主要由自主神经系统组成，包括交感神经和副交感神经，其中副交感神经主要由迷走神经完成，神经递质为乙酰胆碱，可刺激胃肠运动；交感神经的神经递质主要为去甲肾上腺素，刺激交感神经可抑制胃肠运动。

第二节　常用方药

枳实　Zhishi（枳壳 Zhiqiao）

【来源采制】枳实为芸香科植物酸橙 *Citrus aurantium* L. 及其栽培变种或甜橙 *Citrus sinensis* Osbeck 的干燥幼果，主产于四川、江西、福建、江苏等地。5～6 月间采集自落的果实，自中部横切为两半，晒干或低温干燥，较小者直接晒干或低温干燥。用时洗净、闷透，切薄片，干燥。生用或麸炒用。枳壳为芸香科植物酸橙 *Citrus aurantium* L. 及其栽培变种的接近成熟的果实（去瓤），主产于四川、江西、湖南、湖北、江苏，以湖南和江西的为佳。7 月果皮尚绿时采收，自中部横切为两半，晒干或低温干燥。生用或麸炒用。

【主要成分】枳实与枳壳主要含挥发油、黄酮苷和生物碱类成分。挥发油类中的主要有效成分为 *d*-柠檬烯，占挥发油总量的 85% 以上。黄酮苷中含新橙皮苷，新橙皮苷可水解得橙皮苷、柚皮苷、野漆树苷及忍冬苷等。生物碱中有 *N*-甲基酪胺和对羟福林等，但药材经炮制后，对羟福林、橙皮苷、柚皮苷和挥发油含量均降低。枳实中对羟福林、柚皮苷、橙皮苷、新橙皮苷及柚皮苷元的含量比枳壳中的高。

【性味归经】味苦、辛、酸，性微寒；归脾、胃经。枳实有小毒。

【功效主治】枳实具有杀虫消积的功效，用于蛔虫病，蛲虫病，绦虫病，虫积腹痛，小儿疳积。枳壳性味、归经、功用与枳实同，但作用较缓和，具有理气宽中、行滞消胀的功效，用于胸肋气滞，胀满疼痛，食积不化，痰饮内停，脏器下垂。用法、用量同枳实。

【药理作用】

1. 与功效主治相对应的主要药理作用

调节胃肠运动　枳实、枳壳对胃肠道呈双向调节作用，与胃肠所处的环境、药物浓度、动物种属等有关，对在体胃肠平滑肌主要呈兴奋作用。家兔灌服枳实水煎液，可兴奋兔胃肠平滑肌；枳实、枳壳增强狗小肠肌电活动可被阿托品阻断。对在体胃肠平滑肌的兴奋作用主要与兴奋M受体有关，也与减少下丘脑内脑肠肽CCK和增加SS含量有关。

枳实、枳壳对离体平滑肌或痉挛状态的平滑肌则呈抑制作用，能拮抗ACh、$BaCl_2$、5-HT及高钾去极化后Ca^{2+}对离体肠管的致痉作用。其主要成分挥发油中的柠檬烯可使大鼠肠电活动减少，黄酮苷对大鼠离体平滑肌的收缩呈抑制作用，生物碱类成分对羟福林可抑制兔离体十二指肠及小肠的自发活动。

2. 其他药理作用

（1）抗消化性溃疡　枳实、枳壳挥发油能减少大鼠胃液分泌量，降低胃蛋白酶活性，从而预防溃疡形成，还对幽门螺旋杆菌具杀灭作用。

（2）调节子宫平滑肌功能　枳实、枳壳对子宫平滑肌呈双向调节作用，对不同种属动物子宫有不同的影响。枳实、枳壳的水煎液、酊剂、流浸膏对家兔离体或在体子宫均呈现兴奋作用，表现为收缩力增强，张力增加，收缩频率加快，甚至出现强直性收缩；对于小鼠离体子宫，则呈现抑制作用。

（3）收缩血管和升高血压　枳实、枳壳注射液可迅速升高血压，持续时间较长。从枳实、枳壳注射液中分离出的有效成分对羟福林和*N*-甲基酪胺是枳实、枳壳升压的主要物质基础，主要是兴奋α-肾上腺素受体，提高外周阻力，并对细胞外钙离子有一定依赖性；并可兴奋心脏β-肾上腺素受体，增强心肌收缩力，增加心输出量，参与升压作用。有效成分对羟福林和*N*-甲基酪胺能收缩胃肠黏膜局部血管，易被碱性肠液破坏，而传统煎液口服在体内无法达到有效血药浓度，难发挥枳实对心血管的作用，故用于抗休克时需静脉注射给药。

（4）增强心肌收缩力　枳实、枳壳注射液主要成分对羟福林和*N*-甲基酪胺均能兴奋动物离体或在体心脏，增强心肌收缩力，增加输出量，具有强心作用。枳实、枳壳强心作用与兴奋β-肾上腺素受体有关，其主要成分对羟福林是α-肾上腺素受体激动剂，对心脏β-肾上腺素受体具有一定兴奋作用；*N*-甲基酪胺可促进内源性儿茶酚胺释放，间接兴奋α-肾上腺素受体和β-肾上腺素受体。枳实、枳壳提取液低浓度可增大豚鼠心室肌细胞L型钙电流，有促进钙通道开放作用；高浓度则抑制心室细胞L型钙电流，有抑制钙通道开放作用。

此外，枳实、枳壳还具有抗氧化、扩张冠状动脉、抗菌、镇痛、降血脂、抗血栓、利尿等药理作用。枳实、枳壳提取物能有效地清除羟自由基、超氧阴离子自由基，抑制过氧化；*N*-甲基酪胺能降低冠脉阻力，增加冠脉血流量，降低心肌耗氧量，改善心肌代谢。枳实、枳壳有效成分柠檬烯具有中枢抑制作用；黄酮苷类成分新橙皮苷、柑橘苷具有抗炎作用。

综上所述，枳实（枳壳）用幼果，挥发油较易挥发，黄酮苷和生物碱较易留下，双向调节平滑肌而以兴奋为主。

【现代应用】枳实、枳壳常用于胃肠功能紊乱，可制成注射液或应用于复方制剂中，注射液通过静脉给药用于各类休克。

1. 胃下垂、子宫脱垂、脱肛　单用枳实、枳壳水煎服，或配伍补中益气汤有一定的功效。

2. 休克　枳实、枳壳注射液有效成分对羟福林及*N*-甲基酪胺静脉给药用于治疗感染性休克、过敏性休克、心源性休克、药物性休克等。

3. 胆汁返流性胃炎　枳实通降汤加减，治疗胆汁返流性胃炎，总有效率97.62%。

4. 功能性消化不良　以枳实为主的复方制剂，如枳实消痞丸，常用于治疗功能性消化不良。

【不良反应】枳实、枳壳不良反应极少，注射液偶尔出现不良反应，小鼠静脉注射枳实、枳壳注射液的半数致死量生药约80g/kg，腹腔注射的半数致死量生药约为270g/kg。麻醉犬一次静脉注射剂量过大，造成升压过高、过快，可见暂时性异位节律及无尿。

陈皮　Chenpi

【来源采制】本品为芸香科植物橘 *Citrus reticulata* Blanco 及其栽培变种的成熟干燥果皮。主产于广东、福建、四川、浙江、江西等地。秋末冬初果实成熟时采收果皮，晒干或低温干燥。主产广东新会者称新会皮，广陈皮。切丝，生用。

【主要成分】陈皮中主要含有黄酮类化合物、挥发油类、柠檬苦素类、生物碱类和微量元素。陈皮中主要生物碱成分是新福林和*N*-甲基酪胺。

【性味归经】味苦、辛，性温；归脾、肺经。

【功效主治】具有理气健脾、燥湿化痰的功效。用于脘腹胀满，食少吐泻，咳嗽痰多。

【药理作用】

1. 与功效主治相对应主要药理作用

（1）调节胃肠运动　陈皮对胃肠平滑肌的作用具有双向性，既能抑制胃肠运动，又能兴奋胃肠运动，主要与消化道机能状态有关。在体实验中，陈皮水煎剂对阿托品所致的肠推进抑制有拮抗作用，可能与胆碱能M受体有关，有促进小鼠胃排空和肠推进作用。但大剂量陈皮对胃肠运动呈现兴奋作用。陈皮提取物能抑制动物离体胃肠平滑肌，对兔离体肠管有抑制作用，抑制机制可能为阻断M胆碱受体及抑制肠肌收缩；对大鼠离体胃肌条表现为抑制作用，可能与肾上腺素能α受体和前列腺素途径有关。不同浓度陈皮水煎剂均能显著抑制家兔离体十二指肠自发活动，降低收缩力。

（2）对消化液分泌的影响　陈皮挥发油对胃肠道有温和刺激作用，促进大鼠正常消化液的分泌。陈皮水煎液对离体唾液淀粉酶活性有明显促进作用。

2. 其他药理作用

（1）保肝、利胆　陈皮提取物对肝损伤具有保护作用，可降低血清转氨酶 ALT 和 AST 含量。陈皮挥发油可溶解胆固醇结石，具有利胆、促进胆汁分泌的作用。

（2）祛痰、平喘　陈皮挥发油有刺激性祛痰作用，柠檬烯是其刺激性祛痰作用的基础。陈皮及其有效成分川陈皮素能减少致敏家兔肺组织慢反应物质的释放，可对抗组胺、乙酰胆碱等所致离体支气管痉挛性收缩。

（3）舒张子宫平滑肌　陈皮煎剂有效成分甲基橙皮苷对离体子宫平滑肌有抑制作用，对乙酰胆碱所致的子宫平滑肌痉挛有拮抗作用。

（4）兴奋心脏　陈皮水提物有效成分橙皮苷、甲基橙皮苷注射液可增强实验动物的心肌收缩力，增强心输出量，增加脉压及每搏心输出量，并可扩张冠状动脉，增加冠脉流量。

（5）对血管和血压的作用　陈皮有效成分对羟福林是其升压的主要物质，可显著升高动脉收缩压和平均动脉压，血管外周阻力增大。陈皮注射液及陈皮素类成分静脉注射可升高血压，但肌注或胃肠道给药则无升压作用。甲基橙皮苷注射液则直接扩张血管，有降压作用。

（6）抗炎　橙皮苷和甲基橙皮苷均能降低毛细血管通透性，防止微血管出血，减少水肿渗出液。

（7）抗氧化　陈皮主要成分黄酮类化合物，有清除自由基、羟氧化基及抗氧化的能力。陈皮水提液可明显清除氧自由基，可抑制大鼠离体肝、肾组织匀浆过氧化物生成，清除超氧阴离子和羟自由基。橙皮苷对羟自由基也有明显清除作用。

此外，陈皮还具有抑制血小板聚集、降血脂、抗菌、杀虫、增强免疫、抗癌、抗疲劳、抗细胞损伤等作用。挥发油、黄酮苷和对羟福林是其主要药效物质基础。

综上所述，陈皮（青皮）用成熟果皮，青皮挥发油丰富，可刺激消化液分泌，陈皮挥发油较易挥发，次生物碱、黄酮类、柠檬苦素类较易留下，双向调节平滑肌而以抑制为主。

【现代应用】

1. 消化不良　常用陈皮酊或橙皮糖浆治疗腹胀。

2. 急慢性胃肠炎　陈皮临床主要用于治疗各种胃炎及结肠炎。以陈皮为主的复方制剂有养胃冲剂、平胃散等。

3. 呼吸道感染　陈皮或陈皮醇、蛇胆陈皮散、二陈汤等。

4. 急性乳腺炎　陈皮煎液或陈皮加甘草水煎服可消肿止痛。

5. 休克　陈皮提取物对羟福林注射液静脉滴注用于抢救休克。

【不良反应】少数患者服用陈皮可导致过敏及便血。

青皮 Qingpi

【来源采制】本品为芸香科植物橘 *Citrus reticulata* Blanco 及其栽培变种的干燥幼果或未成熟果实的果皮。产地同陈皮。5～6 月间收集自落的幼果，晒干，称为“个青皮”；7～8月间采收未成熟的果实，在果皮上纵剖成四瓣至基部，除去瓤瓣，晒干，习称“四花青皮”。生用或醋炙用。

【主要成分】本品所含主要成分与陈皮相似，但所含成分的量不同，主要含有挥发油、黄酮苷类等成分，挥发油主要为右旋柠檬烯和枸橼酸，黄酮苷主要含橙皮苷、新橙皮苷、枸橘苷、柚皮苷等。另外含多种氨基酸，如天冬氨酸、谷氨酸、脯氨酸等。

【性味归经】味苦、辛，性温；归肝、胆、胃经。

【功效主治】具有疏肝破气、消积化滞的功效。用于胸肋胀满，疝气疼痛，乳癖，乳痈，食积气滞，脘腹胀满。

【药理作用】

1. 与功效主治相对应的主要药理作用

舒张胃肠平滑肌　青皮对离体或在体胃肠平滑肌的收缩活动均呈现显著的抑制作用，且青皮对于离体胃肠平滑肌的抑制作用要强于陈皮。青皮煎剂对离体兔肠有抑制作用，能对抗毛果芸香碱和氯化钡对肠管的收缩作用，拮抗乙酰胆碱对胃的致痉作用，其作用机制为阻断 M 受体。酚妥拉明预处理可部分阻断青皮对回肠纵行肌的抑制作用，其机制可能为兴奋 α-肾上腺素受体。

2. 其他药理作用

（1）促进消化液分泌　青皮的挥发油对消化道有温和的刺激作用，促进消化液的分泌和排除肠内积气，调整胃肠功能。

（2）利胆　青皮对胆囊平滑肌有舒张作用，青皮注射液可抑制大鼠胆囊的自发性或紧张性收缩，增加胆汁流量，具有保护肝功能的作用。

（3）舒张子宫平滑肌　青皮煎剂能松弛子宫平滑肌，降低收缩幅度，减慢收缩频率，浓度依赖性增强，具明显剂量效应关系。

（4）祛痰、平喘　青皮挥发油具有刺激性祛痰作用，右旋柠檬烯是其祛痰作用的药效物质基础；青皮醇提物可松弛支气管平滑肌，具有平喘的作用。

（5）强心、升压　青皮注射液可增强实验动物的心肌收缩力，增强心肌的兴奋性，增加心输出量。青皮注射液可明显升高血压，维持时间较长，机制可能为兴奋 α-肾上腺素受体，对羟福林为其药效物质基础。

（6）抗休克　青皮注射液对多种动物失血性、创伤性、输血性、内毒素等所致的休克具有拮抗作用。

此外，青皮还具有抗菌、抗血小板聚集、抗突变、镇痛等作用。

【现代应用】

1. 休克　以青皮注射液静脉滴注，治疗感染性休克、心源性休克、神经源性休克，升压效果显著且稳定。

2. 慢性结肠炎、胆囊炎　以青茵合剂治疗非胆总管胆石症效果显著。

3. 急性乳腺炎　牛蒡青皮汤或立效散随症加减效果显著。

【不良反应】少数患者服用可导致过敏。

木香 Muxiang

【来源采制】本品为菊科植物木香 *Aucklandia lappa* Decne.、川木香 *Vladimiria souliei* (Franch.) Ling 的干燥根。主产于云南、广西者，称为云木香；主产于四川、西藏等地者称川木香。秋、冬二季采挖，除去泥沙及须根，切段，大的再纵剖成瓣，干燥后撞去粗皮。生用或煨用。

【主要成分】其主要药效物质基础为挥发油和木香碱。本品含挥发油 0.3% ~3.0%。其他还有有机酸和甘氨酸、瓜氨酸等 20 种氨基酸及胆胺、木香碱等成分。

【性味归经】味辛、苦，性温；归脾、胃、大肠、三焦、胆经。

【功能主治】具有行气止痛、健脾消食的功效。用于胸脘胀满，泻痢后重，食积不消，不思饮食。

【药理作用】

1. 与功效主治相对应的主要药理作用

调节胃肠作用　木香有促进胃排空和缓解肠痉挛的双向作用。木香水煎剂对正常小鼠胃排空及肠推进均有促进作用，且呈剂量依赖关系，木香水煎剂促进胃肠运动的作用与其增加胃动素含量有关。木香烃内酯、去氢木香内酯能对抗阿托品引起的胃排空减慢作用。木香总生物碱、挥发油能对抗乙酰胆碱、组胺或氯化钡所致的肠痉挛。木香去内酯挥发油与二氢木香内酯可使离体肠运动节奏变慢，收缩不规律，呈较强抑制作用。

2. 其他药理作用

(1) 抗消化性溃疡　木香单味药能通过胃肠蠕动加快、促进胃排空，明显拮抗大鼠急性胃黏膜损伤。木香丙酮提取物、乙醇提取物灌胃给药能抑制大鼠胃黏膜急性损伤。木香烃内酯和去氢木香内酯对大鼠胃溃疡有明显改善作用。

(2) 利胆　木香水煎剂口服可增强空腹时胆囊的收缩，促进胆汁分泌，其有效成分木香烃内酯和去氢木香内酯是其药效物质基础，与促进下丘脑肠肽胆囊收缩素、胃动素分泌有关。

(3) 松弛支气管平滑肌　木香对支气管平滑肌具有解痉的作用。木香水提液、醇提液、挥发油及总生物碱能对抗组胺与乙酰胆碱对离体豚鼠气管与支气管的致痉作用，其作用可能与迷走中枢抑制有关。

（4）对心血管系统的影响　木香对心脏有抑制和兴奋的双重作用。低浓度的木香挥发油及从挥发油中分离出的各种内酯均可不同程度地抑制离体心脏的活动。小剂量的水提液与醇提液能兴奋在体蛙心与犬心，大剂量则有抑制作用，其降压机制可能在于抑制心脏，扩张血管。

此外，木香还具有抗炎、抗菌、抗血小板聚集、止泻等药理作用。木香醇提物能抑制二甲苯引起的小鼠耳郭肿胀、角叉菜胶引起的小鼠足趾肿胀等炎症。木香挥发油对链球菌、金黄色或白色葡萄球菌均有抑制作用。木香水溶性成分对兔血小板聚集有抑制作用。

【现代应用】

1. 胃肠疾病　木香挥发油对急性肠胃炎、慢性胃炎、小儿消化不良、胃肠神经官能症等所致的胃肠气胀有治疗作用。

2. 急性腰肌劳损　与川芎等量研末为散剂，黄酒早晚冲服。

3. 痢疾　与黄连配伍，制成香连丸，对急性细菌性痢疾疗效显著。

4. 支气管哮喘　应用木香醇浸膏，并可祛痰、镇痛，可控制症状，防止复发。

【不良反应】大鼠腹腔注射总内酯的半数致死量为300mg/kg，二氢木香内酯的半数致死量为200mg/kg。其总生物碱静脉注射的最大耐受量，小鼠为100mg/kg，大鼠为90mg/kg。

香附　Xiangfu

【来源采制】本品为莎草科植物莎草 *Cyperus rotundus* L. 的干燥根茎。秋季采挖，燎去毛须，置沸水中略煮或蒸透后晒干，或燎后直接晒干。生用，或醋炙用，用时碾碎。全国大部分地区均产，主产于广东、河南、四川、浙江、山东等地。

【主要成分】香附主要成分为香附烯、香附酮。此外含生物碱、强心苷、黄酮化合物等。

【性味归经】味辛、微苦、微甘，性平；归肝、脾、三焦经。

【功效主治】具有疏肝解郁、调经止痛、理气宽中的功效。用于肝郁气滞，胸胁胀满，疝气疼痛，乳房胀痛，脾胃气滞，脘腹痞闷，胀满疼痛，月经不调，闭经痛经。

【药理作用】

1. 与功效主治相对应的主要药理作用

雌激素样作用　香附挥发油对去卵巢大鼠有轻度雌激素样作用。香附烯是其雌激素样作用的主要物质基础，香附的这一作用是其治疗月经不调的主要依据之一。阴道内给药时，挥发油、香附烯Ⅰ和香附酮可致上皮角质化，而香附醇和香附烯Ⅱ则全无作用。

2. 其他药理作用

（1）舒张子宫平滑肌　香附对在体或离体未孕或已孕的子宫平滑肌均呈现抑制作用，使子宫平滑肌收缩力减弱，肌张力降低。香附抑制子宫平滑肌作用与抑制前列腺素的合成和释放有关，α-香附酮能抑制离体子宫的自主活动，香附酮是其抑制子宫平滑肌的主要物质基础。

（2）舒张胃肠、支气管平滑肌　香附挥发油、丙酮提取物可对抗乙酰胆碱、钾离子所致的肠肌痉挛，能使肠平滑肌张力下降，收缩幅度降低。香附挥发油可舒张兔肠平滑肌。α-香附酮对组胺喷雾所致豚鼠支气管平滑肌有对抗作用，具有钙离子通道阻滞作用。

（3）利胆、保肝　香附水煎液对正常麻醉大鼠十二指肠给药，可显著增加胆汁流量及胆汁中固体含量，具有较强利胆作用。对四氯化碳所致肝损伤大鼠肝细胞具有保护作用。

（4）镇痛、解热、抗炎　香附醇提物对角叉菜胶和甲醛引起的大鼠足肿胀有明显的抑制作用。小鼠皮下注射醇提物可明显提高痛阈，三萜化合物为其有效物质。香附石油醚、乙酸乙酯、醇提物均具有镇痛作用。α-香附酮是前列腺素生物合成抑制剂，是香附抗炎镇痛作用的有效成分之一；香附镇痛、抗炎作用与抑制前列腺素合成与释放有关。

此外，香附还具有降压、强心、抑制中枢、抗菌等药理作用。香附水或醇提物对离体或在体动物心脏有强心和减慢心率的作用；香附挥发油静脉注射具有降压作用；醇提物腹腔注射可减少小鼠自发活动，延长戊巴比妥钠所致小鼠睡眠时间；挥发油对金黄色葡萄球菌或某些真菌有抑制作用。

【现代应用】

1. 月经不调、痛经、乳腺增生　单独使用或与活血理气药配伍使用。

2. 胃炎、胃肠绞痛　制香附与高良姜研末内服，对寒气郁结的胃寒疼痛有疗效。

3. 腰痛　生香附研末冲服，治疗寒热虚实各种腰痛。

【不良反应】香附醇提取物小鼠腹腔注射半数致死量为1.5g/kg，香附挥发油小鼠腹腔注射半数致死量为0.297mL/kg。

枳术丸 Zhizhu Wan

【方剂组成】枳术丸出自李东垣《内外伤辨惑论》；本方由枳实（炒）250g、白术500g组成，粉碎成细粉，过筛，混匀。另取荷叶75g，加水适量煎煮。取上述粉末，用煎液泛丸，干燥，即得。

【功效主治】具有健脾消食、行气化湿功效。用于脾胃虚弱，食少不化，脘腹痞满。

【与功效主治相对应的主要药理作用】

1. 对胃肠平滑肌的作用　枳实、白术单味药及配伍均有促进胃排空和肠推进的作用，且两药配伍后具有协同作用。枳实对胃肠动力有双相调节作用，白术对胃肠动力有促进作用，荷叶对胃肠动力有抑制作用。枳术丸能明显促进在体小鼠消化管的推进性运动，对离体大鼠小肠的运动也呈促进作用，但对氯化钡所致离体大鼠肠痉挛有明显拮抗作用，说明枳术丸对胃肠动力的作用为双向调节。

2. 对消化液的影响　枳术丸能改善模型小鼠消化功能紊乱导致的脾胃虚弱症状，显著增强大鼠食欲。枳实白术配伍使用可促进正常大鼠胃肠激素，尤其是胃泌素的分泌。

3. 保肝利胆　本方可明显增强正常小鼠肝糖原并降低血糖，增加大鼠胆汁分泌，防止四氯化碳引起的肝糖原减少。

此外，本方还可抗实验性胃溃疡，明显提高正常小鼠腹腔巨噬细胞的吞噬能力和耐缺氧能力。

【现代应用】本方常用于各种消化系统的疾病。

1. 腹泻　枳术丸加味治疗食积腹泻，脾虚不甚，病程较短者。

2. 子宫脱垂，脱肛　以枳术丸重用枳实合升陷汤。

3. 胃肠疾病　枳术丸加减治疗胃下垂、胃肠动力障碍、消化不良、胃食管反流病、消化性溃疡疗效较好。

【实验方案】

枳实、厚朴水煎液对小鼠胃排空的影响

1. 实验目的

研究单用枳实、厚朴及二者配伍比例为1∶1时对正常小鼠胃排空作用的影响。

2. 实验材料

小鼠（20～22g）、厚朴、枳实、淀粉、奶粉、葡萄糖粉、分析天平、手术剪、镊子、小鼠灌胃针、注射器、烧杯（100mL）。

3. 实验方案与步骤

（1）营养性半固体糊剂的制备：奶粉16g，葡萄糖8g，淀粉8g，以2∶1∶1的比例配制，加蒸馏水300mL，搅拌均匀。

（2）各组药液的制备：药物厚朴、枳实倒入药锅内，加入冷水浸没药物，浸泡0.5～1小时后武火煮沸，后改为文火煎煮20～25分钟。将药汁滤出，重新加入冷水浸没药物，继续武火煎煮至沸腾，改文火煎煮15～20分钟，将两次药液混合均匀，制成0.04g（生药）/mL，4℃保存。

（3）分组：取小鼠16只，雌雄各半，禁食不禁水18小时后，称重，编号。随机分为四组：空白对照组、单用枳实组、单用厚朴组、枳实厚朴1∶1组，各组按0.2mL/10g灌胃给药，空白对照组给予等体积的生理盐水。40分钟后各组均灌胃给予营养性半固体糊剂，每只0.6mL，记下所灌固体糊重；20分钟后脱颈处死，剖开腹腔，结扎胃贲门、幽门，取胃，用滤纸擦干后称胃全重。沿胃大弯剪开胃体，洗去胃内容物，擦干后称胃

净重。

（4）检测：按照下述公式计算小鼠胃残留率。

胃中残留物＝胃全重－胃净重

胃中残留率＝胃中残留物/所灌半固体糊×100%

结果按表 12-2 记录数据。

表 12-2 各组药物对小鼠胃排空的影响

组别	剂量（g/kg）	n	胃中残留率	组别
空白对照组				
枳实组				
厚朴组				
枳实厚朴 1：1 组				

4. 实验预期结果与启发

实验预期结果：厚朴组、枳实组、枳实厚朴 1：1 组的水煎液均可显著降低小鼠的胃残留率，即厚朴组的胃残留率<枳实组的胃残留率<枳实厚朴 1：1 组胃残留率。其中，枳实厚朴 1：1 组效果最为明显，与空白对照组比较有显著性差异。

启发：枳实、厚朴配伍，可以增强其促进肠胃蠕动的效果，提高胃肠动力，促进胃排空。

5. 实验注意事项

要求掌握小鼠灌胃方法，药量准确。

复习思考

一、单选题

1. 枳壳通过哪种途径给药具有升压作用（　　）

A. 肌注　　B. 皮下　　C. 口服

D. 静脉　　E. 黏膜

2. 枳实用于治疗胃肠无力性消化不良的药理基础（　　）

A. 对胃肠有抑制作用　　B. 对胃肠有兴奋作用

C. 对胃肠有双向调节作用　　D. 对胃肠有先兴奋后抑制作用

E. 对胃肠大剂量兴奋小剂量抑制作用

3. 青皮升压作用的有效成分（　　）

A. *N*-甲基酪胺　　B. 对羟福林　　C. 黄酮苷

D. 柠檬酸　　E. 以上均非

4. 哪种理气药具有雌激素样作用（　　）

A. 木香　　B. 陈皮　　C. 香附

D. 枳壳　　E. 青皮

二、配伍题

A. 对羟福林　　B. 消旋去甲乌药碱　　C. 黄酮苷

D. 氢氰酸　　E. 氯化钾基多巴胺

1. 枳壳升压作用的有效成分是（　　）
2. 青皮升压作用的有效成分是（　　）

A. 兴奋胃肠平滑肌　　B. 抑制胃肠平滑肌

C. 既兴奋又抑制胃肠平滑肌　　D. 小剂量兴奋，大剂量抑制

E. 先兴奋后抑制

3. 枳壳具有的药理作用是（　　）
4. 香附具有的药理作用是（　　）

三、简答题

1. 以理气药对胃肠运动的影响为例，简述中药的双向作用。
2. 简述理气药的主要药理作用。

四、问答题

请阐述枳实、枳壳的现代应用有哪些？

扫一扫，看课件

第十三章 消食药

【学习目标】

掌握消食药的概念、分类及消食药与功效有关的药理作用。

熟悉各代表药的主要药理作用和现代应用，消食药的常用中药和方剂。

了解消食药常用药物的主要成分、现代应用及不良反应。

第一节 概 述

凡以消食化积为主要功效的药物，称消食药。消食药具有消食导滞、促进消化的功效，此外还具有健脾益胃的作用。适用于食滞中阻引起的脘腹胀满，不思饮食，嗳气吞酸，恶心呕吐，大便失调，舌质淡红，脉弦滑，以及脾胃虚弱等。消食药多味甘性平，归脾、胃二经。饮食不节，贪食过饱或恣食生冷，损伤中阳，影响脾之健运、胃之和降，致食滞中阻，大致包括在西医学的胃神经官能症、胃下垂、消化不良、胃肠功能紊乱等疾病中。

【主要药理作用】

1. 助消化作用　消食药通过所含消化酶产生助消化作用，也能通过促进胃液的分泌，提高消化能力。山楂、神曲含有脂肪酶，有利于脂肪的消化。麦芽、谷芽中淀粉酶活性较高，能促进碳水化合物的消化。山楂含山楂酸、柠檬酸等多种有机酸，能提高胃蛋白酶活性，促进蛋白质的消化。神曲为酵母制剂，除含多种消化酶外，尚含多量酵母菌等，可增进食欲，促进消化。鸡内金能促进胃液和胃酸的分泌，胃液分泌量较正常提高 30% ~ 37%，总酸增加 25% ~75%。山楂也有明显的促进胃液和胃酸分泌的作用。

2. 调节胃肠运动　消食药对胃肠运动有不同的影响。鸡内金、莱菔子对胃肠运动有促进作用，鸡内金能增强胃运动，促进胃排空。莱菔子能加强兔离体回肠的节律性收缩。

消食药增强胃肠运动有利于消除胃肠积气，改善腹满症状。山楂能对抗乙酰胆碱、钡离子引起的家兔离体十二指肠痉挛性收缩，又能促进大鼠松弛状态的胃平滑肌收缩活动，显示对胃肠活动的调节作用。

综上所述，与消食药消食化滞、促进消化功效相关的药理作用为助消化、调节胃肠运动等作用。

【常用药物及方剂】常用药物有山楂、神曲、麦芽、谷芽、莱菔子、鸡内金、陈皮、木香、乌药、佛手、厚朴等。常用复方有保和丸、大山楂丸等。消食药常用药物与方剂主要药理作用见表13-1。

表13-1 消食药常用药物与方剂主要药理作用简表

传统功效	消食健胃	消食化滞	消食健胃	消食健胃
药理作用	助消化	调节胃肠运动	维生素作用	促进消化液分泌
山楂	+	+	+	+
神曲	+	+	+	
麦芽	+		+	+
谷芽	+		+	
莱菔子		+	+	
鸡内金	+	+		+
陈皮		+		+
厚朴		+		+
保和丸	+	+	+	+

第二节 常用方药

山楂 Shanzha

【来源采制】本品为蔷薇科植物山里红 *Crataegus pinnatifida* Bge. var. *major* N. E. Br 或山楂 *Crataegus pinnatifida* Bge. 的干燥成熟果实。秋季果实成熟时采收，切片，干燥。

【主要成分】山楂的主要化学成分为黄酮类化合物及有机酸。另外尚含有磷脂、维生素C、核黄素等。

【性味归经】味酸、甘，性微温；归脾、胃、肝经。

【功效主治】具有消食健胃、行气散瘀、化浊降脂的功效。用于肉食积滞，胃脘胀满，泻痢腹痛，瘀血经闭，产后瘀阻，心腹刺痛，疝气疼痛，胸痹心痛，高脂血症。

【药理作用】

1. 与功效主治相关的药理作用

（1）助消化　山楂含柠檬酸、山楂酸、熊果酸等多种有机酸，口服后能增加胃液酸度，提高胃蛋白酶活性，促进蛋白质的消化。山楂味酸，还能促进胃液的分泌。炮制影响山楂助消化作用，炒山楂酸味减弱，可缓和对胃的刺激性；焦山楂不仅酸味减弱，并增加了苦味，长于消食止泻；山楂炭味微苦涩，偏于止泻、止血。山楂中含脂肪酶，能促进脂肪的消化。山楂对胃肠运动功能具有一定调节作用，能增强大鼠松弛状态胃平滑肌的收缩，而对乙酰胆碱及钡离子引起的兔、鼠离体胃肠平滑肌收缩具有明显抑制作用。

（2）对心血管系统的作用

①抗心肌缺血：山楂流浸膏对垂体后叶素、异丙肾上腺素所致急性心肌缺血均有保护作用。山楂在增加冠脉血流量的同时，还能降低心肌耗氧量，提高氧利用率。山楂聚合黄酮对实验性兔急性心肌缺血有保护作用，对结扎冠状动脉前降支引起的 S-T 段降低程度及 S-T段异常抬高数和病理性 Q 波出现数均有着明显的抑制。山楂聚合黄酮能缩小兔实验性心肌梗死范围。山楂浸膏及总黄酮苷给犬静脉注射，可使冠脉血流量增加达 37.5%。山楂黄酮、水解产物或浸膏能增加小鼠心肌对放射性铷（^{86}Rb）的摄取能力，增加小鼠心肌营养性血流量，其中以山楂水解产物作用最强。

②抗心律失常：山楂黄酮能对抗乌头碱引起的家兔心律失常。山楂抗心律失常作用类似Ⅲ型抗心律失常药物，即能延长动作电位时程和有效不应期。山楂提取物能够延长离体灌流心脏的不应期，并延长豚鼠乳突肌动作电位时程。

③降压：山楂乙醇浸出物静脉给药，能使麻醉兔血压缓慢下降，作用持续 3 小时。山楂总黄酮静脉注射能使猫血压下降，维持 5～10 分钟。其总提取物对小鼠、兔、猫亦有较为明显的中枢性降压作用。山楂降压作用也与其扩张外周血管作用有关。

（3）调节脂质代谢　山楂及山楂黄酮能显著抑制喂高脂、高胆固醇饲料大鼠血清总胆固醇（TC）、低密度脂蛋白-胆固醇（LDL-C）和载脂蛋白 B（ApoB）浓度，显著升高高密度脂蛋白-胆固醇（HDL-C）和 ApoA I 浓度，但对甘油三酯（Th）影响不大。山楂还能减轻家兔动脉粥样硬化病变。逆转录聚合酶链反应（RT-PCR）实验显示，高脂、高胆固醇饲料能显著降低大鼠肝脏低密度脂蛋白受体（LDLR）mRNA 水平，山楂及山楂黄酮能显著升高大鼠肝脏 LDLR 水平，而对受体亲和力影响不明显。山楂对肝细胞微粒体及小肠黏膜的胆固醇合成的限速酶（HMG-CoA 还原酶）有抑制作用，但对肝脏胆固醇分解限速酶（7α-羟化酶）无明显影响。以上说明山楂调节脂质代谢作用是通过抑制肝脏胆固醇的合成、升高 LDLR 水平，从而促进血浆胆固醇摄入肝脏所产生的。

2. 其他药理作用

（1）促进免疫功能　山楂制剂给小鼠灌胃或皮下注射，对小鼠胸腺及脾脏重量、血清溶菌酶含量均有增加作用，并能提高血清血凝抗体滴度、T 淋巴细胞转化率及 T 淋巴细胞酸性 α-醋酸奈酯酶（ANAE）阳性细胞百分率，说明山楂对小鼠非特异性免疫、体液免疫及细胞免疫均有促进作用。

（2）抗癌　山楂的丙酮提取液可抑制致癌剂黄曲霉素诱导的致突变作用。山楂提取液还能够抑制灌服亚硝酸钠溶液和甲基苄胺溶液所诱导的大鼠前胃乳头状瘤。

（3）抗氧化　山楂及山楂黄酮能显著降低血清和肝脏中丙二醛（MDA）含量，增强红细胞和肝脏超氧化物歧化酶（SOD）的活性，同时增强全血谷胱甘肽过氧化酶（GSH-Px）活性。

（4）抗菌　山楂对志贺肝菌、福氏菌、宋内痢疾杆菌、变形杆菌、大肠杆菌等有较强的抑菌作用，山楂榨取的原液（pH 值为 5）对金黄色葡萄球菌和大肠杆菌有一定的杀菌作用。

综上所述，山楂用成熟果实，其主要成分之一的有机酸可以增加胃液酸度而有助消化，其主要成分中的脂肪酶可促进脂肪消化，其主要成分之黄酮类可以抑制胆固醇在肝脏内合成。

【现代应用】

1. 消化不良　用于食滞中阻及脾胃虚弱引起的各种病证，尤其适用于肉食积滞。单用山植，或大山楂丸、保和丸等。

2. 冠心病、心绞痛　山楂、山楂制剂及有效成分黄酮类化合物制剂，用于治疗冠心病、心绞痛，能减轻心绞痛的临床症状。

3. 高脂血症、动脉粥样硬化　山楂煎剂、粗粉、制剂及山楂制成的食品均可用于治疗高脂血症。

【不良反应】有胃切除患者食用山楂致肠梗阻及山楂导致胃结石的报道。

莱菔子　Laifuzi

【来源采制】本品为十字花科植物萝卜 *Raphanus sativus* L. 的干燥成熟种子。夏季果实成熟时采割植株，晒干，搓出种子，除去杂质，再晒干。全国各地均产，生用或炒用，用时捣碎。

【主要成分】莱菔子含有芥子碱及芥子碱硫酸氢盐和脂肪油。另含莱菔子素。

【性味归经】味辛、甘，性平；归肺、脾、胃经。

【功效主治】具有消食除胀、降气化痰的功效。用于食积气滞，脘腹胀痛，大便秘结，积滞泻痢，下痢后重，气逆喘满，咳嗽痰多。

【药理作用】

1. 与功效主治相关的药理作用

（1）对消化功能的影响　莱菔子有收缩离体胃、十二指肠平滑肌作用，加入 M 受体阻滞剂阿托品后，莱菔子对十二指肠平滑肌的收缩作用消失，但加入α、β受体阻滞剂对莱菔子的作用无影响。提示莱菔子促进家兔十二指肠平滑肌收缩作用可能与兴奋M受体有关。

（2）镇咳、祛痰、平喘　莱菔子具有镇咳、祛痰、平喘作用。炒莱菔子水提醇沉液对小鼠吸入浓氨水引起的咳嗽有明显镇咳作用；对小鼠酚红排泌试验有增强作用；对豚鼠离体气管有松弛作用。

（3）抗菌　莱菔子水浸剂能不同程度地抑制同心性毛癣菌等多种皮肤真菌。莱菔子素对葡萄球菌和大肠杆菌等具有显著抑制作用。

2. 其他药理作用　莱菔子提取液静脉注射能明显降低家兔缺氧性肺动脉高压和体动脉压，随着剂量加大，降压作用时间延长。莱菔子注射液的降压作用起效迅速，但降压作用维持时间短，血压回升较快。

综上所述，与莱菔子消食除胀、降气化痰功效相关的药理作用为增强胃、十二指肠平滑肌收缩，以及镇咳、祛痰、平喘、抗菌等作用。

【现代应用】

1. 便秘、腹胀　炒莱菔子可治疗便秘。莱菔子用于减轻妇科患者术后腹胀有效。

2. 高血压　莱菔子浸膏片用于治疗Ⅱ期原发性高血压有一定疗效。

3. 老年性高脂血症　莱菔子炒至爆壳，研细末，可用于治疗老年性高脂血症。

保和丸　Baohe Wan

【方剂组成】保和丸出自朱丹溪的《丹溪心法》，由焦山楂、六神曲、制半夏、茯苓、陈皮、莱菔子、连翘组成。

【功效主治】保和丸具有消食、导滞、和胃的功效。主治食滞胃肠之食积停滞、脘腹胀痛、嗳腐吞酸或大便泄泻，舌苔厚腻，脉滑等。

【与功效主治相对应的药理作用】

促进肠胃运动　保和丸对正常小鼠及利血平所致脾虚证小鼠胃排空和小肠推进均有促进作用。保和丸可对抗阿托品所致胃肠运动控制，与模型对照组比较，保和丸高（3.6g/kg）、中（1.8k/kg）、低（0.9k/kg）剂量组均可使胃内残留率明显降低，小肠推进率明显升高。

【现代应用】

1. 胃石症　用保和丸加减治疗胃石症21例，治疗2~3周，患者自觉症状消失，复查钡餐透视，胃内结块消失20例。

2. 脂肪肝　保和丸加味汤剂口服治疗脂肪肝54例，总有效率90.7%。

3. 老年性便秘　保和丸加味治疗老年性便秘35例，全部治愈，随访1个月无复发。

4. 小儿泄泻　保和丸加味治疗脾胃虚弱、乳食内伤所致小儿泄泻100例，治愈87例，占87%；显效10例，占10%；有效3例，占3%；总有效率为100%。

复习思考

一、单选题

1. 补充脂肪酶助消化的药物是（　　）

A. 莱菔子　B. 枳实　C. 麦芽　D. 陈皮　E. 山楂

2. 下列关于山楂的药理作用，错误的是（　　）

A. 助消化　B. 抗心肌缺血　C. 降压　D. 镇咳　E. 调节脂质代谢

3. 下列具有助消化作用的药物，错误的是（　　）

A. 山楂　B. 莱菔子　C. 枳实　D. 谷芽　E. 香附

4. 下列关于莱菔子的药理作用，错误的是（　　）

A. 收缩平滑肌　B. 镇咳　C. 祛痰　D. 升高血压　E. 平喘

5. 下列关于山楂的现代应用，错误的是（　　）

A. 消化不良　B. 便秘　C. 高血脂　D. 动脉粥样硬化　E. 冠心病

6. 能增加心肌血流量的药物是（　　）

A. 山楂　B. 枳壳　C. 莱菔子　D. 麦芽　E. 神曲

7. 下列关于山楂助消化的药理作用，错误的是（　　）

A. 增加胃液酸度　B. 促进胰酶分泌　C. 促进脂肪的消化　D. 调节胃肠运动　E. 促进胃液的分泌

8. 补充淀粉酶促进碳水化合物消化的药物是（　　）

A. 麦芽　B. 山楂　C. 神曲　D. 鸡内金　E. 陈皮

9. 含有胃激素，能促进消化液分泌的药物是（　　）

A. 山楂　B. 麦芽　C. 鸡内金　D. 神曲　E. 谷芽

二、配伍题

A. 有机酸　　B. 脂肪酶　　C. 山楂黄酮
D. 磷脂　　E. 核黄素

1. 山楂加强心肌收缩的成分是（　　）
2. 山楂促进脂肪消化的成分是（　　）

A. 山楂　　B. 芒硝　　C. 大黄
D. 莱菔子　　E. 麦芽

3. 具有降压作用的消食药是（　　）
4. 具有调节脂质代谢的消食药是（　　）

A. 麦芽　　B. 莱菔子　　C. 山楂
D. 谷芽　　E. 神曲

5. 具有强心作用的消食药是（　　）
6. 具有镇咳作用的消食药是（　　）

三、简答题

简述消食药的主要药理作用。

扫一扫，看课件

第十四章
止血药

【学习目标】

掌握止血药的概念、分类及止血药与功效有关的药理作用。

熟悉各代表药的主要药理作用和现代应用，止血药的常用中药和方剂。

了解止血药常用药物的主要成分、现代应用及不良反应。

第一节　概　述

凡能促进血液凝固，抑制体内外出血的药物，称为止血药。止血药一般都具有清热凉血、收敛、化瘀、温经、促进血液凝固等功效。用于各种原因所致的血液不循经脉运行而溢出脉外引起的出血症，如咯血、吐血、尿血、便血、崩漏、紫癜及创伤出血。止血药药性有寒温之分，多入肝、肺、心、脾经。根据止血药的主要性能分为4类，化瘀止血药，如三七、蒲黄、茜草等；收敛止血药，如紫珠、仙鹤草、白及等；凉血止血药，如小蓟、地榆、槐花、白茅根等；温经止血药，如艾叶、泡姜、灶心土等。

血液中存在凝血和抗凝血两大动态平衡系统，两者相辅相成，使血液既能在血管内不停地流动，也能在损伤的局部迅速凝血、止血。在病理情况下，上述平衡被打破，可发生栓塞性疾病或出血性疾病。西医学认为，造成出血的病因主要有血管壁结构或功能异常（如血管损伤、血管通透性和脆性增加），凝血过程障碍（如血小板减少，血小板黏附、活化、聚集能力下降，凝血因子缺乏或功能减弱），纤维蛋白溶解系统功能亢进等。止血药能明显缩短凝血时间、凝血酶原时间、出血时间。

【主要药理作用】

1. 收缩血管、降低毛细血管通透性　槐花、三七、大蓟、小蓟等可收缩局部小血管，槐花、白茅根可降低毛细血管脆性，降低通透性，增强毛细血管对损伤的抵抗能力。

2. 促进凝血因子生成　白及可增强血小板第三因子的活性，大蓟可促进凝血酶原激活物的生成，小蓟含有凝血酶样活性物质，三七、蒲黄可增加血中凝血酶含量，白茅根可促进凝血酶原的生成。

3. 增强血小板功能　三七、蒲黄、云南白药等可增加血小板数，提高血小板的黏附及聚集能力，促进血小板释放活性物质。

4. 抑制纤维蛋白溶解　白及、紫珠、小蓟、艾叶可通过抑制纤溶酶活性从而抑制纤维蛋白溶解，发挥止血作用。

5. 抗凝血作用　止血药中有些药物在止血的同时，往往具有一定的抗凝作用，如三七、蒲黄可抑制血小板聚集，三七可抑制凝血酶诱导的纤维蛋白原向纤维蛋白的转化，并对纤溶系统具有一定的促进作用。

【常用药物与方剂】常用药物有三七、白及、蒲黄、槐花、艾叶等。常用复方有云南白药、小蓟饮子、黄土汤等。止血药常用药物与方剂主要药理作用见表14-1。

表14-1　止血药常用药物与方剂主要药理作用简表

类别	传统功效	止血	止血	止血	止血	止血
	药理作用	收缩局部血管	增强血小板活性	促凝血因子生成	抗纤维蛋白溶解	改善血管功能
化瘀止血药	三七	+		+	+	
	蒲黄			+	+	
	茜草			+	+	
	仙鹤草			+	+	
	云南白药			+	+	
收敛止血药	白及		+	+	+	
	紫珠	+	+		+	
	血余炭		+	+		
	花生衣	+	+		+	
	十灰散	+	+	+	+	
凉血止血药	大蓟			+		
	小蓟	+	+	+	+	
	地榆		+	+	+	
	槐花	+		+		
	白茅根	+		+		
	小蓟饮子	+	+	+		
温经止血药	艾叶			+	+	+
	炮姜			+		
	灶心土			+	+	+
	陈皮			+		+
	胶艾汤			+		+

第二节　常用药物

三七　Sanqi

【来源采制】本品为五加科植物三七 *Panax notoginseng*（Burk.）F. H. Chen 的干燥根和根茎。秋季花开前采挖，洗净，分开主根、支根及根茎，干燥。主要分布于云南、广西、江西、四川等地。云南为三七的道地产地。

【主要成分】三七的主要化学成分有三七皂苷、黄酮等。三七皂苷与人参皂苷相似，其中所含单体有人参皂苷 Rb1、Rb2、Rc、Rd、Re、Rf、Rg1、Rg2、Rh 等 9 种，但以 Rb1 和 Rg1 为主。三七总皂苷水解所得苷元为人参二醇和人参三醇，但不含齐墩果酸。黄酮苷中有三七黄酮 A（槲皮素）、三七黄酮 B。此外，三七中的止血活性成分为三七氨酸（dencichine），其含量远较人参中为高。

【性味归经】味甘、微苦，性温；归肝、胃经。

【功效主治】具有散瘀止血、消肿定痛的功效。用于咯血，吐血，衄血，便血，崩漏，外伤出血，胸腹刺痛，跌扑肿痛等。

【药理作用】

1. 主要药理作用

（1）对血液及造血系统的作用　三七具有十分显著的止血作用，三七多种制剂在不同给药途径下对多种动物均表现出明显的止血作用。三七的止血作用主要与增加血小板数目、增强血小板功能、收缩局部血管、增加血液中凝血酶含量等有关，使凝血时间和凝血酶原时间明显缩短。三七的止血成分是三七氨酸，三七氨酸加热容易被破坏，故三七止血宜生用。三七能抗血小板聚集，抗血栓形成，有效成分是三七皂苷，主要是以 Rg1 为代表的人参三醇型皂苷有抗血栓作用。三七抗血栓形成作用环节包括抗血小板聚集、抗凝血酶和促进纤维蛋白溶解等。三七能提高血小板内 cAMP 的含量，减少血栓素 A2 的合成，抑制 Ca^{2+}、5-HT 等物质的释放，发挥抗血小板聚集的作用。三七具有促进凝血及抑制血小板聚集、抗血栓的双重作用，使用后既可止血，又可防止血液系统出现高凝状态，减少或预防血栓的过度形成，从而维持全身血液循环通畅，故三七“止血而不留瘀”。三七总皂苷可明显促进各类造血干细胞的增殖、分化和迁移，对环磷酰胺及 Co-γ 射线照射引起的小鼠白细胞减少，有促进恢复的作用。对急性失血性贫血大鼠，三七可显著促进红细胞、网织红细胞、血红蛋白的恢复。

（2）对心血管系统的作用　①扩张血管、降血压：三七及三七总皂苷对多种实验性高血压动物模型均具有降压作用。三七皂苷能阻断钙通道，对不同部位血管具有选择性扩张作用，对大动脉扩张作用弱，对小动脉和静脉扩张作用强，并能降低冠状动脉阻力，增加冠状动脉血流量。Rb1、Re、Rg1 是三七总皂苷中扩张血管的有效成分，且相互之间存在协同作用，Rb1 作用较强。②抗心肌缺血：三七总皂苷对心肌梗死具有保护作用，可减少心肌梗死面积，显著增加缺血心肌血流量。三七总皂苷抗心肌缺血作用与以下环节相关：改善心肌血氧供应，扩张冠状动脉，增加冠状动脉血流量，促进侧支循环的形成；降低心肌耗氧量，降低心肌收缩力，减慢心率，降低外周血管阻力，减轻心脏前、后负荷；提高超氧化物歧化酶（SOD）活力，增强机体清除氧自由基能力，抗脂质过氧化，减少丙二醛的生成，提高机体耐缺氧能力；减轻心肌细胞钙超载。③抗脑缺血：三七总皂苷可扩张脑血管，降低脑血管阻力，增加脑血流量，对脑缺血动物模型具有明显的保护作用。三七抗脑缺血的作用环节，除与扩张脑血管、增加脑血流量作用有关外，还与其改善脑组织能量代谢、抑制脂质过氧化、提高脑组织清除氧自由基能力等作用有关。④抗心律失常：三七总皂苷、人参二醇型皂苷、人参三醇型皂苷对多种原因所引的大鼠心律失常均有明显的对抗作用。能降低心肌自律性，减慢传导，延长动作电位时程和有效不应期，消除折返激动等。上述作用与钙通道阻滞作用有关。⑤抗动脉粥样硬化、逆转心肌肥厚：三七总皂苷腹腔注射能显著抑制实验性动脉粥样硬化内膜斑块的形成，纠正动脉壁中 PGI_2/TAX_2 间的失衡，维持血管内环境的稳定。腹腔注射三七皂苷可对抗异丙肾上腺素所致大鼠心肌肥厚，显著提高 Na^+-K^+-ATP 酶和 Ca^{2+}-ATP 酶的活性，改善离子转运，从而改善心肌重构。

2. 其他药理作用

（1）保肝　三七具有促进肝脏修复、抗肝纤维化、抗肝损伤作用，可显著降低 CCl_4 致肝损伤小鼠血清丙氨酸氨基转移酶（AST）的活性，减轻肝细胞变性坏死。

（2）抗炎　三七总皂苷可对抗炎症引起的毛细血管通透性增加、炎性渗出和组织水肿及炎症后期肉芽组织增生等。三七抗炎的主要有效成分为皂苷，以人参二醇型皂苷为主。

（3）抗肿瘤　三七皂苷可通过直接杀伤肿瘤细胞、抑制肿瘤细胞生长或转移、诱导肿瘤细胞凋亡、分化等方式发挥抗肿瘤作用。

（4）镇痛镇静　三七总皂苷及人参二醇型皂苷有镇静、催眠、安定的作用，对化学性和热刺激性引起的疼痛均有镇痛作用。

（5）对免疫功能的影响　三七总皂苷可促进大鼠免疫器官胸腺和脾增重，明显提高外周血中粒细胞和肺泡巨噬细胞的吞噬率。三七皂苷一方面可降低机体变态反应时过高的细胞免疫功能，另一方面使高淋巴细胞恢复正常水平。

此外，三七皂苷对物质代谢也有一定影响，可自动双向调节血糖水平，降低血中胆固醇和血脂水平，促进蛋白质和核酸代谢。

综上所述，三七用根和根茎，生用时其主要成分三七氨酸可收缩局部血管，增加血液中凝血酶含量而发挥止血作用，另一主要成分三七皂苷则可抗血小板聚集，抗血栓形成而发挥溶血作用。

【现代应用】

1. 各种组织出血　三七内服或三七注射液静脉注射可用于上消化道出血、眼前房出血等。

2. 缺血性心脏病　长期服用三七或三七皂苷制剂（冠心宁）可用于治疗缺血性心脏病或减轻心绞痛。

3. 脑血栓　血栓通注射液（有效成分为三七总皂苷）可治疗脑血栓。

4. 高脂血症　口服生三七粉治疗高胆固醇血症。

5. 慢性肝炎　生三七粉口服或静脉注射三七注射液用于治疗慢性肝炎。

6. 跌打损伤　以三七为主要药物的跌打圣药——云南白药治疗跌打损伤疗效奇好。

【不良反应】口服临床治疗量三七粉每次 1～1.58g，一般无明显副作用，少数患者出现胃肠道不适及出血倾向。如一次口服 10g 以上生三七粉，可能引起房室传导阻滞。个别患者出现过敏性药疹。

白及　Baiji

【来源采制】本品为兰科植物白及 *Bletilla striata*（Thunb.）Reichb. f. 的干燥块茎。夏、秋二季采挖，除去须根，洗净，置沸水中煮或蒸至无白心，晒至半干，除去外皮，晒干。主要分布于华东、中南、西南及甘肃、陕西等地。以贵州产量最大，质量最好。

【主要成分】主要化学成分有白及胶（含联苄类化合物）、菲类衍生物、苄类化合物等。

【性味归经】味苦、甘、涩，性微寒；归肺、肝、胃经。

【功效主治】具有收敛止血、消肿生肌的功效。用于咯血，吐血，外伤出血，疮疡肿毒，皮肤皲裂等。

【药理作用】

1. 主要药理作用

（1）止血　白及胶为止血有效成分，可显著缩短家兔凝血时间及凝血酶原生成时间，抑制纤维蛋白溶解系统，并加速红细胞沉降。白及促进凝血的机制可能与抑制纤维蛋白溶解及轻度增强血小板因子Ⅲ的活性有关。

（2）保护胃黏膜　白及煎剂能明显减轻由盐酸引起的胃黏膜损伤。白及胶可改善幽门结扎、乙酸所致的大鼠溃疡，促进溃疡愈合。白及含黏液质，容易形成物理性的隔膜，而对伤口起保护作用，用于帮助消化道溃疡的修复。白及保护胃黏膜的机制可能与促进胃黏膜合成和释放内源性前列腺素有关。

2. 其他药理作用

（1）抗菌　白及联苄类化合物在体外对金黄色葡萄球菌、枯草杆菌、蜡样芽孢杆菌和加得那诺卡菌有很强的抑制作用；白及联菲 A、B、C 对金黄色葡萄球菌及与龋齿形成有关的突变链球菌有抑制作用，其中白及联菲 B 的作用较强。

（2）促进伤口愈合　白及胶能明显促进伤口的愈合，也可直接参与受损组织或细胞的修复和代谢过程。

综上所述，白及用块茎，富含黏液质而易形成物理性保护膜，广泛用于创口止血。

【现代应用】

1. 上消化道出血　白及粉、10%白及胶浆口服可治疗上消化道出血。

2. 肛裂　白及粉加凡士林配成 50%软膏，取少量涂于裂口上，每日 1 次，可用于早期肛裂。

3. 口腔黏膜病变　白及粉与白糖 4∶6 配制，混匀涂于患处，治疗复发性口疮、慢性唇炎、过敏性口腔炎等。

【实验方案】

三七对小鼠凝血时间的影响

1. 实验目的

学习用毛细玻管测定凝血时间的方法；观察三七缩短凝血时间的作用。

2. 实验材料

实验药品：生理盐水、三七水浸液 0.1g/mL、苦味酸。

实验动物：小白鼠。

实验器材：1mL 注射器、毛细玻管（内径 1mm、长 10cm）、灌胃针头、天平、秒表。

3. 实验方案与步骤

取小鼠 6 只，随机分为 2 组。2 组均按 0.2mL/10g 剂量灌胃，分别给予生理盐水、三七水浸液。2 小时后用玻璃毛细管插入小鼠内眦球后静脉丛，深 4～5mm。自血液流进管内开始计时。血液注满后取出毛细管平放于桌上，每隔 30 秒折断两端毛细管约 0.5cm，并缓慢向左右拉开，观察折断处是否有血凝丝，至血凝丝出现为止，所历时间即为血凝时间。毛细管两端数据的平均值，即为该鼠的血凝时间。计算凝血时间缩短百分率。

凝血时间缩短百分率=（对照组血凝时间-给药组血凝时间）/对照组凝血时间×100%

4. 实验预期结果与启示

三七对小鼠凝血时间的影响（$\bar{x}\pm S$，$n=3$）

组别	剂量（mL/10g）	凝血时间（s）	凝血时间缩短百分率（%）
对照组			
给药组			

5. 实验注意事项

（1）实验时室温最好在15℃左右。

（2）测试用的毛细管内径应均匀一致。

（3）毛细玻管采血后不宜长时间拿在手中，以免影响凝血时间。

复习思考

一、单选题

1. 三七止血的有效成分是（　　）

A. 人参皂苷 Rb_1　　B. 三七氨酸　　C. 三七皂苷 Rg_1

D. 总黄酮　　E. 三七总皂苷

2. 下列药物中具有胃黏膜保护作用的是（　　）

A. 三七　　B. 蒲黄　　C. 茜草

D. 白及　　E. 仙鹤草

3. 三七“祛瘀生新”功效与下列哪项药理作用有关（　　）

A. 止血　　B. 抑制血小板聚集　　C. 镇痛

D. 促进骨髓造血功能　　E. 抗炎

4. 对胃及十二指肠溃疡合并上消化道出血疗效显著的是（　　）

A. 三七　　B. 蒲黄　　C. 茜草

D. 白及　　E. 仙鹤草

二、配伍题

A. 人参三醇型皂苷　　B. 人参二醇型皂苷

C. 三七氨酸　　D. 多糖

1. 三七抗血栓的成分是（　　）

2. 三七镇痛的成分是（　　）

3. 三七中加热易被破坏的止血成分是（　　）

4. 白及中具有胃黏膜保护作用的成分是（　　）

三、简答题

1. 止血药通过哪些环节产生止血作用？

2. 试述三七“止血而不留瘀的”药理作用基础。

扫一扫，看课件

第十五章 活血化瘀药

【学习目标】

掌握活血化瘀药的概念、分类及活血化瘀药与功效有关的药理作用。

熟悉各代表药的主要药理作用和现代应用，活血化瘀药的常用中药和方剂。

了解活血化瘀药常用药物的主要成分、现代应用及不良反应。

第一节 概 述

凡以疏通血脉、促进血行、消散瘀血为主要功效，主治血瘀证的中药称为活血化瘀药。临床用于治疗血瘀证。按药物作用特点不同，可分为养血活血药，如丹参、当归、赤芍等；活血祛瘀药，如川芎、红花、蒲黄等；祛瘀止痛药，如乳香、没药、延胡索等；破血散结药，如三棱、莪术、桃仁等。近年来，对于血瘀的认识是：血瘀证是一个与血液循环有关的病理过程，它与血液循环障碍有密切的关系，主要表现在以下几个方面。

血瘀证临床表现各异，涉及病种很多，但一般均有血液“浓、黏、凝、聚”的倾向。浓，指血液的浓度增高，表现为血球压积增加，血浆蛋白、血脂等浓度增高；黏，指血液黏稠增加，表现为全血和血浆比黏度增加；凝，指血液的凝固性增加，表现为血浆纤维蛋白原增加，凝血速度加快；聚，指血细胞聚集性增加，表现为红细胞和血小板在血浆中电泳缓慢，血小板对各种因素如 ADP（二磷酸腺苷）等诱导的凝集性增高，红细胞沉降率加快等。由于上述种种变化，故血瘀患者血液运行不畅，易致血栓形成、血管栓塞。

中医学早有“久病入络为血瘀”的理论，现代研究表明，血瘀患者一般均有微循环障碍（微循环一般是指微动脉与微静脉间的微血管血液循环）的表现，如微血流缓慢和瘀滞，甚至血管内凝血，微血管变形（管襻扭曲、畸形、顶端扩张等）；微血管周围渗血和出血；微血管缩窄或闭塞等。

血流动力学异常，血瘀患者大多出现血流动力学变化，表现为某个器官或部位的循环障碍，血管狭窄或闭塞，血流量降低，如缺血性心脏病患者冠脉循环障碍；血栓闭塞性脉管炎的血瘀患者肢体循环障碍；缺血性中风的血瘀患者脑循环障碍；慢性肝炎的血瘀患者肝循环障碍。有些血瘀患者还表现为心功能异常，如缺血性心脏病、红斑狼疮、视网膜中央动静脉栓塞等的血瘀患者都有心脏功能下降、心搏出量减少等异常。

除上述三种基本的病理生理变化外，血瘀证同机体免疫功能异常、纤维组织代谢障碍等疾病可能也有一定关系。冠心病、心绞痛和急性心肌梗塞具有典型的血瘀症状，大致包含在“真心痛”“胸痹”“厥心痛”等范畴中。血瘀患者常表现有微循环障碍，如缺血性心脏病、脉管炎、子宫内膜异位症、慢性肝炎、肝硬化、硬皮病等，都普遍存在微循环障碍，临床表现瘀证的程度也较严重。

【主要药理作用】

1. 改善血液流变学和抗血栓形成　血瘀证常表现为血栓闭塞性疾病，如心肌梗塞、脑血栓形成、血栓闭塞性脉管炎、视网膜血管阻塞等。活血化瘀药及其复方一般均能改善血瘀患者血液的浓、黏、凝、聚状态，其中以养血活血和活血祛瘀类作用更为明显。各种不同原因的血瘀证，经活血化瘀药物治疗后，血液流变学的各项指标好转。实验证明，许多活血化瘀药都有抗血栓形成作用，因而对上述疾病有良好疗效。活血化瘀药给实验动物煎服后，观察其对凝血功能的影响，可见益母草、赤芍、当归、三棱、莪术都有明显的抗血栓形成作用，泽兰也有一定作用。血栓形成过程，首先是血小板聚集形成血小板血栓，随后启动凝血机制，在各种凝血因子参与下，形成纤维蛋白，最终导致血栓形成。活血化瘀药抗血栓形成主要作用于以下环节：

（1）抑制血小板聚集　血瘀患者血液的浓、黏状态，引起血流缓慢，血小板易于在血管内膜损伤处黏着，活血化瘀药改善血液流变学特性，减少了血小板的黏着和聚集。此外，活血化瘀药可降低血小板的表面活性，从另一方面抑制血小板聚集，如赤芍、鸡血藤、当归（体外试验）都能非常显著地抑制由 ADP 诱导的血小板聚集，且与浓度呈正相关。

（2）增加纤溶酶活性　某些活血化瘀药还可通过增加纤溶酶活性，促进已形成的纤维蛋白溶解而发挥其抗血栓形成作用。如益母草、红花有效成分红花黄素和活血化瘀宫外孕方（1 号方由赤芍、丹参、桃仁组成，2 号方再加三棱、莪术）等都有这种作用。

2. 改善血流动力学　活血化瘀药一般都有扩张外周血管、增加器官血流量的作用。不同活血化瘀药，扩血管作用的主要部位不同，如活血化瘀药对犬股动脉的扩张作用，以穿山甲、水蛭、益母草、莪术、桃仁的作用较突出，其中除益母草外，其他均属破血散结药，说明在活血化瘀药中，对于股动脉，以破血散结药的扩血管作用最强。但研究也说明，延胡索、丹参、川芎等则对冠状动脉的扩张作用更为突出。已证明许多活血化瘀药有增加冠脉血流量，改善心肌供血供氧的作用，如川芎、丹参、毛冬青、红花、益母草、当归、赤芍、延胡索等；由活血化瘀药为主组成的复方如赤芍、丹参、川芎、红花、降香组成的冠心2号方，由鸡血藤、丹参组成的鸡血藤丹参方，由丹参、郁金、鸡血藤、乳香、没药、血竭组成的通脉灵，由蒲黄配伍五灵脂组成的失笑散等，都具有类似或更强的作用。

3. 改善微循环

（1）改善微血流　治疗后首先表现为微血流改善，使流动缓慢的血流加速，这可能主要是血液流变学特性，血液的浓、黏、凝、聚倾向改善而产生的间接影响。

（2）微血管形态改善　表现为微血管痉挛解除，循环内红细胞的瘀滞和汇集减轻，微血管襻顶瘀血减少或消失，微血管轮廓清晰，形态趋向正常。

4. 增加子宫收缩的作用　活血调经药，如益母草、红花、蒲黄等能加强子宫收缩，其流浸膏用作产后调理药，可加速子宫恢复，治疗产后子宫出血和复旧不全。红花常用于痛经、闭经、难产、产后恶露不净等妇产科疾患，故有“主治胎产百病”之说。研究证明，红花对各种实验动物如小鼠、豚鼠、兔、猫、狗等的子宫均呈明显收缩作用，对妊娠子宫尤为明显。

5. 镇痛　中医学认为疼痛是血瘀的重要症状。现代研究表明，具有活血定痛功效的中药，如乳香、没药、延胡索等确具有较强的镇痛作用。不同类型的活血化瘀药镇痛作用，以祛瘀止痛类较为突出。应该指出，活血化瘀缓解疼痛不一定都通过镇痛作用，例如改善器官供血也可消除缺血器官的疼痛。

6. 抗炎　中医学认为炎症的红、热、肿、痛症状是“血瘀”的表现。活血化瘀药对各种炎症的早期及不同类型的炎症浸润均有明显疗效。抗炎作用的原理可能是由于其降低炎症区毛细血管的通透性，减少了炎性渗出；同时由于局部组织的血液循环改善，促进了炎性渗出物的吸收所致。此外，有些活血化瘀药本身也具有一定的抗菌抗感染作用，如丹参、赤芍能抑制金黄色葡萄球菌的生长，赤芍、川芎能抑制肠道致病菌的生长。

【常用药物与方剂】活血止痛调经药主要有当归、丹参、生地黄、牡丹皮、赤芍、鸡血藤、川芎、红花、三七、牛膝、蒲黄、刘寄奴、五灵脂、郁金、姜黄、益母草、延胡索等。破血逐瘀消癥药作用峻猛，主要有水蛭、三棱、莪术、乳香、没药、血竭、桃仁等。常用复方有补阳还五汤、血府逐瘀汤、生化汤等。活血化瘀药常用药物与方剂主要药理作用见表15-1。

表 15-1 活血化瘀药常用药物与方剂主要药理作用简表

传统功效	活血通脉	活血通脉	活血止痛	活血化瘀	活血化瘀	活血化瘀	活血消癥	祛邪安正
药理作用	扩张血管	抗动脉硬化	镇痛	改善血液流变性	抗血栓形成	改善微循环	抗肿瘤	调节免疫
川芎	+	+	+	+	+	+	+	+
丹参	+	+	+	+	+	+	+	+
三七	+		+	+	+	+	+	+
当归	+	+	+	+	+	+	+	
延胡索	+	+	+					
葛根	+	+						
银杏叶	+	+	+	+	+	+		
牡丹皮	+	+	+					
黄芪	+	+						
水蛭				+	+	+	+	
姜黄				+	+	+		+
莪术				+	+		+	+
益母草				+	+	+		
红花				+	+	+		
补阳还五汤	+	+	+					
血府逐瘀汤	+	+	+					
桃红四物汤				+	+	+		

第二节 常用方药

丹参 Danshen

【来源采制】本品为唇形科植物丹参 *Salvia miltiorrhiza* Bge. 的干燥根和根茎。春、秋二季采挖，除去泥沙，干燥。全国大部分地区都有分布，其中四川中江、河南方城、山东莒县、安徽全椒都是历史中的道地产地。

【主要成分】主要成分是二萜醌类即丹参酮（tanshinone）、隐丹参酮（cryptotanshinone）、异隐丹参酮（lsocryptotanshinone）、丹参新酮（miltirone）、异丹参酮（isotanshinones）、丹参酸甲酯（methyl tanshinonate）、羟基丹参酮ⅡA（hydroxytanshinone）、二氢丹参酮Ⅰ（dihydrotanshinone Ⅰ）等。还有酚性成分：β-谷甾醇和D（+）β-（3,4-二羟基苯基）乳酸、鼠尾草酚（salviol）、原儿茶醛（protocatechuic aldehyde）等。

【性味归经】味苦，性微寒；归心、肝经。

【功效主治】具有活血祛瘀、安神宁心、凉血消痈、排脓、通经止痛的功效。主治胸痹心痛，月经不调，痛经经闭，血崩带下，癥瘕积聚，瘀血腹痛，心烦不眠，恶疮肿毒。

【药理作用】

1. 与功效主治相对应的主要药理作用

（1）对心脏功能的作用 ①改善冠脉循环：实验研究显示，对实验性急性心肌梗塞的犬和猫、离体猫、猪的冠状动脉，恒速灌注丹参素能明显扩张冠状动脉，冠脉血流量明显增加，并促进侧支循环而不增加心室做功和心肌耗氧量。②对动脉粥样硬化的防治作用：丹酚酸 B 可呈剂量依赖性地抑制泡沫细胞血管内皮生长因子（VEGF）的表达；丹酚酸 B 能抑制低密度脂蛋白胆固醇（LDL-C），刺激内皮细胞产生基质金属蛋白酶-2（MMP-2），抑制内皮细胞表达血管内皮生长因子，显示丹酚酸 B 对动脉粥样硬化有预防和治疗作用。③对心肌缺血再灌注损伤的保护作用：动物实验研究显示丹酚酸 B 能减轻缺血再灌注损伤模型动物的心肌缺血程度，降低缺血心肌组织中丙二醛（MDA）的含量，提高 SOD 的活力，对抗氧自由基对心肌细胞的毒害作用，保护心肌细胞。丹参煎剂、复方丹参注射液、丹参素等对垂体后叶素引起的家兔或大鼠心肌缺血均有不同程度的保护作用，能改善心电图缺血性变化。结扎犬或者猫冠状动脉左前降支引起的心肌梗死，静脉注射丹参酮ⅡA 磺酸钠能明显缩小心肌梗死范围。另外，丹参对缺血心肌和再灌注心肌具有明显的保护作用，可以缩小心梗的范围，加快心梗后 ST 的恢复，从而减少心肌细胞膜的脂质过氧化反应，减轻心肌细胞膜损伤，阻止 Ca^{2+} 内流 。

（2）对血液、血管的作用 ①改善微循环：对实验性家兔外周微循环障碍模型，丹参注射液给药后使微循环血流量显著加快，毛细管网开放数目增多；对静注高分子右旋糖酐造成家兔微循环障碍或局部滴注造成小鼠肠系膜障碍，给予丹参素后可明显增加兔眼球结膜毛细血管数并降低兔血浆乳酸含量；且丹参素能扩张收缩状态的肠系膜微动脉，加快血液流速。②对血液的影响：丹参均能使血液黏稠度明显降低，红细胞电泳时间、血细胞压积、纤维蛋白原等指标均有不同程度改善；丹参促进纤溶的作用可能是通过激活纤溶酶原-纤溶酶系统的作用达到的。丹参素能明显抗体外血栓形成，丹参中水溶性成分中的丹参素具有明显的抗血栓形成，抗血小板凝集，促进纤溶活动性，提高血小板内 cAMP 水平，抑制血栓素 A 等前列腺素缩血管类物质的合成。复方丹参的有效成分丹参酮和丹酚酸能活血化瘀，调节血脂，抑制血小板聚集。③降压、扩血管：用丹参煎液对蟾蜍全身血管及兔耳血管灌流，均有扩张血管的作用；丹参静脉制剂给予麻醉犬或兔均显示不同程度的降压作用。④降血脂、防治动脉粥样硬化：有研究显示，掺有丹参的饲料可降低血清胆固醇含量，且动脉硬化程度明显减轻。丹参可降低动脉粥样硬化面积，减少主动脉壁胆固醇含量，丹参素可减少细胞内胆固醇合成。

2. 其他药理作用

（1）对脑的保护作用　对脑缺血损伤的保护作用：脑缺血后，低氧可激活血管内皮生长因子（VEGF）及其受体（VEGFR）系统，促进新生血管形成及血管增生，增加受累组织的血流灌注和供氧量，减少神经元的凋亡和死亡，减轻脑损伤程度。对中枢神经系统的作用：实验证实，在清醒犬侧脑室注入微量丹参素，产生脑电图慢波和犬的镇静作用；丹参对海马神经的缺氧性损伤有直接保护作用。

（2）抗炎和对免疫系统的作用　丹参酮类显著抑制白介素212p40基因的mRNA水平的表达，而且丹参酮类可强有力抑制白介素212p40基因和卡巴粒链联的促进剂活性，且在转泵水平不调整白介素212产物，即提示丹参酮的抗炎作用。

（3）对肝损伤的保护作用　丹参能促进肝细胞再生和抑制肝脏纤维化。纤维肝的形态学特征、免疫组织化学显示，丹参提取物能显著减少 A_2 平滑肌放射状细胞蛋白质表达，其活性受到抑制，说明丹参的热水浸出物抑制由胆汁阻塞的肝纤维和油脂过氧化。

（4）抗胃溃疡作用　丹参水溶液给犬灌胃，结果显示对药物性利血平溃疡有明显保护作用，对乙酸性慢性溃疡有促进愈合作用，其主要作用机制是丹参能增加胃黏膜血流和电位差，减少氢离子的逆扩散，保持黏膜屏障完整性，增强其防御功能。

（5）预防呼吸困难综合征　丹参对急性呼吸窘迫综合征（ARDS）的肺损伤有保护性治疗作用，对ARDS大鼠肺泡巨噬细胞过度活化、分泌肿瘤坏死因子（TNFa）及白芥素-1（IL-1）具有抑制作用。丹参水提取物和甲醇提取物均有抑制肺纤维化的作用，显示丹参有显著的防治支气管哮喘作用。

（6）抗肿瘤作用　丹参注射液存在直接的细胞毒作用，能杀伤肿瘤细胞且作用强于复方丹参注射液。用丹参酮A分别处理高转移人巨细胞肺癌PGCL3和低转移人肺腺癌PAa细胞，可抑制PGCL3细胞对纤维粘连蛋白基质的黏附和对Boyden小室的侵袭；还能抑制血小板与PGCL3和PAa细胞侵袭的协同作用。

综上所述，丹参用根和根茎，二萜醌类是其主要成分，能明显扩张冠脉，单用或复方用于缺血性心脏病，其机制与改善血流变、改善微循环、改善血流动力学均有关。

【现代应用】

1. 缺血性心脏病　近代临床用丹参治疗缺血性心脏病心绞痛、心肌梗死等，获良好疗效。应用复方丹参对以心绞痛为主要症状的缺血性心脏病患者进行治疗，症状好转总有效率为82.1%，心电图改善总有效率为50.9%，降脂有效率为50%。口服丹参制剂，对缓解胸闷、心绞痛等症状，起效快，作用明显，但心电图改善率不高（30%~50%），坚持用药1年以上者，心电图有效率可显著提高。

2. 脑血管病　对脑动脉粥样硬化缺血型中风患者，用丹参注射液静脉注射或肌注均有一定疗效。对急性闭塞性脑血管疾病也可促进功能恢复。

3. 肝炎　丹参能治疗肝郁胁痛，适用于慢性肝炎和早期肝硬化，可减轻症状，促进肝功能和肝脾肿大的恢复。丹参具有疏通毛细血管“瘀阻”的作用，从而改善肝脏血液循环，使肝功能损害好转。

4. 其他　丹参历来用于各种气滞血瘀所致之月经失调、痛经、产后恶露不下、瘀滞作痛。用于心血不足所致的心悸、失眠，常与酸枣仁、柏子仁等药配合。

【不良反应】给小鼠腹腔注射煎剂 43g/kg 未见死亡。家兔每日腹腔注射丹参注射液 2.4g/kg，连续 14 日，未见毒性反应。小鼠每日灌胃 2% 丹参酮混悬液 0.5mL，连续 14 日，也未见毒性反应。

川芎 Chuanxiong

【来源采制】本品为伞形科植物川芎 *Ligusticum chuanxiong* Hort. 的干燥根茎。夏季当茎上的节盘显著突出，并略带紫色时采挖，除去泥沙，晒后烘干，再去须根。主产于四川（彭县，今彭州市，现道地产区有所转移），在云南、贵州、广西、湖北、江西、浙江、江苏、陕西、甘肃、内蒙古、河北等省区均有栽培。

【主要成分】主要成分是内酯类即藁本内酯、新川芎内酯、洋川芎内酯、3-丁基苯酞、3-亚丁基苯酞等，还有藁本内酯（ligustilide）、蛇床内酯（cnidilide）、新蛇床内酯（neocnidilide）、洋川芎内酯（senkyunolide）等挥发油；川芎嗪（ehuanxiongzine）、黑麦草碱（pelolyrine）等生物碱；阿魏酸（fendic acid）、瑟丹酸、大黄酚等酚类及有机酸类。

【性味归经】味辛，性温；归肝、胆、心包经。

【功效主治】具有活血行气、祛风止痛的功效。主治胸痹心痛，胸胁刺痛，跌扑肿痛，月经不调，经闭痛经，癥瘕腹痛，头痛，风湿痹痛。

【药理作用】

1. 主要药理作用

（1）对心、脑血管系统的作用　①对心脏的作用：川芎嗪对离体豚鼠灌流心脏可产生剂量依赖性抑制心肌收缩力和增加冠脉流量。川芎嗪对心脏具有兴奋作用，可能是通过交感神经间接兴奋心脏 β 受体所致。从川芎中提取的川芎生物碱及酚性组分，可以使麻醉犬冠脉明显地扩张，增加冠脉流量及心肌营养血流量，使心肌供氧量增加。另外，川芎生物碱能提高实验动物的耐缺氧能力，降低其心肌耗氧量。川芎嗪静注对麻醉犬有强心作用，伴心率加快，大鼠离体心脏灌流实验证明，加药后 15 ~ 30 分钟，冠脉血流量增加，呈线性量效关系，起强心作用。②对冠脉循环的作用：川芎水提物及生物碱能扩张冠脉，增加冠脉流量，改善心肌缺氧状况。给麻醉犬静脉注射川芎嗪后，冠脉及脑血流量增多，冠脉、脑血管、外周阻力降低。③抗脑缺血作用：川芎嗪静脉注射可显著改善大鼠异常神经症状和抑制 ALP 活性的下降，显著抑制 ADP 致血小板的聚集。④对外周血管及血压的作用：川芎总生物碱、川芎嗪能降低麻醉犬的外周血管阻力。川芎生物碱、酚性部分和川芎嗪能抑制氯化钾和肾上腺素对家兔离体胸主动脉条的收缩。

（2）抑制血小板聚集、抗血栓形成　川芎嗪能延长体外 ADP 诱导的血小板聚集时间，对已聚集的血小板有解聚作用，还有提高红细胞和血小板表面电荷、降低血黏度、改善血液流变的作用。川芎所含的阿魏酸也有明显的抗血小板聚集作用，静脉注射后能抑制 ADP 和胶原诱发的血小板聚集。阿魏酸还能抑制血小板 TXA_2 的释放，对其活性有直接拮抗作用。阿魏酸不影响动脉壁 PGI_2 的生成，且对 PGI_2 活性有增强作用。川芎嗪影响血小板功能及抗血栓形成可能是通过调节 TXA_2/PGI_2 之间的平衡产生的。川芎嗪在体外能抑制 ADP、胶原、凝血酶等引起的血小板聚集，且可使已聚集的血小板解聚。川芎嗪能抑制磷酸二酯酶，使血小板中 cAMP 含量升高；川芎嗪有抑制骨髓质微粒体合成 TXA_2 的作用，可降低血小板表面活性，抑制血小板聚集，且能使已聚集的血小板解聚。此外，川芎减少静脉壁白细胞黏附，抑制红细胞聚集，加速红细胞电泳速度，降低血小板黏附率，防止血液黏滞度升高。这些均可抑制血栓的形成。

2. 其他药理作用

（1）镇痛作用　川芎嗪给小鼠口服 300mg/kg，有明显镇痛作用。

（2）镇静作用　川芎挥发油少量时对动物大脑的活动具有抑制作用，而对延脑呼吸中枢、血管运动中枢及脊髓反射中枢具有兴奋作用。川芎煎剂分别给大、小鼠灌胃给药均能抑制其自发活动，使戊巴比妥钠引起的小鼠睡眠时间延长，并能对抗咖啡因（20mg/kg）的兴奋作用，但不能对抗戊四氮所致的大鼠惊厥。用川芎煎剂 25～50g/kg 灌胃，能抑制大鼠的自发活动，对小鼠的镇静较大鼠更明显；它还能延长戊巴比妥的睡眠时间，但不能拮抗咖啡因的兴奋，也不能防止五甲烯四氮唑、可卡因的惊厥或致死作用。日本产川芎的挥发油部分对动物大脑的活动具有抑制作用，而对延脑的血管运动中枢、呼吸中枢及脊髓反射具有兴奋作用，剂量加大，则皆转为抑制。

（3）对呼吸系统的作用　川芎嗪具有扩张静息支气管及抑制组胺、ACh 收缩支气管的作用。静脉注射肾上腺素造成大鼠剧烈的致死性肺水肿，用川芎嗪预防后，其存活率、生存时间及肺指数均明显改善。

（4）对平滑肌的作用　川芎浸膏少量能抑制离体家兔或豚鼠小肠，大量则可使小肠收缩完全停止。川芎中所含的阿魏酸对平滑肌有抗痉作用。川芎生物碱、阿魏酸及川芎内酯都有解痉作用，而藁本内酯则是解痉的主要成分。

（5）抗菌作用　体外试验发现，川芎对大肠杆菌、痢疾杆菌、变形杆菌、绿脓杆菌、伤寒杆菌、副伤寒杆菌及霍乱弧菌等有抑制作用。

（6）抗放射作用　川芎煎剂对动物放射病实验治疗有一定的疗效。川芎水溶性粗制剂对大鼠、小鼠及犬的放射线照射与氮芥损伤均有保护作用。川芎对大鼠的抗射效果比小鼠好，腹腔注射给药比肌肉注射给药效果好，肌肉注射给药较灌胃给药效果好。

（7）对免疫系统的影响　川芎嗪能增强小鼠单核巨噬细胞的吞噬功能，提高大鼠淋巴细胞转化率和酸性α-醋酸萘酯酶（ANAE）检测的阳性百分率，也能促进小鼠绵羊红细胞（SRBC）抗体的形成。川芎能提高正常小鼠和淋巴细胞血清（ALS）所致细胞免疫功能低下小鼠的T淋巴细胞转化功能，且可将ALS所致小鼠异常升高的抑制性T细胞功能调至正常水平，同时也可提高ALS所致小鼠白介素-3（IL-3）低下的活性。

另外，川芎嗪能增加麻醉兔的肾血流量，并能利尿。川芎嗪能抑制DNA合成，提示能抑制蛋白质和抗体生成。川芎有某些抗维生素E缺乏症的作用，它能保护雏鸡避免因维生素E缺乏而引起营养性脑病。阿魏酸钠可减少 H_2O_2 及 O_2 引起的脂质过氧化反应，有抗OH及丙二醛（MDA）溶血的作用。阿魏酸钠可明显降低补体溶血，抑制补体3b（C36）与红细胞膜的结合。

综上所述，川芎用根茎，其主要成分有四种：内酯类、生物碱类、酚类、有机酸，有明显解痉作用是治疗急性缺血性心脏病的主要机制，能够透过血脑屏障解除脑血管痉挛。

【现代应用】

1. 治疗心血管病　近年来以川芎生物碱静脉滴注治疗缺血性心脏病，近半数患者心绞痛症状于24小时内减轻或消失，部分患者心电图也有好转，减少或停用硝酸甘油。川芎嗪静滴治疗急、慢性缺血性脑血管栓塞性疾病有良效。最具代表性的是速效救心丸。

2. 活血行气　川芎活血行气的功效甚著，常配合养血药当归、赤芍等用于气滞血瘀的月经不调、经痛、经闭、经少而表现有唇淡、面白、小腹痛者；配合乳香、没药治跌打损伤；配合白芷、赤芍治疮疡肿痛；配合独活、当归治风湿痹痛。

3. 祛风止痛　川芎祛风止痛之功颇佳，又秉升散之性，能上行头目。先人云“头痛必用川芎”，川芎为治头痛之要药。常与荆芥、防风、羌活等配伍，治感冒头痛。

【不良反应】川芎可引起过敏反应，表现为皮肤瘙痒、红色小丘疹、胸闷气急等。大剂量引起剧烈头痛。

延胡索　Yanhusuo

【来源采制】本品为罂粟科植物延胡索 *Corydalis yanhusuo* W. T. Wang 的干燥块茎。夏初茎叶枯萎时采挖，除去须根，洗净，置沸水中煮至恰无白心时，取出，晒干。主产于安徽、江苏、浙江、湖北、河南（唐河、信阳），有的地区有引种栽培（陕西、甘肃、四川、云南和北京）。

【主要成分】从延胡索的块茎中共提出生物碱10余种，其中经鉴定的有紫堇碱、*dl*-四氢掌叶防己碱、原阿片碱、L-四氢黄连碱、*dl*-四氢黄连碱、L-四氢非洲防己碱、紫堇鳞茎碱、β-高白屈菜碱、黄连碱、去氢紫堇碱，还有紫堇达明碱（即紫堇鳞茎碱）、去氢紫堇达明碱。

【性味归经】味辛、苦，性温；归肝、脾经。

【功效主治】具有活血、行气、止痛的功效。主治用于胸胁、脘腹疼痛，胸痹心痛，经闭痛经，产后瘀阻，跌扑肿痛。

【药理作用】

1. 主要药理作用

（1）对中枢神经系统的影响

①镇痛作用：用电刺激小鼠尾巴法证明，延胡索粉有镇痛作用，其效价为阿片的1/10，作用持续2小时。小鼠热板法证明，延胡索甲素、丑素均有显著的镇痛作用。兔热刺激法和电总和刺激法证明，延胡索乙素15～20mg/kg、延胡索丑素10～15mg/kg或延胡索甲素30～40mg/kg均有镇痛作用，而以延胡索乙素、延胡索丑素为最强，延胡索甲素次之。对于大鼠，延胡索乙素50mg/kg或丑素40mg/kg也具有与兔相似的镇痛效力。而延胡索丙素对小鼠腹腔注射醋酸所致扭体反应及电刺激法等镇痛试验亦有明显的镇痛作用，但较吗啡弱。大鼠对延胡索乙素和丑素的镇痛作用能产生耐受性，产生的速度比吗啡慢1倍，并与吗啡之间有交叉耐受性；实验还表明延胡索乙素未发现有成瘾性。实验研究证明，延胡索的各种制剂均有镇痛作用，粉剂、醇制浸膏、醋制浸膏作用最为明显，高峰皆在半小时内出现，维持时间约2小时。左旋四氢巴马汀同吗啡等成瘾性镇痛药相比，作用强度虽弱，但副作用少、安全性高，无成瘾性，连续给药，停药后并无戒断症状出现。其镇痛作用可能是通过阻断D_1多巴胺受体，使脑内纹状体亮氨酸脑啡肽增加。

②催眠、镇静与安定作用：经兔、鼠、犬、猴等试验，较大剂量延胡索乙素有明显的催眠作用。延胡索乙素能明显降低小鼠自发活动与被动活动，但不能消除其翻正反射，显示无麻醉作用。延胡索乙素能对抗咖啡因和苯丙胺的中枢兴奋作用，对抗戊四氨所致的惊厥，但对士的宁所致的惊厥可增敏。延胡索乙素对犬有轻度的中枢性镇吐作用，对大鼠有轻度的降温作用。延胡索丑素和癸素的镇静作用均较乙素弱，但把药液直按涂于皮层上或孤离皮层的实验中，均证明乙素不是直接影响皮层。把药液注入脑室，大剂量时可产生镇痛及镇静作用，延胡索乙素能明显抑制刺激皮肤引起的惊醒反应，并能阻断网状结构上行激活系统及下行性功能。这些都证明延胡索乙素对皮层下结构有一定的选择作用。

（2）对消化系统的作用　延胡索浸剂对豚鼠离体肠管呈兴奋作用，但对兔及大鼠离体小肠无显著作用。而延胡索乙素在一定浓度时，能抑制兔离体肠管活动，并能阻断乙酰胆碱、氯化钡及脑垂体后叶素和5-HT对肠肌的兴奋作用。延胡索乙素对大鼠离体的胃和结肠，能对抗5-HT引起的收缩。但在整体动物，对胃液分泌及胃酸无明显影响，应用大剂量（80mg/kg）时胃液的分泌才受到明显抑制，胃液酸度及消化力亦有减弱。去氢延胡索甲素能保护因饥饿或药物（考的松、利血平等）所产生的大鼠实验性溃疡病，减少胃液分泌、胃酸及胃蛋白酶的量，在切断迷走神经后仍有抗分泌作用，可见对副交感神经无阻断作用。

（3）对心血管系统的影响　延胡索醇提物有显著扩张离体兔心和在体猫心的冠状血管、降低冠脉阻力与增加血流量的作用。对麻醉犬冠状动脉的扩张作用最明显，颈内动脉次之。对股动脉也有一定的扩张作用，其扩张血管的作用可能是解除疼痛作用的原因之一。延胡索醇提物还能增加麻醉犬的心输出量，降低血压和总外周阻力，对左心室压和左心室 dp/dt_{max} 无明显影响。表明延胡索并不加强心肌的收缩力，心输出量增加可能是由于外周血管扩张之故。小鼠腹腔注射给药可使心肌对 ^{86}Rb 的摄取量明显增加。延胡索总碱能对抗脑垂体后叶素所致豚鼠异常心电图。多次给予延胡索醇提物，可明显减轻皮下大剂量给予异丙基肾上腺素所产生的心肌坏死程度，也提示延胡索具有改善坏死边缘区营养性供血的能力，对心肌梗塞可能有一定的防治作用。延胡索总碱对乌头碱诱发的大鼠心律失常有明显的治疗作用。

2. 其他药理作用

（1）抗心律失常　延胡索总碱、*dl*-四氢巴马汀及其他制剂还显示有抗心律失常作用。

（2）保护脑缺血再灌注损伤　*dl*-延胡索乙素对大鼠脑缺血再灌注损伤有保护作用，减少脑组织脂质过氧化物生成，防止 SOD、LDH 活力降低，减轻脑组织病理损害及神经功能障碍。

（3）松弛平滑肌　溴化甲基延胡索乙素、*dl*-四氢巴马汀对兔、离体豚鼠的实验表明，对其肌肉有松弛作用。

（4）兴奋垂体肾上腺系统　延胡索乙素兴奋垂体-肾上腺系统的作用在于引起垂体促肾上腺皮质激素的分泌，而不是直接兴奋肾上腺皮质。

综上所述，延胡索用块茎，虽属于罂粟科，但药物依赖性不明显，主要成分是生物碱，通过使脑内纹状体亮氨酸脑啡肽增加而发挥镇痛作用，广泛用于除外伤及术后锐痛之外的疼痛。

【现代应用】

1. 镇痛作用　中医临床常用延胡索治疗心腹痛、痛经、疝痛等。左旋四氢巴马汀对内脏绞痛如胃肠痉挛性疼痛、胆绞痛效果较好，对外周性的神经痛、月经痛也有一定的疗效。因不影响子宫收缩和胎儿呼吸，可用于分娩止痛和产后宫缩痛。对心绞痛和脑震荡头痛疗效也较好。对外伤及术后锐痛疗效较差。

2. 镇静催眠　颅痛定可治疗失眠，服用 20～30 分钟后，可减少多梦现象，第 2 日没有头昏、乏力、精神不振等后遗反应。

【不良反应】毒性较低，治疗剂量无明显不良反应。用临床常用量的 25～120 倍，无论急性或亚急性毒性试验，均未发现明显毒性。临床应用延胡索乙素，常用量偶有嗜睡、眩晕、乏力，但大剂量使用可出现呼吸抑制，并可出现帕金森综合征等副作用。

益母草 Yimucao

【来源采制】本品为唇形科植物益母草 *Leonurus Japonicus* Houtt. 的新鲜和干燥地上部分。鲜品春季幼苗期至初夏花前期采割；干品夏季茎叶茂盛、花未开或初开时采割，晒干，或切段晒干。可分两变种，一为原变种，二为白花变种。白花变种又名白花益母草、野毛草、油麻松等，与原变种不同仅在于花冠白色。主产于江苏、福建、江西、广东、广西、贵州、云南及四川等地。

【主要成分】主要成分是益母草碱、水苏碱、前西班牙夏罗草酮、西班牙夏罗草酮、鼬瓣花二萜、前益母草二萜及益母草二萜。

【性味归经】味苦、辛，性微寒；归肝、心包、膀胱经。

【功能主治】具有活血调经、利尿消肿、清热解毒的功效。用于月经不调，痛经经闭，恶露不尽，水肿尿少，疮疡肿毒。

【药理作用】

1. 与功效主治相对应的主要药理作用

（1）对子宫的作用　益母草煎剂、酒精浸膏及所含益母草碱等对兔、猫、犬、豚鼠等多种动物的子宫均呈兴奋作用。用益母草煎剂给予兔离体子宫，无论未孕、早孕、晚期妊娠或产后子宫，均呈兴奋作用，对在位子宫，经快速静脉注射，30 分钟后即出现兴奋作用，其强度与作用时间随用量加大而增长。益母草的子宫收缩作用可持续几小时，但冲洗后可恢复。阿托品 2μg/mL 不影响其收缩作用，而对兔在位子宫无作用，这是由于蒸馏法制得的益母草针剂中只含挥发油，不含生物碱。口服益母草水煎剂 4～5 次每次 0.1mL（约含水提取干品 50mg），总量 200～250mg，对小白鼠有一定的抗着床和抗早孕作用。

益母草总碱对豚鼠离体子宫有兴奋作用，其作用类似麦角新碱。益母草水浸膏及乙醇浸膏对离体及在位子宫均有显著的兴奋作用。但对在位子宫，兴奋前先有一段时间的抑制作用，经乙醚提取后的水溶液则无此抑制作用。对动情前期或卵巢切除后肌肉注射雌二醇 50mg 的大鼠离体子宫，益母草碱均可使其振幅增加。益母草碱的作用与剂量有关。益母草兴奋子宫的有效成分主要存在于叶部，根部作用很弱，茎部无效。

（2）对心血管系统的作用　①具有改善冠脉循环和保护心脏的作用：益母草可促进由异丙肾上腺素造成的局部血流微循环障碍的迅速恢复。益母草制剂对心肌超微结构，特别是线粒体有保护作用。能非常明显地降低血黏度，且有较强的升高红细胞聚集指数的作用，能纠正已失调的免疫机能恢复常态平衡。②对心血管的作用：小剂量益母草碱对离体蛙心有增强收缩作用，使用大剂量时，反呈抑制现象。这种抑制现象可能由于迷走神经末梢兴奋所致。③抗血小板聚集、凝集作用：通过烫伤、冰水应激和静脉注射 ADP 等不同方法，造成Wistar大鼠体内血小板聚集活性升高，益母草注射液能维持烫伤大鼠血小板聚集比值于正常范围。在冰水应激实验中，大鼠心肌小血管血小板聚集物出现率明显减少，心肌细胞亚微结构变化亦相应改善，肺泡壁毛细血管内血小板聚集物出现率均较对照组有明显改善。

2. 其他药理作用

（1）对呼吸中枢的作用　益母草有直接兴奋作用，麻醉猫静脉注射益母草碱后，呼吸频率及振幅均呈显著增加，但在大剂量时，呼吸则由兴奋转入抑制，且变为微弱而不规则。

（2）对肠平滑肌的作用　小剂量益母草碱能使兔离体肠管紧张性弛缓，振幅扩大，多剂量则振幅变小，而频率增加。

（3）对肾脏的作用　益母草具有治疗犬肾功能衰竭的作用。实验使用健康杂种家犬制成急性肾功能衰竭（ARF）模型，用益母草针剂作为治疗药物，以肌酐（Cr）、尿素氮（BUN）、滤过钠排泄分数（FENa）、肾血流量（RBF）及动物存活情况作为指标，病理检查结果表明，除Cr外，上述指标两组差异均十分明显，证明益母草针剂治疗犬缺血型初发型ARF具有显著效果。

（4）其他作用　益母草碱皮下注射有中枢抑制作用。兔静脉注射益母草碱1mg/kg，可见尿量显著增加。益母草碱在较高浓度时能使兔血悬液发生溶血作用。益母草碱水浸液对许兰毛菌、羊毛样小孢子菌、红色表皮癣菌、星状奴卡菌均有抑制作用。益母草煎剂对大肠杆菌、志贺痢疾杆菌有抑制作用。

综上所述，益母草用叶，主要成分有生物碱、酮、二萜，主要药理作用是兴奋子宫而发挥调经作用。

【现代应用】

1. 活血调经　常用于月经不调、产后胞衣不下、产后血晕、瘀血腹痛、崩中漏下等。益母草流浸膏2～3mL/次，3次/日，治疗月经不调、产后子宫出血、子宫复旧不全、月经过多。益母草煎剂9～30g，用于月经不调、痛经、闭经、恶露不尽。

2. 冠心病　益母草注射液用于治疗冠心病心绞痛、心肌梗死。多数患者的症状和心电图检查均有好转。

3. 利尿　对治疗急性肾小球肾炎及慢性肾炎所致致排尿困难有效。

4. 疮疡痈肿　以益母草茎叶捣烂敷疮上，并绞汁内服，治疗肿；外敷治乳结成痈。

【不良反应】益母草毒性很低。给家兔皮下注射总碱，每日30mg/kg，连续两周，对进食、排便和体重均无影响。孕妇忌用。

红花 Honghua

【来源采制】本品为菊科植物红花 *Carthamus tinctorius* L. 的干燥花。夏季花由黄变红时采摘，阴干或晒干。主产于河南、湖南、四川、新疆、西藏等地。

【主要成分】主要成分是红花醌苷、新红花苷和红花苷等苷类。红花及其油中含有棕榈酸、肉豆蔻酸、月桂酸、油酸、亚油酸和亚广柑酸等脂肪酸组成的甘油酸酯类。

【性味归经】味辛，性温；归心、肝经。

【功能主治】具有活血通经、散瘀止痛的功效。主治经闭，痛经，恶露不行，癥瘕痞块，胸痹心痛，瘀滞腹痛，胸胁刺痛，跌扑损伤，疮疡肿痛。

【药理作用】

1. 与功效主治相对应的主要药理作用

（1）对子宫的作用　红花煎剂对小鼠、豚鼠、兔与犬的离体子宫均有兴奋作用。无论离体或在位子宫给药后紧张性或（和）节律性明显增加，有时兴奋作用强烈，可引起痉挛。对已孕子宫的作用比未孕者更为明显。亦有报道，在摘除卵巢小鼠的阴道周围注射红花煎剂，可使子宫重量明显增加，提示有雌激素样作用。

（2）抗凝血、抗血栓形成　红花黄色素具有非常显著的抑制 ADP 诱导的家兔血小板聚集作用，并对 ADP 已聚集的血小板也有非常明显的解聚作用。红花黄色素的这些作用，随着剂量的增加而增强。红花黄色素对大鼠实验性血栓形成有非常显著的抑制效应，其抑制率为 73.4%。与体外实验所证实的红花黄色素能抑制 ADP 引起的血小板聚集作用是一致的。红花黄色素尚可明显延长家兔血浆复钙时间、凝血酶原时间和凝血时间。表明它能同时影响体内和体外的凝血系统。

2. 其他药理作用

（1）对心血管系统的作用　红花“善通利经脉”，对血液循环有多方面的作用。红花有轻度兴奋心脏、降低冠脉阻力、增加冠脉流量的作用。对蟾蜍离体心脏和兔在体心脏，小剂量煎剂可增强心肌收缩力，大剂量则有抑制作用。红花煎剂腹腔注射对垂体后叶素引起的大白鼠或家兔的急性心肌缺血有明显的保护作用。除此之外，红花黄色素对乌头碱所致心律失常也有一定的对抗作用。

在离体实验中，对正常离体血管，红花煎剂均有不同程度的血管收缩作用。微量肾上腺素或去甲肾上腺素乐氏灌流离体兔耳与豚鼠后肢血管时，红花注射液有明显扩张血管作用。在体实验表明，红花可使麻醉犬股动脉血流量轻度增加，扩张血管，并降低外周血管阻力，有不同程度的降压作用，其特点是作用迅速、短暂，并伴有呼吸兴奋。大剂量可使血压骤降、呼吸抑制而死亡。

（2）抗心、脑、肾缺血所致损伤　红花注射液、红花黄色素对垂体后叶素、异丙肾上腺素诱发的大脑心肌缺血及结扎犬冠状动脉左前降支形成的急性实验性心肌梗死有明显的保护作用，对心肌缺血大脑血流动力学有明显改善作用。可增加心脏冠脉流量，减慢心率，明显降低心肌耗氧量，还能减少缺血再灌注大鼠心肌中的MDA含量，降低肌酸磷酸激酶（CPK）和乳酸脱氢酶（LDH）的活性，提高SOD的活性，起到清除自由基、抑制自由基释放的作用。

（3）降血脂 红花油有降低血脂作用，给高脂血症家兔灌胃红花油实验证明，本品有降低家兔血清总胆固醇、总脂、甘油三酯及脂肪酸水平的作用。由此可见，红花油有防止动脉粥样硬化斑块形成的作用。临床服用红花油加甲基橙皮苷或与食用油混合，可降低人血清胆固醇，但停药后胆固醇有回升现象。

（4）镇痛和镇静作用 红花黄色素均能明显抑制小鼠扭体反应。红花黄色素有明显增强巴比妥及水合氯醛的中枢抑制作用，其作用与用量成平行关系。

（5）抗炎和免疫抑制作用 红花50%甲醇提取物和水提取物均能抑制角叉菜胶所致大鼠足趾肿胀。红花总黄素可抑制^{3}H-TdR掺入的T、B淋巴细胞转化，MLC反应，IL-2的产生及其活性，同时还可降低血清溶菌酶含量、腹腔巨噬细胞和全血白细胞吞噬功能。

综上所述，红花用变红的花，主要成分有苷类、甘油酸酯类，主要药理作用是调节月经，其机制是兴奋子宫，并有外源性雌激素样作用。

【现代应用】

1. 月经不调 红花、当归配剂有一定疗效。

2. 血管栓塞性疾病 治疗缺血性脑血管病，症状明显改善，疗效确切。

3. 缺血性心脏病 红花及其复方对缺血性心脏病患者均有较好的疗效，尤其是对心绞痛、心电图异常等均有明显改善作用。

4. 其他 对流行性出血热、十二指肠球部溃疡、青少年近视眼、突发性耳聋、急慢性肌肉损伤、腰痛、局部硬结肿块等均有一定疗效。

【不良反应】红花毒性低，不良反应轻微。中毒症状有萎靡不振、活动减少、行走困难等，严重者可致惊厥，呼吸先兴奋后抑制，以至循环、呼吸衰竭；少数患者出现头晕、皮疹和一过性荨麻疹等，与红花对神经系统的兴奋作用和过敏反应有关。临床上对孕妇应忌用，有溃疡病及出血性疾病者应慎用，用量（煎服）不宜大，以3~9g为宜。

水蛭 Shuizhi

【来源采制】本品为水蛭科动物蚂蟥 *Whitmania pigra* Whitman、水蛭 *Hirudo nipponica* Whitman或柳叶蚂蟥 *Whitmania acranulata* Whitmand的活体全体。夏、秋二季捕捉，用沸水烫死，晒干或低温干燥。中国大部分地区的湖泊、池塘以及水田中均有生长。主产于山东微山、东平、南阳湖等湖中，以微山湖产量最大，除供应本省外，并销售东北、河北、山西各地。

【主要成分】主要含蛋白质，还有脂肪、糖类、肝素、抗凝血酶，新鲜水蛭唾液中含有一种抗凝血物质——水蛭素。此外，水蛭还含有机体必需常量元素（钠、钾、钙、镁等）及微量元素（铁、锰、镁、硅、铝等）。

【性味归经】味咸、苦，性平，有小毒；归肝经。

【功效主治】具有破血通经、逐瘀消癥的功效。主治血瘀经闭，癥瘕痞块，中风偏瘫，跌扑损伤。

【药理作用】

1. 与功效主治相对应的主要药理作用

对血液的作用　水蛭素能阻止凝血酶对纤维蛋白的作用，阻碍血液凝固。水蛭素不受热或乙醇之破坏。水蛭尚可分泌一种组胺样物质，因而可扩张毛细血管而增加出血。水蛭醇提取物抑制血液凝固的作用较虻虫、虫、桃仁为强，水蛭醇制剂的作用较水制剂的作用为强。水蛭素 20mg 可阻止 100g 人血的凝固。水蛭水提取物对 ADP 诱导的大鼠血小板聚集有明显抑制作用，亦能明显抑制正常人的血小板聚集，有抗血栓形成的作用。水蛭在体外对纤维蛋白有较强的纤溶作用，其活性显著高于丹参和大黄；在体内亦有纤溶活性，能使家兔优球蛋白溶解时间（ELT）显著缩短。因此水蛭能活化纤溶系统，溶解血栓。亦有报告指出，水蛭素对实验性血栓形成有明显抑制作用，对凝血酶所致之实验性静脉血栓有溶解作用。水蛭水提取液能降低大鼠的全血比黏度和血浆比黏度，缩短红细胞电泳时间。临床研究表明，水蛭对缺血性脑血管病患者因血液流变性异常而出现的浓、黏、聚状态有改善作用。

2. 其他药理作用

（1）对心血管系统的作用　水蛭对心肌营养性血流量有一定程度的增加作用，对组织缺血缺氧有保护作用。水蛭素能对抗垂体后叶素引起的家兔冠状动脉痉挛，有抑制心肌缺血的治疗作用。水蛭能明显消退主动脉粥样硬化斑，使斑块内胶原纤维增生，胆固醇结晶减少，提示水蛭对防治动脉粥样硬化有潜在的应用价值。水蛭有扩张毛细血管、改善微循环、增加肾脏血流量的作用。其改善微循环的作用与肝素相仿，只是作用时间短暂。水蛭有扩张外周血管、增加血流量和减少血管阻力的作用，该作用与盐酸罂粟碱作用相似。

（2）对妊娠的作用　水蛭对小鼠各个时期妊娠（包括着床及妊娠的早、中、晚期）均有终止作用。不同给药途径对早期妊娠均有良好终止作用。若将外源性孕酮与水蛭同时注射，则可防止早产。水蛭对蜕膜病变有抑制作用。

另外，水蛭对实验性高脂血症家兔的胆固醇和甘油三酯有明显降低作用。水蛭素对肿瘤细胞有抑制作用，对小鼠肝癌生长有一定的抑制作用。由于水蛭有高抗凝作用，因而有利于抗癌药及免疫活性细胞浸入癌组织杀伤癌细胞。

综上所述，水蛭用活体，取其唾液中的水蛭素，发挥抗凝作用而用于心、脑血管梗塞等。

【现代应用】

1. 脑出血　给高血压性脑出血患者服用脑血康口服液（水蛭为主的制剂），有较好的疗效。

2. 脑梗死　服水蛭粉，治疗高血压动脉硬化引起的脑梗死，有较好的疗效。

3. 高血脂　水蛭粉3～5g/d，开水冲服，30天为1疗程。

4. 缺血性心脏病、心绞痛　服用水蛭片（0.75g/片）2～4片/次，20～60天。

5. 血栓性静脉炎　由水蛭和壁虎组成复方治疗血栓性静脉炎，总有效率85%。

6. 早期肝硬化　用水蛭复方，总有效率90%。

【不良反应】水蛭的不良反应还表现为心血管损害，可见周身青紫、强直、关节僵硬、心音低弱无力，重则呼吸衰竭、心衰、神志昏迷，甚至死亡。少数服用水蛭患者，在服药10天后可出现口干、便燥、气短和乏力等症状，个别患者发生痔疮大量出血，停药后缓解。服药后凝血酶原时间和凝血时间分别延长，个别有轻度恶心。

血府逐瘀汤 Xuefu Zhuyu Tang

【方剂组成】血府逐瘀汤出自《医林改错》；本方由桃仁12g，红花、当归、生地黄、牛膝各9g，川芎、桔梗各4.5g，赤芍、枳壳、甘草各6g，柴胡3g组成。水煎服。

【功效主治】具有活血行瘀、理气止痛的功效。主治胸中血瘀证，胸痛，头痛，日久不愈，痛如针刺而有定处，或呃逆日久不止，或饮水即呛，干呕，或内热瞀闷，或心悸怔忡，失眠多梦，急躁易怒，入暮潮热，唇暗或两目暗黑，舌质暗红，或舌有瘀斑、瘀点，脉涩或弦紧。

【药理作用】

1. 对血液系统作用：改变血液流变学，降低血液黏度，加速红细胞电泳，改善血瘀患者全血和血浆黏度、血沉、红细胞比容、纤维蛋白原含量，抑制血小板聚集。

2. 保护内皮细胞：血府逐瘀汤能调节血瘀证兔模型血清对内皮细胞ET/NO的释放平衡作用和降低其对抗凝、纤溶功能的影响，对内皮细胞起到一定的保护作用。

3. 改善微循环，扩张血管，增加缺血器官血流量（心、脑）。

4. 抗慢性炎症：抑制肉芽组织形成（抑制成纤维细胞DNA的合成）。

5. 对免疫系统作用：增强巨嗜细胞的吞噬功能，增强细胞免疫和体液免疫功能。

【现代应用】

1. 神经精神系统疾病　头痛、偏头痛、三叉神经痛、神经衰弱综合征、脑外伤后遗症、脑水肿、脑血管病、癫痫、脑动脉硬化、眩晕、震颤麻痹、精神分裂症等。

2. 心血管系统疾病　冠心病、心绞痛、肺源性心脏病、风湿性心脏病、血栓性静脉炎等。

3. 消化系统疾病　溃疡病、慢性肝炎、肝脾肿大、呕吐、呃逆等。

4. 妇产科疾病　原发性痛经、流产后腰痛或出血、产后身痛、月经失调、不孕症、子宫肌瘤、慢性盆腔炎等。

【实验方案】

活水蛭的唾液收集实验验证

水蛭，俗称蚂蟥，是一种贵重的中药材，我国古代许多医学典籍都有记载，明代《本草纲目》中记载：水蛭“主逐恶血、瘀血、月闭，破血下积聚，无子，利水通……治折伤坠扑畜血有功”。西医学研究表明，水蛭唾腺中含有一种抗血凝物质——水蛭素，能广泛应用于断肢再植、抑制癌细胞生长等医疗领域。随着现代生物技术的应用和提高，水蛭素的提取加工和医学临床应用，以及中成药的开发、研制和推广，对水蛭的需求量逐年增多。但是，现有技术中水蛭素的方法多以对水蛭活体的破坏方法获得水蛭素，影响所得水蛭素的纯度，同时对水蛭资源的供应依赖过大，尤其难以避免水蛭素生产的季节性问题。

1. 实验目的

收集活水蛭的唾液。

2. 实验用材料

活水蛭、动物肠脏及血液、谷氨酸、精氨酸、氯化钠、贮藏槽等。

3. 实验方案与步骤

（1）从饲养池内捞出成熟、健康的水蛭盛放到清水池中，每隔2天换水清洗一次，去除活体水蛭表面的杂质，不喂食，如此保持一个月。一个月后，用清水再次清洗活体水蛭，室温下，将水蛭放置于贮藏槽内。

（2）在新鲜血液中添加谷氨酸、精氨酸和氯化钠，混合均匀。

（3）选用新鲜的动物肠脏，将血液灌入肠中并扎紧，置于贮藏槽内。

（4）水蛭充分吸饱后，改变环境温度使其吐出唾液，收集获得水蛭唾液。

水蛭在吃饱的情况，通过改变其环境温度，会使其分泌出大量的唾液，采用此种方法刺激水蛭，既无须添加催吐剂污染唾液成分，也无需对水蛭进行挤压使其受伤，是一种高效又对水蛭活体伤害不大的方法。

4. 实验预期结果与启示

改变环境温度是瞬间或缓慢升温至30～70℃之间。水蛭所在环境的原始温度可以为0～25℃，当升温至30～70℃之间，温差可达20℃以上，水蛭在经过20℃以上的温差变化，就会吐出大量唾液。每次每条活体水蛭可以提取1～60次，每次能提取3～12mL，每个月能提取1～6次，唾液中水蛭素含量为20～120 AT-（U 国际单位）/mL。

5. 实验注意事项

前述新鲜血液可以为猪血、牛血、羊血、鸡血或驴血。通过在血液中添加谷氨酸、精氨酸和氯化钠，可以吸引水蛭吸食。其中，所述谷氨酸、精氨酸的添加量分别为新鲜血液重量的0.01%～10%，所述氯化钠的添加量为新鲜血液重量的0.02%～20%。所述氯化钠可以为有机盐或无机盐，新鲜血液中的含盐量不同，加入氯化钠还可以调节血液中的含盐浓度，吸引水蛭吸食。氯化钠在使用前，可以用水稀释至浓度为0.01%～40%的氯化钠溶液，方便混合均匀。所述谷氨酸、精氨酸在使用前，也可以用水稀释至浓度为0.01%～40%的谷氨酸、精氨酸溶液，方便混合均匀。

氯化钠还具有防止血液凝结的作用，所述新鲜血液中还加入了柠檬酸钠，有效防止血液凝结，所述柠檬酸钠的添加量为新鲜血液重量的1%～2%。所述柠檬酸钠在使用前，也可以用水稀释至浓度为0.01%～40%的柠檬酸钠溶液，方便混合均匀。

复习思考

一、单选题

1. 活血药抗血栓形成的药理学基础不包括（　　）
   A. 抑制血小板聚集　　B. 提高 TXA_2/PGI_2 的比值
   C. 增加纤溶酶的活性　　D. 抑制磷酸二酯酶活性
   E. 降低 TXA_2/PGI_2 的比值
2. 丹参注射液抗心肌缺血作用环节没有（　　）
   A. 扩张冠脉，增加心肌血氧供应　　B. 抗自由基损伤，保护心肌
   C. 抑制动脉内皮细胞分泌 PGI_2　　D. 降低心肌耗氧量
   E. 减轻心脏负荷
3. 中医“血瘀证”的西医学表现不包括（　　）
   A. 血流动力学的异常　　B. 微循环障碍
   C. 组织异常增生　　D. 血液流变学的异常
   E. 红细胞聚集性降低
4. 血栓素是（　　）
   A. SOD　　B. MAO-B
   C. Ad　　D. TXA_2
   E. PGI_2
5. 丹参滴丸的应用不包括（　　）
   A. 坐骨神经痛　　B. 高脂血症

C. 老年性高血压　　D. 冠心病

E. 糖尿病微血管并发症

二、配伍题

A. TXA_2　　B. PGI_2

C. PDE　　D. MAO-B

E. SOD

1. 磷酸二酯酶是（　　）
2. 单胺氧化酶是（　　）
3. 前列环素是（　　）

A. 增强腺苷酸环化酶活性　　B. 磷酸二酯酶抑制剂

C. 多巴胺受体阻断剂　　D. TXA_2合成酶抑制剂

E. 环氧化酶抑制剂

4. 川芎嗪抑制血小板聚集的机理是（　　）
5. 左旋四氢巴马汀镇痛机理是（　　）
6. 丹参抗血栓形成的机理是（　　）

三、简答题

1. 简述丹参对血液、血管的作用。
2. 简述复方丹参滴丸的药物组成、功效和药理作用。

四、问答题

论述活血化瘀药抗血栓形成的作用机制。

扫一扫，看课件

第十六章

化痰止咳平喘药

【学习目标】

掌握化痰止咳平喘药的概念、分类及化痰止咳平喘药与功效有关的药理作用。

熟悉各代表药的主要药理作用和现代应用，化痰止咳平喘药的常用中药和方剂。

了解化痰止咳平喘药常用药物的主要成分、现代应用及不良反应。

第一节　概　述

凡以祛痰，缓解或制止咳嗽、喘息为主要作用的药物，称化痰止咳平喘药。其中，以化痰、消痰为主的称为化痰药，主要用于痰多咳嗽、咳痰不爽及与痰有关的如瘿瘤瘰疬等证。能缓和或制止咳嗽、喘息的为止咳平喘药，多用于治疗咳嗽、气喘等多种疾患。本类药物或辛或苦，或温或寒，多入肺经，辛开宣散，苦燥降泄，温化寒湿，主要作用是宣降肺气，化痰止咳，降气平喘，部分药物兼具散寒、清热、散结、润肺的作用。

祛痰药多能止咳，而止咳平喘药又多兼有化痰的作用。所以，它们的功效与相应的选择性作用难以明确区分。现代药理研究表明，化痰止咳平喘药主要有以下药理作用：

1. 祛痰　桔梗、浙贝母、川贝母、天南星、前胡、皂荚、紫菀、款冬花等有祛痰作用，强度为桔梗、前胡、皂荚、款冬花依次下降。其中，桔梗、前胡、皂荚、天南星主要含皂苷类成分，可以刺激胃黏膜或者咽喉黏膜，反射性地引起轻度恶心，促使呼吸道腺体的分泌增加，稀释痰液。杜鹃中的杜鹃素既可以直接作用于呼吸道黏膜，促使气管黏液-纤毛运动，增强呼吸道清除异物的能力，又可以溶解黏痰，使呼吸道分泌物中酸性黏多糖纤维断裂，还能降低唾液酸的含量，使痰液黏稠度下降，易于咳出。

2. 镇咳　半夏、苦杏仁、桔梗、款冬花、川贝母、浙贝母、天南星、紫菀等均有程度不等的镇咳作用。其中，半夏、苦杏仁、浙贝母、百部等的镇咳作用部位可能在中枢神经系统。紫菀作用在外周，为末梢性镇咳药。

3. 平喘　浙贝母、葶苈、苦杏仁、款冬花、枇杷叶、洋金花等可扩张支气管、改善通气功能而平喘。洋金花含莨菪类生物碱，浙贝母含有浙贝母碱，均可以使支气管平滑肌松弛，平喘机制与支气管上 M 受体阻断作用有关。款冬花提取物可对抗组胺引起的支气管痉挛，平喘机理可能与兴奋神经节有关。葶苈素能对抗组胺、乙酰胆碱混合喷雾引起的支气管痉挛。

4. 其他药理作用　桔梗具有抑制胃液分泌、抗溃疡、降血糖、降血脂作用。桔梗、前胡具有抗炎作用。桔梗、浙贝母、天南星具有镇静、镇痛作用。

【常用药物与方剂】化痰止咳平喘药常用药物有半夏、桔梗、川贝母、浙贝母、苦杏仁、天南星、皂荚、百部、紫菀、款冬花、满山红等；常用复方有止嗽散、麻杏石甘汤、小青龙汤、二陈汤、三子养亲汤等。

化痰止咳平喘药常见药物与方剂的主要药理作用见表 16-1。

表 16-1　化痰止咳平喘药常用药物与方剂主要药理作用简表

传统功效	化痰	止咳	平喘	宣肺化痰	清热泻肺	
药理作用	祛痰	止咳	抑制支气管平滑肌	抗炎	抗菌	抗过敏
半夏	+	+		+	+	
桔梗	+	+		+	+	+
川贝母	+	+			+	+
浙贝母	+	+	+	+	+	+
苦杏仁	+	+	+	+	+	+
款冬花	+	+	+			
紫苑	+	+			+	+
前胡	+		+	+		+
天南星	+					
小青龙汤	+	+	+		+	+

知识链接

中医对痰的认识有广义和狭义之分。广义的痰指停积于脏腑经络之间各种各样的痰证，如痰浊滞于皮肤经络可产生瘰疬瘿瘤，相当于西医学中的皮下肿块、慢性淋巴结炎、单纯性甲状腺肿等病；痰阻胸痹，则出现胸痛、胸闷、心悸，见于冠心病、心绞痛、高血压、心力衰竭等；痰迷心窍，则心神不宁、昏迷、谵妄、精神错乱，见于脑血管意外、急慢性支气管炎、肺气肿、支气管扩张等肺部疾患。狭义的痰即指呼吸道咳出的痰，多见于上呼吸道感染、急慢性支气管炎、肺气肿、支气管扩张等肺部疾患。一般咳嗽有痰者为多，痰多又易引起咳喘。因此，痰、咳、喘三者关系密切，互为因果。

第二节 常用方药

桔梗 Jiegeng

【来源采制】本品为桔梗科植物桔梗 *Platycodon grandiflorum*（Jacq.）A. DC. 的干燥根。春、秋二季采挖，洗净，除去须根，趁鲜剥去外皮或不去外皮，干燥。

【主要成分】主要成分是桔梗皂苷。混合皂苷完全水解产生桔梗皂苷元、远志酸及少量桔梗酸 A、B、C。另外还含有桔梗聚糖、白桦脂醇、菠菜甾醇及 14 种氨基酸和 22 种微量元素。

【性味归经】味苦、辛，性平；归肺经。

【功效主治】具有宣肺、利咽、祛痰、排脓的功效。主治咳嗽痰多，胸闷不畅，咽痛音哑，肺痈吐脓。

【药理作用】

1. 与功效主治相对应的主要药理作用

（1）祛痰、镇咳　实验证明麻醉犬口服本品煎剂 1g/kg，能显著增加呼吸道黏液的分泌量，其强度可与氯化铵相比，对麻醉猫亦有明显的祛痰作用。有报道桔梗皂苷的祛痰作用强于远志。桔梗所含皂苷口服时对咽喉黏膜及胃黏膜造成某种程度的刺激，反射地引起呼吸道黏膜分泌亢进，使痰液稀释，促使其排出。桔梗水提物、桔梗皂苷有镇咳作用。

（2）抗炎　桔梗皂苷对各种炎症模型均具有较强的抗炎作用，研究证明灌服 1/10～1/5 半数致死量的剂量，对大鼠后肢角叉菜胶性脚肿与醋酸性肿胀均有抗炎效果。灌服小于 1/10 半数致死量的剂量，每日 1 次，连续给药，对大鼠棉球肉芽肿也有显著抑制作用，对大鼠佐剂性关节炎也有效。此种制剂还能降低过敏反应和小鼠的毛细血管通透性。腹腔注射桔梗皂苷可引起小鼠扭体反应与腹腔渗出，灌胃同一皂苷可产生抑制作用。桔梗无直接抗菌作用，但其水提取物可增强巨噬细胞吞噬功能，增强中性白细胞的杀菌力，从而达到提高溶菌酶的活性。桔梗的抗炎作用主要与其抑制前列腺素 E_2（PGE_2）通路、一氧化氮分泌有关。

（3）松弛平滑肌　桔梗皂苷能竞争性拮抗乙酰胆碱或组胺引起的回肠收缩，并拮抗组胺引起的气管收缩。

2. 其他药理作用

(1) 降血糖和降血脂作用　食用桔梗，可明显降低非胰岛素依赖型糖尿病肥胖大鼠（Zucker 大鼠）血浆胆固醇和空腹血浆胰岛素水平；同时，在口服葡萄糖耐量试验中可降低餐后血糖。虽无统计学差异，但与空白 Zucker 大鼠比较，每日给予桔梗的 Zucker 大鼠葡萄糖转运蛋白-4 的蛋白水平有上升的趋势。因此，桔梗有望用于预防和改善某些疾病引起高胰岛素状态所致的代谢紊乱。桔梗还可用于治疗高胆固醇血症和高脂血症。高脂血症大鼠食用含 5% 和 10% 桔梗粉饲料 3 周，就能够显著降低血清和肝脏中的脂肪密度，血清和肝脏中总胆固醇和甘油三酯的浓度也有不同程度的降低。

(2) 镇静、镇痛、解热　桔梗皂苷小鼠灌胃能抑制小鼠自发活动，延长环已巴比妥钠的睡眠时间，呈现明显的镇静作用；对小鼠醋酸性扭体反应及胃压法呈镇痛作用；对正常小鼠及伤寒、副伤寒疫苗所致的发热小鼠，均有显著的解热作用。

(3) 抗溃疡　桔梗皂苷能抑制大鼠胃液分泌和抗消化性溃疡作用。桔梗皂苷可抑制幽门结扎大鼠胃液的分泌。大鼠十二指肠注入桔梗粗皂苷，可防止大鼠消化性溃疡的形成，对醋酸所致的大鼠慢性溃疡有明显疗效。

(4) 扩张血管、减慢心率　桔梗皂苷能显著降低后肢血管和冠脉血管的阻力，增加血流量，其扩张血管作用优于罂粟碱，并可引起暂时性血压下降、心率减慢和呼吸抑制。

此外，桔梗及其提取物还有免疫调节、保肝等作用。

综上所述，桔梗用根，主要成分是皂苷，口服时对咽喉造成刺激，引起分泌液增加，达到稀释痰液的效果。

【现代应用】

1. 肺炎、急慢性上呼吸道感染　桔梗和鱼腥草配伍，治疗细菌感染性肺炎、急慢性上呼吸道感染引起的咳嗽痰多均可应用。与抗生素同用也可发挥协同作用。

2. 咽喉肿痛、急性扁桃体炎、急性咽炎、喉炎及声音嘶哑　常与清热解毒药同用，声音嘶哑者可与甘草、牛蒡子、射干等同用；失音可加诃子、木蝴蝶等。

【不良反应】本品有较强的溶血作用，故只宜口服，不能注射。口服后桔梗皂苷在消化道被水解而破坏，故无溶血作用。但口服后桔梗能刺激胃黏膜，剂量过大，可引起轻度恶心，甚至呕吐，重者可见四肢出汗、乏力、心烦。胃及十二指肠溃疡患者慎用。

半夏　Banxia

【来源采制】本品为天南星科植物半夏 *Pinellia ternata*（Thunb.）Breit. 的干燥块茎。夏、秋二季采挖，洗净，除去外皮和须根，晒干。

【主要成分】半夏含挥发油、生物碱、有机酸和半夏蛋白等，如 β-谷甾醇、胆碱、胡萝卜苷、葡萄糖醛酸苷、左旋麻黄碱、胡芦巴碱、天门冬氨酸等。

【性味归经】味辛、性温，有毒；归脾、胃、肺经。

【功效主治】具有燥湿化痰、降逆止呕、消痞散结的功效。主治湿痰寒痰，咳喘痰多，痰饮眩悸，风痰眩晕，痰厥头痛，呕吐反胃，胸脘痞闷，梅核气；外治痈肿痰核。

【药理作用】

1. 与功效主治相对应的主要药理作用

（1）镇咳、祛痰　生半夏、姜半夏和法半夏的煎剂静脉注射，对碘液注入猫胸腔或电刺激猫喉上神经所致的咳嗽均具有明显的镇咳作用。机制在于半夏中生物碱能抑制咳嗽中枢产生镇咳作用。以生半夏和清半夏的乙醇提取物给小鼠灌胃，用酚红法测得清半夏的乙醇提取物有一定的祛痰作用，而生半夏未见明显作用，且研究证实半夏贮存时间越长，祛痰作用越强。

（2）镇吐、催吐作用　与炮制有关。半夏炮制品有镇吐作用，而生半夏则有催吐作用。炮制过的半夏既能激活迷走神经传出活动，也可抑制呕吐中枢而具有镇吐作用，其镇吐成分为生物碱、甲硫氨酸、甘氨酸、葡萄糖醛酸或L-麻黄碱。生半夏的催吐则与所含2,4-二羟基苯甲酸葡萄糖苷有关，其苷元有强烈的黏膜刺激作用。半夏还能延长硫酸铜致犬呕吐的潜伏期或使其不发生呕吐，能拮抗皮下注射盐酸去水吗啡犬的呕吐，此作用不受川乌的影响。

（3）调节胃肠运动、抗溃疡作用　半夏既能作用于乙酰胆碱受体，收缩肠管产生兴奋作用，又能抑制乙酰胆碱、组胺、氯化钡引起的肠道收缩。该作用与炮制有关。实验证实姜矾半夏和姜煮半夏可抑制小鼠胃肠运动，而生半夏则促进小鼠胃肠运动。半夏水煎醇沉液能减少胃液分泌，降低胃液游离酸度和总酸度，抑制胃蛋白酶活性，保护胃黏膜，促进胃黏膜的修复，具有抗大鼠幽门结扎性溃疡、消炎痛性溃疡及应激性溃疡的作用。

（4）抗肿瘤作用　临床上多有半夏治疗食道癌、胃癌、舌癌、皮肤癌和恶性淋巴癌取得较好疗效的报道。半夏中提取的多糖具有较强的网状内皮系统激活活性，能增强网状内皮系统吞噬功能和分泌作用，抑制肿瘤的发生和增殖。甲醇提取的半夏多糖组分具有多形核白细胞诱导能力，由此推测，半夏可能是通过活化多形核白细胞，导致肿瘤破坏的细胞反应。半夏各炮制品总生物碱有明显抑制实验性肿瘤细胞的作用，清半夏抗肿瘤细胞生长作用最强，姜半夏次之。

2. 其他药理作用

（1）抗心律失常作用　给犬静脉注射半夏浸剂，可使氯化钡所致的室性早搏迅速消失且不复发，有效率为97%。可使肾上腺素所致的室性心动过速迅速转为窦性节律，有效率为96%。

（2）抗凝作用　半夏具有较明显降低甘油三酯和低密度脂蛋白的作用，能够降低全血黏度、抑制红细胞的聚集和提高红细胞的变形能力。半夏蛋白对羊、狗、猫、豚鼠、大鼠、小鼠和鸽子的红细胞有凝集作用，但对人、猴、猪、鸡、鸭、蟾蜍等的红细胞无凝集作用。这表明半夏蛋白的细胞凝集作用不仅具有动物种属专一性并存在细胞类别专一性。

（3）抗生育、抗早孕　半夏蛋白抑制卵巢黄体孕酮的分泌，使血浆孕酮水平明显下降，子宫内膜变薄，使蜕膜反应逐渐消失，胚胎失去蜕膜支持而流产，子宫内注射半夏蛋白可抗胚胎着床。这一作用主要因半夏蛋白可结合在子宫内膜腺管的上皮细胞膜上，改变了细胞膜生物学行为所致。

此外，半夏还有调节镇静催眠、抑制大鼠实验性硅沉着病的作用。

【现代应用】

1. 呕吐　配伍山药可用于治疗妊娠、急性消化不良、慢性胃炎、神经性呕吐和晕动症呕吐等。

2. 肿瘤　用生半夏水煎15分钟以上，隔日或2～3日一剂，连服20剂，可用于甲状腺肿瘤。生半夏研粉外用还可治疗宫颈糜烂、子宫癌。

3. 慢性咽炎和突发性音哑　制半夏（砸碎）治疗慢性咽炎有效，也可用于治疗咽部充血水肿突发性失音。

4. 寻常疣及趾疣　鲜半夏（洗净去皮）在疣体局部涂擦1～2分钟，日3～4次，治疗15～30日。

5. 牙痛　生半夏30g，捣碎，置90%酒精棉球90mL中，浸1日即可用。用时以棉球蘸药液塞入龋齿洞中，或涂擦病牙周遭。

【不良反应】生半夏有毒，其对口腔、喉头和消化道黏膜有强烈的刺激性，可导致失音、呕吐、水泻等副反应，严重的喉头水肿可致呼吸困难，甚至窒息。半夏的毒性成分是不耐热、难溶于水的黏液质、黑尿酸及生物碱。半夏炮制后毒性降低，因此必须煎服。半夏毒针晶中的凝集蛋白可引起机体炎症毒性，姜中的姜辣素可以解除这一炎症毒性，其功效与成分的关联性有待研究。实验证明，半夏对动物遗传物质具有损害作用，生半夏和半夏蛋白有生殖毒性，可对妊娠雌性大鼠和胚胎具有毒性。久用半夏制剂口服或肌注，少数病例会出现肝功能异常和血尿。

小青龙汤　Xiaoqinglong Tang

【方剂组成】小青龙汤出自《伤寒论》；本方由麻黄（去节）9g、芍药9g、细辛3g、干姜3g、甘草（炙）6g、桂枝（去皮）6g、五味子3g、半夏9g组成。

【功效主治】具有解表化饮、止咳平喘的功效。主治风寒水饮，恶寒发热，无汗，喘咳痰稀。

【与功效主治相对应的主要药理作用】

1. 平喘 小青龙汤醇提液及小青龙汤的含药血清，对豚鼠离体平滑肌均有松弛作用，并能拮抗组胺、乙酰胆碱对气管平滑肌的致痉作用，表明小青龙汤有显著的平喘作用。这一作用机制可能与以下因素有关：稳定肥大细胞膜，抑制肥大细胞脱颗粒；上调哮喘大鼠肺组织肾上腺糖皮质激素受体、β 肾上腺素受体，提高 cAMP 浓度和血浆皮质醇水平；调节免疫平衡，减轻气道炎症，降低气道高反应性，减轻哮喘的症状或减缓哮喘的发作。

2. 镇咳 小青龙汤煎剂能显著延长二氧化硫和浓氨水刺激法引咳小鼠的咳嗽潜伏期，表明有明显的镇咳作用。

3. 抗过敏 小青龙汤对小鼠迟发性过敏反应所引起的皮肤肿胀有明显抑制作用，其提取物能明显抑制由蛋清和豚鼠抗蛋清 IgE 血清引起的豚鼠被动皮肤过敏反应。抗过敏的机制主要是抑制肥大细胞脱颗粒释放组胺。

4. 解热 小青龙汤口服对兔耳缘静脉注射大肠埃希菌内毒素所引起的发热，有较强的降温作用，其作用约维持 6 小时。小青龙汤加生石膏、地龙，降温作用增强。

5. 其他药理作用 小青龙汤在体给药对小鼠腹腔巨噬细胞功能有增强作用，并与剂量相关。小青龙汤还有显著抑制致癌的发生率及止痛、抗菌的报道。

【现代应用】

1. 支气管哮喘 小青龙汤合用西药较单用西药治疗支气管哮喘持续状态有更好的疗效，可使哮喘缓解时间明显加快。

2. 支气管炎 小青龙汤治疗急慢性支气管炎、老慢支急性发作、毛细支气管炎和喘息型支气管炎均有良好疗效，加用西药控制感染和解除支气管痉挛，可以提高疗效。

3. 肺炎 用于治疗小儿喘息型肺炎，如与西药抗感染和平喘、退热药合用，治愈时间显著短于单用西药。用小青龙汤灌肠配合西药治疗婴儿重症肺炎，也有较好疗效。

4. 肺源性心脏病 采用中西医结合治疗，在西药抗感染、改善气道状态、保持酸碱平衡和利尿强心等治疗时，加用小青龙汤，可取得较好疗效。

5. 过敏性鼻炎 小青龙汤对过敏性鼻炎的流涕、鼻塞、嗅觉障碍、鼻黏膜充血肿胀等症状有明显改善。

【不良反应】

1. 过敏反应 有患者在服用小青龙汤（加熟附片）后 2 小时，出现全身风团样皮疹，瘙痒难忍。用小青龙汤治疗过敏性鼻炎时，出现消化道症状和皮肤瘙痒感等副作用。

2. 喉痛、虚汗、口鼻发热、耳鸣 虚火上炎的患者口服后会出现喉痛、虚汗、口鼻发热、耳鸣、大便秘结等反应，甚至出现心跳加快、血压升高，严重时可致眩晕和咳痰带血。

【实验方案】

实验桔梗对小鼠气管段酚红排泄量的影响

1. 实验目的

（1）学习酚红气管 L 排泄法。

（2）观察桔梗对小鼠的祛痰作用。

2. 实验材料

（1）器材　手术剪、眼科镊、小鼠灌胃针头、注射器（1mL 型）、小试管、试管架、离心机、分光光度计、蛙板、天平。

（2）药品　3.33g/100mL 氯化铵溶液、100g/100mL 桔梗水煎液。

（3）试剂　0.5g/100mL 酚红溶液、5g/100mL（或 1mol/L）碳酸氢钠溶液、0.85g/100mL 生理盐水。

（4）动物　昆明种小鼠，雌雄各半，体重 20g 左右。

3. 实验方案与步骤

取禁食 12 小时的小鼠，称重，随机分为 3 组，即空白对照组、氯化铵组（阳性药对照组）和桔梗组。空白对照组按 30mL/kg 灌胃给予生理盐水，氯化铵组按 0.999g/kg 灌胃给予氯化铵溶液（给药体积为 30mL/kg），桔梗组按 30g /kg 灌胃给予桔梗水煎液（给药体积为 30mL/kg），每组灌胃结束时计时。

30 分钟后，由腹腔注射酚红溶液 0.5mL/只。30 分钟后，颈椎脱臼处死小鼠，仰位固定于蛙板上，剪开颈前皮肤，分离气管，剥去气管周围组织，剪下自甲状软骨至气管分支处的一段气管，放进试管中，用注射器共吸取 3mL 生理盐水分次反复冲洗气管腔，并震摇；再加入碳酸氢钠溶液 0.1mL，并震摇，离心，取上清液 2mL。

上清液用分光光度计（波长 546nm）测定 OD 值，并进行组间比较（方差分析），最后计算祛痰指数［祛痰指数（%）=（给药组 OD 平均值/空白组 OD 平均值）×100%］。

4. 实验预期结果与启示

（1）实验结果

表　桔梗对小鼠气管段酚红排泄量的影响（$\bar{x}\pm S$，$n=5$）

组别	剂量（g/kg）	OD 值	祛痰指数（%）
空白对照组			
氯化铵组			
桔梗组			

注：①剂量（g/kg）= 给药体积（mL/kg）×药物浓度（g/mL）；②$\bar{x}\pm S$ 意为“平均值±标准差”。

（2）实验启示

①根据实验结果，比较中药桔梗与化学药物氯化铵作用强度。

②分析桔梗作用的机制可能是什么。

5. 实验注意事项

（1）给药至处死动物的时间必须准确。

（2）解剖时，须将气管周围的组织去除干净，但要避免损伤血管，另外气管段周围如果附有血液应立即用滤纸吸净，以免干扰 OD 值的准确性。

复习思考

一、单选题

1. 桔梗祛痰作用的主要成分是（　　）

A. 桔梗皂苷　　B. 远志酸　　C. 桔梗苷元

D. 桔梗酸　　E. 桔梗聚糖

2. 桔梗祛痰的作用机制是（　　）

A. 减少呼吸道的分泌量

B. 刺激胃黏膜或咽喉黏膜，增加支气管黏膜的分泌

C. 能使呼吸道分泌物中酸性黏多糖纤维断裂，痰黏度下降易于咳出

D. 增强呼吸道排除异物的功能

E. 降低唾液酸的含量，使痰液黏稠度下降，易于咳出

二、配伍题

A. 桔梗　　B. 半夏　　C. 苦杏仁

D. 川贝母　　E. 柴胡

1. 有平喘作用的是（　　）
2. 有催吐作用的是（　　）
3. 有降血糖作用的是（　　）

三、简答题

化痰止咳平喘药祛痰的作用机制及成分有哪些？

四、问答题

请阐述半夏有哪些药理作用。

扫一扫，看课件

第十七章
安神药

【学习目标】

掌握安神药的概念、分类及安神药与功效有关的药理作用。

熟悉各代表药的主要药理作用和现代应用，安神药的常用中药和方剂。

了解安神药常用药物的主要成分、现代应用及不良反应。

第一节　概　述

凡能安神定志、以治疗心神不宁为主的药物，称为安神药。安神药多味甘，性平，主入心、肝经。根据药物的来源及作用特点不同，安神药分为重镇安神药和养心安神药两类。前者多为质地沉重的矿石类，如朱砂、磁石、琥珀等，多用于心悸失眠、烦躁易怒、惊痫发狂等实证；后者多为植物类，如酸枣仁、柏子仁、远志等，多用于虚烦不眠、心悸怔忡、健忘等虚证。

失眠为临床常见病症，中医称之为“不寐”，可由外邪扰动或正虚失养而致神不守舍所致。失眠者可表现为经常性睡眠异常，如入睡困难、多梦易醒，或醒后不易再次入睡，并伴随身疲力乏、焦虑不安、恐惧等。睡眠脑电波显示入睡的潜伏期延长，睡眠时间缩短，生理性觉醒增多，快动眼睡眠时相相对增多等。安神药能“养精神、安魂魄”“养心气、益智宁神”。

【主要药理作用】

1. 镇静催眠　养心安神药和重镇安神药均具有镇静催眠作用，如酸枣仁、远志、朱砂、磁石、龙骨、琥珀等均能拮抗苯丙胺等中枢兴奋药的作用，减少小鼠自发活动，并对巴比妥类药物的镇静催眠作用有明显协同作用，但本类药物均不产生麻醉作用。

2. 抗惊厥 酸枣仁、远志、朱砂、磁石、琥珀对戊四氮或士的宁引起的惊厥有不同程度的对抗作用。琥珀对大鼠听源性惊厥及小鼠电惊厥有对抗作用。朱砂对苯甲酸钠咖啡因引起的惊厥，龙骨对回苏灵引起的惊厥，灵芝对烟碱引起的惊厥，均具有显著抑制作用。

3. 增强免疫 酸枣仁、灵芝对非特异性免疫和特异性免疫均有明显的增强作用，可在一定程度上纠正药物、应激、衰老等因素所致的免疫功能低下。

4. 对心血管系统作用 酸枣仁、远志、灵芝具有抗心律失常、改善心肌缺血作用，并有一定的降压作用。酸枣仁、灵芝还具有降血脂作用。

综上所述，与安神药的安神定志功效相关的药理作用为镇静催眠、抗惊厥、抗心律失常等。

【常用药物与方剂】安神药常用药物有酸枣仁、远志、灵芝等；常用复方有酸枣仁汤等。安神药常见药物与方剂的主要药理作用见表 17-1。

表 17-1 安神药常用药物与方剂主要药理作用简表

传统功效	宁心安神、敛汗、生津						
药理作用	镇静催眠	抗惊厥	镇痛	降血压	抗心律失常	改善记忆	抗炎
酸枣仁	+	+	+	+	+		+
远志	+	+		+		+	
灵芝	+	+			+	+	+
龙骨	+	+		+			
磁石	+	+	+	+			
琥珀	+	+					
朱砂	+	+					
酸枣仁汤	+	+				+	

第二节 常用方药

酸枣仁 Suanzaoren

【来源采制】本品为鼠李科植物酸枣 *Ziziphus jujuba* Mili. var. *Spinosa*（Bunge）Hu ex H. F. Chou 的干燥成熟种子。秋末冬初采收成熟果实，除去果肉和核壳，收集种子，晒干。主产于河北、陕西、辽宁、河南、山东、山西、甘肃等地。

【主要成分】酸枣仁含多种皂苷类及黄酮类成分，包括酸枣仁皂苷 A、B（jujubo side A、B），白桦脂酸（betulie acid），白桦脂醇（betulin），斯皮诺素（spinosin），当药素（swertisin），黄酮苷（zivulgarin）等，另外，尚含阿魏酸、脂肪酸、生物碱、多糖类成分。

【性味归经】味甘、酸，性平；归心、肝、胆经。

【功效主治】具有养肝、宁心、安神、敛汗、生津的功效。用于虚烦不眠，惊悸怔忡，体虚多汗，津伤口渴等。

【药理作用】

1. 与功效主治相对应的主要药理作用

（1）镇静催眠　酸枣仁镇静催眠的有效成分为酸枣仁皂苷 A、B，酸枣仁黄酮，酸枣仁生物碱及酸枣仁不饱和脂肪酸等。酸枣仁皂苷、酸枣仁黄酮等可明显减少小鼠自发活动，协同戊巴比妥钠的中枢抑制作用，缩短入睡潜伏期，拮抗苯丙胺所致的中枢兴奋作用。酸枣仁可降低单胺类神经递质的含量，抑制中枢神经系统而发挥镇静催眠作用，主要影响慢波睡眠的深睡期，对浅睡期和快波睡眠的影响不明显。

（2）抗惊厥　酸枣仁水溶性提取物可明显对抗戊四氮引起的小鼠阵挛性惊厥。酸枣仁生物碱对士的宁所致强直性惊厥，能提高致惊厥阈值，延长惊厥的潜伏期和死亡时间。

2. 其他药理作用

（1）增强免疫　酸枣仁乙醇提取物可明显增强小鼠的细胞免疫和体液免疫功能，提高淋巴细胞转化率和抗体溶血素水平，显著增强小鼠单核巨噬细胞的吞噬功能，增强小鼠的迟发型超敏反应，并能拮抗环磷酰胺对迟发型超敏反应的抑制。此外，对放射性损伤小鼠有一定的保护作用。

（2）对心血管系统的作用

①抗心律失常：酸枣仁水提物可抑制在体家兔的心率，对乌头碱、氯仿、氯化钡诱发的实验动物心律失常有对抗作用。酸枣仁醇提物静脉注射对氯化钡所致大鼠心律失常有对抗作用，对乌头碱引起的心律失常也有部分对抗作用。

②抗心肌缺血：酸枣仁总皂苷对大鼠冠状动脉左前降支结扎所致急性心肌缺血具有保护作用，能缩小大鼠心肌梗死面积。酸枣仁总皂苷能明显减少缺氧、缺糖引起的乳酸脱氢酶的释放，对心肌细胞有保护作用。酸枣仁总黄酮和酸枣仁总皂苷对垂体后叶素引起的心肌缺血有对抗作用。

③降血压：酸枣仁总皂苷对原发性高血压大鼠有明显的降压作用。

④降血脂：酸枣仁总皂苷可降低大鼠血清总胆固醇（TC）和低密度脂蛋白胆固醇（LDL-C），升高高密度脂蛋白胆固醇（HDL-C）。酸枣仁油可降低鹌鹑高脂模型的 TC、甘油三酯（TG）和 LDL-C 水平，减轻肝脂肪变性。

⑤耐缺氧：酸枣仁总皂苷对小鼠常压缺氧及异丙肾上腺素、亚硝酸钠所致的缺氧模型，均能显著延长动物存活时间。

⑥抗脂质过氧化：酸枣仁总皂苷有清除自由基作用，可提高超氧化物歧化酶（SOD）活性，对抗脂质过氧化作用。

综上所述，酸枣仁用种仁，主要成分有皂苷、黄酮类，通过抑制中枢神经系统而发挥催眠作用。

【现代应用】

1. 神经衰弱、失眠　睡前冲服酸枣仁粉 10g，对改善神经衰弱、失眠者有较满意的效果。

2. 室性早搏　酸枣仁汤加味可治疗室性早搏，对顽固性频发性或呈二联律、三联律的患者疗效佳。

3. 多汗　酸枣仁可配伍五味子、山茱萸等治疗体虚多汗症。

【不良反应】酸枣仁及其提取物口服时毒性很小。小鼠皮下注射 50% 醇浸出物 20g/kg，可于 30～60 分钟死亡。酸枣仁对子宫有兴奋作用，孕妇使用时要注意。

远志 Yuanzhi

【来源采制】本品为远志科植物远志 *Polygala tenuifolia* Willd. 或卵叶远志 *Polygala sibirica* L. 的干燥根。春、秋二季采挖，除去须根和泥沙，晒干。产自吉林、河南、河北、山西、陕西、四川等地。

【主要成分】远志含多种皂苷类，水解后可得远志皂苷元 A、B，以及远志素。还含有远志醇、细叶远志定碱、脂肪油、树脂等。

【性味归经】味苦、辛，性温；归心、肾、肺经。

【功效主治】具有安神益智、交通心肾、祛痰开窍、消肿的功效。主治惊悸失眠，多梦健忘，癫痫惊狂，咳嗽痰多，痈疽肿毒，神志恍惚，乳房肿痛等。

【药理作用】

1. 与功效主治相对应的主要药理作用

（1）镇静、抗惊厥　远志煎剂给小鼠灌胃，可减少其自主活动。远志根皮、未去木心的远志全根和根部木心对巴比妥药物均有协同作用。远志甲醇提取物、远志皂苷给小鼠腹腔注射，可显著延长小鼠环已烯巴比妥钠和氯丙嗪的睡眠时间；小鼠灌胃给药，对五甲烯四氮唑所致惊厥具有明显对抗作用。远志水提物可经代谢后转化为 3,4,5-三甲氧基肉桂酸、甲基 3,4,5-三甲氧基肉桂酸和对甲氧基肉桂酸，具有协同戊巴比妥钠延长小鼠睡眠时间作用。

（2）祛痰、镇咳　酚红法和氨水引咳法研究证明，远志皂苷具有较为明显的祛痰和镇咳作用，其中皂苷 3D 可能是远志祛痰作用的主要活性成分，皂苷 2D 和 3C 则为镇咳作用的主要有效成分，镇咳作用甚至优于可待因和喷托维林。

（3）抗痴呆和脑保护　远志提取物可修复因脑内胆碱能系统功能障碍引起的记忆缺陷，有助于修复东莨菪碱诱导的记忆缺陷，提高老化小鼠的学习记忆能力。远志皂苷可促进神经干细胞的增殖，促进小鼠神经元前体细胞 HiB_5 的轴突生长。此外，糖酯类化合物也有抗痴呆和脑保护活性，如可缩短氰化钾低氧脑障碍引起的正向反射消失持续时间。

2. 其他药理作用

(1) 降血压 远志皂苷 (Tenujfolic saponin TS) 可降低麻醉大鼠左颈总动脉平均动脉压，对清醒大鼠和肾性高血压大鼠收缩压也有显著的降低作用。

(2) 对子宫平滑肌和心肌的作用 远志皂苷 H 对离体兔回肠、胸主动脉条、豚鼠气管条和动情期未孕大鼠子宫平滑肌均具有兴奋作用，但对离体兔心脏具有抑制作用，可使心肌收缩力降低。

(3) 抗突变、抗癌 有研究证明，远志水溶性提取物对黄曲霉 B_1 诱发的回变菌落数有显著的抑制作用，对 TA98 菌株回变菌落数也有明显的抑制效应，但不抑制 TA100 菌株，说明远志水溶性提取物仅有对抗碱基置换的突变因子。远志水提物对小鼠白血病 P388 细胞、人白血病 K562 细胞有抑制活性，提示其有抗癌作用。

(4) 其他 远志煎剂对肺炎双球菌有抑制作用；远志乙醇浸液在体外对革兰阳性菌及痢疾杆菌、伤寒杆菌和结核杆菌均有明显的抑制作用。远志皂苷有溶解红细胞的作用，根皮部的溶血作用远较根木心部为强。

综上所述，远志用根，主要含多种皂苷，可促进神经干细胞的增殖而健脑。

【现代应用】

1. 神经衰弱 远志研粉，每服 3g，每日 3 次，米汤冲服。也可配伍茯神、酸枣仁等。

2. 急性乳腺炎及乳房纤维瘤 远志酒浸后水煮，治疗急性乳腺炎、乳房纤维瘤，效果满意。

【不良反应】大量可致恶心、呕吐。远志中皂苷类成分较多，注射可有溶血作用。远志皂苷对胃黏膜有刺激作用，大量使用可致腹痛、恶心、呕吐等。偶有过敏反应。

酸枣仁汤 Suanzaoren Tang

【方剂组成】酸枣仁汤出自《金匮要略》；本方由酸枣仁（炒）15g，甘草 3g，知母、茯苓、川芎各 6g 组成。

【功效主治】具有养血安神、清热除烦的功效。主治肝血不足、虚热内扰证，虚烦失眠，心悸不安，头目眩晕，咽干口燥，舌红，脉弦细。

【与功效主治相对应的主要药理作用】

1. 镇静、催眠作用 酸枣仁汤能显著减少小鼠自主运动次数，增加阈下剂量戊巴比妥钠所致小鼠睡眠只数，延长阈上剂量戊巴比妥钠所致小鼠睡眠时间，其镇静、催眠作用呈剂量依靠性。酸枣仁汤可使失血性贫血模型及甲亢型阴虚模型小鼠的自发活动次数减少，使戊巴比妥钠诱导的睡眠潜伏期缩短，延长睡眠时间，协同阈下剂量戊巴比妥钠诱导睡眠。有研究表明，酸枣仁汤的镇静、催眠作用可能与增加脑内 β-内啡肽和强啡肽有关。

2. 抗焦虑作用 采取国际通用的高架十字迷宫焦虑动物模型对酸枣仁汤的抗焦虑作

用研究表明，酸枣仁汤在7.5～15g/kg剂量范畴内，具有抗焦虑作用，以7.5g/kg剂量效果最优，但此效应不随给药剂量的增加而加强。

3. 抗惊厥作用　酸枣仁汤具有较好的对抗腹腔注射2%苯甲酸钠咖啡因溶液所致的小鼠惊厥作用。

4. 改善记忆作用　通过水迷路法试验和跳台法试验，发现酸枣仁汤对正常小鼠的学习记忆有促进作用，对东莨菪碱及乙醇所致的记忆获得障碍有明显的改善作用。

【现代应用】

1. 神经衰弱、失眠　常用酸枣仁汤、枣仁甘草合剂及酸枣仁粉等。

2. 焦虑症　可减轻患者的焦虑不安症状，缓和紧张情绪。

3. 室性早搏　采用酸枣仁汤加味治疗良性室性早搏疗效较好。

【实验方案】

酸枣仁汤的镇静作用

1. 实验目的

(1) 观察酸枣仁汤对小鼠的镇静作用。

(2) 学会使用小鼠自主活动测试仪测定小鼠的自主活动次数。

2. 实验材料

器材：小鼠笼、ZZ-6小鼠自主活动测试仪、天平、小鼠灌胃器。

药物：0.75g/mL、1.5g/mL酸枣仁汤水煎液。

动物：小鼠3只。

3. 实验方案与步骤

取小鼠3只，标记、称重，观察其正常活动情况。各鼠分别灌胃给予15g/kg、30g/kg酸枣仁汤水煎液，空白对照组给予同容积的生理盐水。灌胃后，立即将小鼠放入测试小室，并记录120分钟内小鼠的自主活动情况，统计小鼠水平和竖起运动的总次数。每测完一组之后，用75%酒精擦拭测试小室的内壁，并用吸水纸和电吹风干燥，再进行下一组实验。汇集全班实验结果，计算三组小鼠的水平和竖起运动的总次数平均值，以反映酸枣仁汤对小鼠的镇静作用。

4. 实验预期结果与启示

表　酸枣仁汤对小鼠的镇静作用

鼠号	体重（g）	药物	药量（mL）	药物剂量（g/kg）	水平和竖起运动的总次数
甲		生理盐水			
乙		酸枣仁汤			
丙		酸枣仁汤			

5. 实验注意事项

(1) 掌握小鼠灌胃的正确方法，确保给药剂量的准确性。

(2) 实验结果统计以全班整体分组、多只实验动物数为宜。

复习思考

一、单选题

1. 酸枣仁的性味是（　　）

A. 甘、平　　B. 甘、酸、平　　C. 甘、苦、平

D. 甘、辛、平　　E. 甘、涩、平

2. 酸枣仁不具有的药理作用是（　　）

A. 抗心律失常　　B. 镇静催眠　　C. 抗休克

D. 降血脂　　E. 降血压

3. 酸枣仁与远志共有的药理作用是（　　）

A. 镇咳　　B. 祛痰　　C. 降血脂

D. 镇静、抗惊厥　　E. 降温

二、配伍题

A. 远志皂苷 3D　　B. 酸枣仁皂苷 A、B　　C. 远志皂苷 2D

D. 远志皂苷 3C　　E. 酸枣仁多糖

1. 酸枣仁镇静催眠的有效成分有（　　）

2. 远志祛痰作用的主要活性成分是（　　）

A. 肝癌　　B. 冠心病　　C. 急性乳腺炎

D. 贫血　　E. 室性早搏

3. 酸枣仁的现代应用有（　　）

4. 远志的现代应用有（　　）

三、简答题

1. 举例说明安神药的分类及主治。

2. 简述安神药与功效主治相关的药理作用。

扫一扫，看课件

第十八章
平肝息风药

【学习目标】

掌握平肝息风药的概念、分类及平肝息风药与功效有关的药理作用。

熟悉各代表药的主要药理作用和现代应用，平肝息风药的常用中药和方剂。

了解平肝息风药常用药物的主要成分、现代应用及不良反应。

第一节 概 述

凡以平肝潜阳、息风止痉为主要作用，治疗肝阳上亢或肝风内动的药物，称平肝息风药。中医学认为“诸风掉眩，皆属于肝”，故本类药物多入肝经，除具有平肝息风功效外，部分药物质重、性寒、沉降，兼有镇静安神、清肝明目、降逆、凉血等功效，有些还能祛风通络。肝阳上亢是由于肾阴不足，不能滋养于肝或肝阴不足，阴不维阳，而致肝阳亢盛，主要症状有头痛、目眩、面赤、耳鸣、舌红，脉弦滑或弦细等。肝阴不足，肝阳亢盛均可致肝风内动，故肝风内动有虚实之分。

从西医学角度看，肝阳上亢、肝风内动症状与高血压病、脑血管意外及其后遗症的临床表现如头晕、头痛、肢体麻木、阵颤、抽搐、口舌㖞斜、半身不遂等较为相似。温病热极生风，出现痉证，表现为颈项强直、抽搐，甚至角弓反张等，与乙型脑炎、流行性脑脊髓膜炎、破伤风等急性传染病的高热症状相似。此外，与小儿癫痫、惊厥、梅尼埃病与肝风内动的临床表现也有相似之处。

【主要药理作用】

1. 镇静、抗惊厥　本类药物大多具有不同程度的镇静、抗惊厥作用。如天麻、钩藤、羚羊角、地龙、僵蚕、全蝎、牛黄等能减少动物的自主活动，增强戊巴比妥钠、硫喷妥钠、水合氯醛等的中枢抑制作用，对抗戊四氮、咖啡因、士的宁或电刺激所导致的惊厥。天麻、钩藤、牛黄、地龙、全蝎等还有抗癫痫作用。

2. 降血压 钩藤、天麻、地龙、全蝎、羚羊角、蜈蚣、白蒺藜等均有不同程度的降压作用。钩藤的降压有效成分已证实为钩藤碱。从实验结果和临床报道来看，钩藤的降压作用较确切，对多种血压正常或者高血压动物，急性或者慢性给药皆能引起明显的降压效应。其总碱对高血压的疗效亦已得到临床证实，对阴虚阳亢型高血压的效果显著。天麻的主要成分天麻素亦有降压作用。平肝息风药的降压作用与中枢抑制作用、阻滞交感神经及神经节、兴奋迷走神经、直接扩张外周血管等有关。

3. 解热镇痛 羚羊角、地龙、牛黄、石决明与多种清热药一样，具有良好的解热作用。羚羊角水煎液临床用于感染病所致各种高热病症有效。天麻、羚羊角、僵蚕、蜈蚣、全蝎均有不同程度的镇痛作用。

4. 抗血栓 天麻、钩藤、地龙还可以抑制血小板聚集、抗血栓形成，其中钩藤碱可以抑制 TXA_2合成，地龙有促进纤溶的作用。

5. 其他药理作用 平肝息风药中的天麻、钩藤、石决明、杜仲、桑寄生等具有保护脑细胞作用，可用于防治血管神经性痴呆。地龙、蜈蚣、全蝎、僵蚕具有抗肿瘤作用。天麻可增强机体免疫力。白蒺藜可抑制变态反应。蜈蚣、僵蚕具有抗菌、抗病毒作用。全蝎对骨骼肌有松弛作用。

【常用药物与方剂】平肝息风药根据功效侧重不同可分为平抑肝阳药和息风止痉药。前者多为矿石类药物，如石决明、珍珠母、牡蛎、赭石等；后者多为动物和植物药，如地龙、全蝎、蜈蚣、僵蚕、牛黄、羚羊角、天麻、钩藤等。常用复方有天麻钩藤饮、镇肝熄风汤、羚角钩藤饮。平肝息风药常见药物与方剂的主要药理作用见表18-1。

表18-1 平肝息风药常用药物与方剂主要药理作用简表

传统功效 药理作用	清肝泻火 镇静	息风止痉 抗惊厥	平肝潜阳 降压	祛风通络 抗血栓	清肝泻火 解热
天麻	+	+	+	+	
钩藤	+	+	+	+	+
牛黄	+	+	+		+
地龙	+	+	+	+	+
羚羊角	+	+	+		+
全蝎	+	+		+	
白僵蚕	+	+			+
天麻钩藤饮	+	+	+	+	+
镇肝熄风汤	+	+	+	+	+

知识链接

高血压是指以体循环动脉血压（收缩压和/或舒张压）增高为主要特征（收缩压≥140mmHg，舒张压≥90mmHg），可伴有心、脑、肾等器官的功能或器质性损害的临床综合征。高血压是最常见的慢性病，也是心脑血管病最主要的危险因素。临床上高血压可分为原发性高血压和继发性高血压。前者是一种以血压升高为主要临床表现而病因尚未明确的独立疾病，占所有高血压患者的90%以上；后者又称为症状性高血压，在这类疾病中病因明确，高血压仅是该种疾病的临床表现之一，血压可暂时性或持久性升高。临床研究表明，平肝息风药对于高血压的治疗有比较理想的效果。

第二节　常用方药

天麻　Tianma

【来源采制】本品为兰科植物天麻 *Gastrodia elata* Bl. 的干燥块茎。立冬后至次年清明前采挖，立即洗净，蒸透，敞开低温干燥。

【主要成分】天麻的主要有效成分包括天麻苷（天麻素）、天麻苷元（对羟基苯甲醇）、香荚兰醇、香荚兰醛（香草醛）、琥珀酸、柠檬酸、天麻多糖、维生素 A 类物质、黏液质等。

【性味归经】味甘，性平；归肝经。

【功效主治】具有息风止痉、平抑肝阳、祛风通络的功效。主治小儿惊风，癫痫抽搐，破伤风，头痛眩晕，手足不遂，肢体麻木，风湿痹痛。

【药理作用】

1. 与功效主治相对应的主要药理作用

（1）镇静催眠、抗惊厥　天麻粉、天麻水煎剂、天麻素及其苷元、香草醇等均能减少小鼠自发活动，延长巴比妥钠引起的小鼠睡眠时间，对抗咖啡因引起的中枢兴奋作用。天麻中的天麻素能透过血脑屏障，降解为天麻苷元，发挥镇静、安神作用。同时天麻还能抑制神经末梢对多巴胺（DA）、去甲肾上腺素（NA）的重摄取和储存，降低两者的含量，从而发挥镇静催眠的作用。天麻的抗惊厥作用，主要与抗氧化作用和 γ-氨基丁酸系统的调节作用有关。天麻及其共生蜜环菌、香兰素、天麻素及其苷元、香草醇及含有天麻的复方中药均能显著拮抗戊四氮所致的小鼠惊厥。同时，研究还发现天麻能抑制脑电图癫痫样放电；香草醇在不产生中枢镇静作用的剂量下能产生抗癫痫作用。

（2）扩张血管、降压　天麻注射液和天麻素具有明显的降压作用，作用快而持久，这与其扩张血管有关。天麻素的作用弱于扩血管药物，但可改善中央动脉血管顺应性，增强血管对血压的缓冲能力，故降低收缩压的作用比降低舒张压和平均压的作用更明显。

2. 其他药理作用

（1）保护脑神经细胞　天麻素能对抗兴奋毒性、抗自由基、保护细胞膜、抑制一氧化氮合酶（NOS）活性、抗细胞凋亡和改善能量代谢，因此它可以保护脑神经细胞。研究发现天麻甲醇提取物和天麻素能减轻神经元损伤程度。天麻素能减少“缺血再灌注”或缺氧缺糖引起的神经元损伤。香草醛、对羟基苯甲醛体外实验可以抑制谷氨酸引起的神经细胞凋亡和 Ca^{2+} 的升高。

（2）抗眩晕　天麻苷元竞争性抑制地西泮等药物与其受体结合，抑制神经冲动向前庭外侧多突触神经元传导，阻断或减弱脑干网状结构上行传递系统，从而发挥抗眩晕的作用。实验发现，通过口服天麻醇提取物能显著改善旋转诱发的小鼠厌食症状，提高小鼠在迷宫中的空间辨别能力和达到安全区小鼠的百分率，还能够显著对抗旋转后小鼠自主活动的减少。

（3）抗血小板聚集、抗血栓　天麻具有抗血小板凝聚作用，能降低花生四烯酸诱发的急性肺栓塞导致的小鼠病死率，天麻素和天麻苷也具有相似的作用。

（4）抗心肌缺血　天麻水醇提取物、天麻注射液能对抗垂体后叶素或冠脉结扎致实验性心肌缺血，天麻素具有促进心肌细胞能量代谢的作用。

（5）抗炎、镇痛　天麻对多种炎症反应均有抑制作用，能降低毛细血管通透性，直接对抗 5-HT 和前列腺素 E_2 致炎症反应。天麻对多种实验性疼痛有抑制作用。

（6）增强免疫功能　天麻多糖可以增加机体的免疫功能。天麻素注射液能增强小鼠巨噬细胞吞噬功能和血清溶菌酶活力，增强小鼠 T 细胞的免疫应答，促进特异性抗体形成。

（7）改善学习记忆　对于东莨菪碱、亚硝酸钠、乙醇所致的小鼠记忆获得、巩固和再现障碍，天麻提取物有很好的改善作用。天麻复方也可以延长小鼠避暗潜伏期。天麻素可使血管性痴呆（VD）大鼠学习记忆能力明显提高。天麻素和天麻苷元是改善记忆的主要有效成分。

综上所述，天麻用块茎，含天麻素等多种成分，能减轻神经元损伤程度而发挥广泛药理作用。

【现代应用】

1. 神经衰弱　天麻及其相关制剂用于治疗多种神经衰弱。对头昏、耳鸣、肢体麻木、失眠有一定的疗效，尤其是对失眠、头痛效果较好。

2. 眩晕　天麻注射液对眩晕综合征、链霉素致眩晕有较好疗效，天麻素还能有效地缓解颈椎-脑基底动脉供血不足导致的眩晕，也可用作高空作业人员的脑保健药物，能增强视神经的分辨能力。

3. 癫痫、惊厥　天麻制剂、香草醛片治疗癫痫小发作、大发作有一定的疗效，还可以用于轻型破伤风、流脑、乙脑、小儿急慢惊风所致的昏厥。

4. 血管神经性头痛、三叉神经痛、坐骨神经痛　天麻注射液或者以天麻为主的复方煎服有很好的止痛效果。天麻素胶囊治疗紧张性头痛也有显著疗效。

5. 老年性痴呆　由天麻钩藤加味而成的天麻促智冲剂治疗老年性痴呆，可明显改善神经功能缺损和生活自理能力。

6. 高血压、高血脂　单用本品降压效果不明显，但能改善高血压头痛、耳鸣、肢体麻木、失眠等症状。本品可以改善血脂，防治动脉粥样硬化。

【不良反应】肌肉注射天麻注射液，有导致严重过敏反应甚至休克的报道。个别患者服用天麻片剂导致严重脱发。

钩藤 Gouteng

【来源采制】本品为茜草科植物钩藤 *Uncaria rhynchophylla*（Miq.）Miq. ex Havil.、大叶钩藤 *Uncaria macrophylla* Wall.、毛钩藤 *Uncaria hirsuta* Havil.、华钩藤 *Uncaria sinensis*（Oliv.）Havil. 或无柄果钩藤 *Uncaria sessilifructus* Roxb. 的干燥带钩茎枝。秋、冬二季采收，去叶，切段，晒干。

【主要成分】钩藤的主要化学成分是吲哚生物碱，主要有钩藤碱、异钩藤碱、去氢钩藤碱、异去氢钩藤碱、柯诺辛因、异柯诺辛因。除此之外，钩藤中还含有黄酮类、儿茶素类和萜类化合物。

【性味归经】味甘，性凉；归肝、心包经。

【功能主治】具有息风定惊、清热平肝的功效。主治肝风内动，惊痫抽搐，高热惊厥，感冒夹惊，小儿惊啼，妊娠子痫，头痛眩晕。

【药理作用】

1. 与功效主治相对应的主要药理作用

（1）降压　钩藤降压的主要成分为异钩藤碱、钩藤碱、钩藤总碱，降压强度依次减弱。钩藤降压的机制为：抑制血管运动中枢，阻滞交感神经和神经节，抑制神经末梢递质的释放；直接扩张血管，降低外周阻力，扩张血管与 Ca^{2+} 的拮抗有关；抑制心脏，减慢心率，减少心排出量。钩藤的降压作用呈现三相变化，先降压，继而升，而后又持续下降。钩藤还能抑制血管内皮生成自由基，对乙酰胆碱（ACh）所致的内皮依赖性血管松弛有增强趋势，提示对早期高血压血管内皮有保护作用。

（2）镇静、抗癫痫、抗惊厥　钩藤、钩藤碱能抑制小鼠的自发活动，随剂量增加，抑制作用增强，并能对抗咖啡因兴奋中枢引起的活动增加。钩藤及其成分的镇静、抗惊厥和抗癫痫作用机制与调节不同脑区单胺类递质如 DA、NA、5-HT 释放有关。

2. 其他药理作用

（1）解痉　钩藤中的钩藤碱、异钩藤碱、去氢钩藤碱能不同程度地抑制乙酰胆碱引起的离体肠管收缩。钩藤碱对催产素和高钾去极化后 Ca^{2+} 引起的离体子宫收缩有抑制作用。钩藤总碱能抑制钴引起的豚鼠哮喘。

（2）抗血小板聚集和抗血栓　钩藤静脉注射可抑制实验性静脉血栓及脑血栓的形成。钩藤不影响血小板利用外源性花生四烯酸合成血栓烷，但是可以抑制胶原诱导血栓烷的生成；对正常血小板内 cAMP 浓度无明显的影响，但是显著抑制血小板聚集剂如凝血酶等所引起血小板凝聚因子的生成。

（3）抗脑缺血　钩藤碱对大鼠脑缺血-再灌注损伤有保护作用。异钩藤碱、异柯诺辛因、钩藤碱、硬毛帽柱木碱、硬毛帽柱木因碱以及儿茶素、表儿茶素等对脑神经细胞有保护作用。钩藤碱抑制自由基产生或增加自由基消除，阻碍 Ca^{2+} 内流，对抗谷氨酸诱发的神经细胞死亡是其抗脑缺血的机制。

（4）对心脏的影响　钩藤中的钩藤碱有减慢心率、抑制心肌收缩力、抑制房室传导、降低心肌耗氧量、抗心律失常的作用。钩藤碱和异钩藤碱能抑制肾上腺素诱发的异位节律，延长响应期和降低心肌的兴奋性，钩藤总碱对乌头碱、氯化钡、氟化钙诱发的心律失常均具有对抗作用。钩藤还能逆转左心室肥厚，可能与抑制原癌基因 c-fos 过度表达有关。

此外，钩藤还有抗变态反应、抗癌作用。

综上所述，钩藤用带钩茎枝，主要含吲哚生物碱，通过抑制血管运动中枢、直接扩张血管、抑制心脏等多种途径发挥降压作用，是各型高血压的克星。

【现代应用】

1. 高血压、梅尼埃病、神经官能症　可用于各型高血压治疗，能使头痛、失眠、心悸、耳鸣、肢体麻木等症状缓解。降压作用平稳而持久，副作用较轻。还可用于梅尼埃病、神经官能症的治疗。

2. 癫痫　临床上，钩藤经常与天麻、羚羊角、全蝎合用，来治疗癫痫病、小儿高热惊厥、小儿腹型癫痫、流脑、乙脑等。

3. 脑溢血后遗症　钩藤经常跟天麻和羚羊角等中药合用，用于治疗脑出血后遗症。

4. 头面部疼痛　钩藤还用来治疗头痛、偏头痛和三叉神经痛。

5. 抑郁症　钩藤散对更年期或老年性抑郁症，特别是伴有头痛、手足麻木等症状的患者疗效好，可明显缓解焦虑、失眠等症状。一般需要配伍其他抗抑郁药，在抗抑郁药减量时并用钩藤制剂，可巩固疗效，不易复发。

【不良反应】实验证明，过量地使用钩藤具有一定的毒性。钩藤总碱对小鼠灌胃和腹腔注射的半数致死量分别为514.6mg/kg和144.2mg/kg；钩藤碱对小鼠腹腔注射和静脉注射的半数致死量分别为162.31mg/kg和105.0mg/kg；异钩藤对小鼠腹腔注射和静脉注射的半数致死量分别是217.01mg/kg和80.0mg/kg。给大鼠灌服钩藤总碱50.0mg/kg、100.0mg/kg连续2个月，小剂量组有轻度肾脏损伤，大剂量组死亡，动物的心、肾、肝脏等器官都发生病理性变化。

天麻钩藤饮 Tianma Gouteng Yin

【方剂组成】天麻钩藤饮出自《中医内科杂病论治新义》；本方由天麻10g、钩藤（后下）12g、石决明（先煎）18g、栀子9g、黄芩9g、川牛膝12g、杜仲9g、益母草9g、桑寄生9g、夜交藤9g、茯神9g组成。

【功效主治】具有平肝息风、清热安神的功效。主治肝阳上亢所引起的头痛、眩晕、耳鸣、眼花、震颤、失眠；高血压见上述证候者。

【与功效主治相对应的主要药理作用】

1. 降压　天麻钩藤饮降压作用较强，降压机制与扩张血管有关。本方有钙拮抗作用，又可升高血浆NO水平，可明显松弛血管平滑肌；还能降低血管性高血压动物心肌胶原含量，干预心肌纤维化，升高血清中SOD、GSH-Px等抗氧化酶系的活性，降低血清MDA含量，清除氧自由基，防止血管内皮细胞脂质过氧化，减轻高血压对血管内皮的损害。

2. 镇痛、镇静、抗惊厥　天麻钩藤饮能抑制醋酸所致小鼠的疼痛反应；明显减少小鼠自主活动次数，延长戊巴比妥钠致小鼠睡眠时间，对抗小鼠电惊厥，与戊巴比妥钠等中枢抑制药有明显协同作用，具有较强的镇静、抗惊厥作用。

此外，天麻钩藤饮加减方可明显降低大鼠全血比黏度、血浆比黏度，抑制血小板聚集，改善血液循环，其作用与阿司匹林相似。

【现代应用】

1. 高血压　降压效果持久，对心率和肾血流量无明显影响，并能预防心肌肥大，改善高血压患者左心室舒张功能。

2. 脑缺血或颈椎所致的头晕、目眩等　应用本方加减可改善脑血管功能。

另外，天麻钩藤饮可治疗面神经麻痹、三叉神经痛、梅尼埃病等。

【实验方案】

钩藤对大鼠的降压作用

1. 实验目的

（1）观察钩藤的降压作用及特点。

（2）掌握降压的实验方法。

2. 实验材料

（1）动物　大鼠，体重200～250g。

（2）药品　10mg/mL盐酸钩藤碱注射液、0.004%硝苯地平溶液、生理盐水。

（3）试剂　苦味酸溶液。

（4）主要器材　BESN－Ⅱ四通道动物尾动脉无创测压系统（南京德赛生物技术有限公司）、2mL注射器、6号针头、天平、鼠笼。

3. 实验方案与步骤

将BESN－Ⅱ四通道动物尾动脉无创测压系统开启并预热约20分钟，进行压力信号定标。每组取4只大鼠称重，标记。据大鼠体重将其装入固定盒内固定后放入动物固定架，大鼠尾部通过加压套插入至接近尾根部，此时鼠尾应已穿过脉搏传感器插入尾部加热器中的加热管内，使鼠尾刚好处于脉搏传感器的“脉搏信号传感片”上方，并调节鼠尾压迫片使传感片紧贴鼠尾下方的尾动脉，待大鼠脉搏稳定后进行血压测量，描记用药前血压曲线。之后甲组大鼠尾静脉注射0.1mL/100g的生理盐水，乙组和丙组大鼠分别给予等体积的硝苯地平溶液和盐酸钩藤碱注射液；记录用药后的血压，直至血压基本恢复正常。

4. 实验预期结果与启示

将结果填入下表中。

（1）实验结果

表　药物的降压作用（$\bar{x}\pm s$；$n=4$）

药物	收缩压（kPa）		舒张压（kPa）		脉压（kPa）		平均动脉（kPa）	
	药前	药后	药前	药后	药前	药后	药前	药后
生理盐水								
硝苯地平								
盐酸钩藤碱注射液								

（2）实验启示

①根据实验结果，比较中药钩藤与化学药物硝苯地平作用强度。

②分析钩藤降压作用的机制可能是什么。

5. 实验注意事项

（1）每次给药后，都要输入3mL生理盐水将余药冲入血管内。

（2）测量大鼠动脉血压时，应保持环境安静，环境光线不宜过强（大鼠嗜暗性，在暗环境中情绪安静），环境温度25℃左右为宜，对动物的操作如捉拿和固定要尽量轻柔，以便使其脉搏尽快稳定，从而准确快捷地测量血压。

复习思考

一、单选题

1. 钩藤降压作用最强的化学成分是（ ）

A. 钩藤碱　　B. 钩藤总碱　　C. 异钩藤碱

D. 去氢钩藤碱　　E. 异去氢钩藤碱

2. 天麻苷元的化学结构与（ ）相似。

A. 多巴胺　　B. 去甲肾上腺素　　C. 5-羟色胺

D. 缓激肽　　E. γ-氨基丁酸

3. 天麻改善记忆的主要有效成分是（ ）

A. 天麻素　　B. 香草醇　　C. 琥珀酸

D. 天麻多糖　　E. 香草醛

二、配伍题

A. 天麻　　B. 地龙　　C. 钩藤

D. 麻黄　　E. 牛黄

1. 具有抗眩晕作用的药物是（ ）

2. 具有解痉作用的药物是（ ）

三、简答题

简述平肝息风药的主要药理作用。

四、问答题

请阐述钩藤降压作用的有效成分、特点及作用机制。

扫一扫，看课件

第十九章 开窍药

【学习目标】

掌握开窍药的概念、分类及开窍药与功效有关的药理作用。

熟悉各代表药的主要药理作用和现代应用，开窍药的常用中药和方剂。

了解开窍药常用药物的主要成分、现代应用及不良反应。

第一节 概述

凡以开窍醒神为主要功效的药物，称为开窍药。开窍药大多性温，味辛、芳香，善于走窜，皆入心经。具有通关、开窍、醒神、回苏等功效。主要用于因邪气壅盛，蒙蔽心窍所致的各种窍闭神昏证候的治疗。

窍闭证的主要表现为神志昏迷、牙关紧闭、握拳等，因同时出现的其他症状的不同又可分为热闭与寒闭。热邪内陷心包所致的窍闭，又称“热闭”，多见于某些严重的全身感染性疾病，如流行性脑脊髓膜炎、流行性乙型脑炎、化脓性感染所致败血症等引起的高热、神昏、谵语、惊厥、抽搐及中暑等；中风、中恶、秽浊蒙蔽所致的窍闭，又称“寒闭”，与脑血管意外、中毒等引起的神志昏迷、呕吐泄泻及心源性疾病引起的休克等神经系统的功能紊乱有关，主要有神志昏迷、惊厥抽搐、牙关紧闭、面青、脉迟、苔白等症状。

【主要药理作用】

1. 对中枢神经系统的影响　开窍药能使神志昏迷患者苏醒，但本类药对中枢神经系统（CNS）的作用与现代药理学中苏醒药的作用不尽相同。樟脑、冰片有一定的中枢兴奋作用。石菖蒲、安宫牛黄丸对 CNS 则表现镇静作用及拮抗戊四氮、苯丙胺所产生的惊厥和运动兴奋作用。麝香对 CNS 有兴奋和抑制的双重作用，小剂量表现为缩短异戊巴比妥钠的睡眠作用；大剂量则表现为延长异戊巴比妥钠的睡眠作用。

2. 抗心肌缺血　麝香、苏合香、冰片等可增加心肌血流量，降低心肌耗氧量。冠心苏合丸及苏冰滴丸等可以降低心肌耗氧量，对心肌缺血模型犬，能使已减少的冠状窦血流量完全或部分恢复。开窍方药的上述作用是其临床治疗急性心肌缺血、心绞痛的药理学基础之一，与中医以温通开窍法治疗卒心痛的理论相符。

3. 抗炎　麝香、冰片等具有很好的抗炎作用。麝香既能抑制炎症早期毛细血管通透性的增加及白细胞的游走，从而减轻局部水肿，又能抑制炎症后期肉芽组织增生。抗炎作用是中医运用开窍药对疮疡肿毒进行治疗，达到消肿止痛的药理学基础之一。

综上所述，与开窍药的通关、开窍、醒神、回苏等功效相关的药理作用为调节中枢神经系统功能、保护脑细胞、抗心肌缺血、抗炎等。

【常用药物与方剂】开窍药常用药物有麝香、冰片、石菖蒲、牛黄等；常用复方有安宫牛黄丸、麝香保心丸等。开窍药常见药物与方剂的主要药理作用见表19-1。

表19-1　开窍药常用药物与方剂主要药理作用简表

传统功效	开窍醒神	活血醒脑	活血化瘀	通窍醒脑	清热活血消肿
药理作用	调节中枢神经	改善脑循环	降低脑损伤	透过血脑屏障	抗炎
麝香	+	+	+	+	+
石菖蒲	+	+	+	+	
冰片	+	+	+	+	+
牛黄	+		+	+	+
安宫牛黄丸	+	+	+	+	+
麝香保心丸	+	+	+	+	+

第二节　常用药物

麝香　Shexiang

【来源采制】本品为麝科动物林麝 *Moschus berezovskii* Flerov、马麝 *Moschus sifanicus* Przewalski 或原麝 *Moschus moschiferus* Linnaeus 成熟雄体香囊中的干燥分泌物。野麝多在冬季至次春猎取，猎获后，割取香囊，阴干，习称“毛壳麝香”；剖开香囊，除去囊壳，习称“麝香仁”。家麝直接从其香囊中取出麝香仁，阴干或用干燥器密闭干燥。

【主要成分】麝香主含麝香酮，含量为2.5%~5.4%，现已能人工合成，还含有麝香吡啶、雄性激素、胆甾醇酯、多肽及蛋白质、氨基酸、钾、钠、钙、镁、铝、铅、氯等无机成分。

【性味归经】味辛，性温；归心、脾经。

【功效主治】具有开窍醒神、活血通经、消肿止痛的功效。用于热病神昏，中风痰厥，气郁暴厥，中恶昏迷，癥瘕经闭，难产死胎，胸痹心痛，心腹暴痛，痈肿瘰疬，咽喉肿痛，跌扑伤痛，痹痛麻木等的治疗。

【药理作用】

1. 与功效主治相对应的主要药理作用

（1）对中枢神经系统的影响　麝香对中枢神经系统表现为兴奋和抑制的双重作用。麝香与麝香酮均能使动物自发活动减少，拮抗巴比妥类药对中枢的抑制。小鼠腹腔注射或脑内注射麝香，大鼠灌胃麝香均能缩短巴比妥类药所引起的睡眠时间。麝香水提液静脉注射10mg/kg、20mg/kg及50mg/kg，或脑内注射0.25mg/kg及2.5mg/kg，对正常清醒兔均有兴奋作用，使兔的活动次数增加，部分兔伴有行为躁动。对巴比妥类麻醉模型兔，相同剂量的麝香，相同的给药途径均有明显的唤醒作用。以上实验提示，麝香能拮抗巴比妥类药引起的睡眠和麻醉，对药物引起的中枢抑制有兴奋作用。

麝香具有增强中枢对缺氧的耐受力、抗脑组织损伤的作用。其治疗各种原因引起的清窍不利可能与此作用有关。小鼠腹腔注射麝香注射液，能明显延长在常压缺氧环境中的存活时间。脑电图和心电图同步记录显示腹腔注射麝香注射液，能显著延长大鼠急性呼吸停止后脑电图的存在时间，表明麝香能提高中枢耐缺氧能力，对缺氧性脑损伤有保护作用。麝香对戊巴比妥钠麻醉兔有明显的唤醒作用，可以使皮层脑电图频率增加，脑室内注射比静注作用更加明显，表明系药物直接作用于中枢的结果。

（2）对心脏的影响　麝香可用于治疗厥心痛。麝香能扩张冠脉，增加冠脉流量，降低心肌耗氧量。麝香含有能增强儿茶酚胺类对β受体作用的物质，能选择性增强异丙肾上腺素对心肌的正性肌力作用。临床上麝香能缓解心绞痛，目前初步认为是由于扩张外周血管产生的结果。

（3）抗血小板聚集　麝香具有抗血小板聚集的作用，可抑制细菌内毒素诱发的弥漫性血管内凝血。麝香甲醇提取物有抑制血小板减少、抑制血小板聚集及抗凝血酶的作用。家兔一次腹腔注射麝香酮，能明显降低ADP诱导的血小板聚集，影响血小板收缩蛋白功能，使血浆凝块不能正常收缩。

（4）抗炎　麝香无论口服，腹腔注射或是静脉注射，对炎症病理发展过程的血管通透性增加、白细胞游走和肉芽组织形成等三个阶段均有明显抑制作用。天然麝香口服或提取液腹腔注射分别对角叉菜胶性和右旋糖酐性大鼠足肿胀有明显的抑制作用。麝香水提取物静脉注射，对羧甲基纤维素引起的腹腔白细胞游走有抑制作用。麝香的抗炎机理可能与增强肾上腺皮质功能有关，切除肾上腺后抗炎作用消失，切除垂体则无影响，说明本品的抗炎作用与肾上腺有关，与垂体无关。

2. 其他药理作用

（1）降压　麝香提取液静脉注射有一定的降压作用，给麻醉犬静脉注射麝香提取液可降低犬的动脉压。猫静脉注射本品，也能使血压下降。其降压作用为通过扩张外周血管产生的结果。

（2）兴奋子宫　麝香和人工合成麝香酮对离体和在体子宫均有兴奋性作用，可使子宫的收缩力明显增强，频率加快。其中对妊娠子宫的兴奋性大于未孕子宫，对晚期妊娠子宫的兴奋性又大于早期妊娠子宫，并有抗早孕和抗着床作用。麝香酮阴道给药，在子宫和卵巢的分布浓度比灌胃给药和静脉注射给药高。说明阴道给麝香酮，妊娠子宫易吸收，是抗早孕的适宜给药途径。

综上所述，麝香是雄体香囊中的分泌物，主要成分是麝香多肽，对中枢神经和子宫有兴奋作用，能扩张血管，促进药物的透皮吸收，从而发挥醒神、治心绞痛，以及外用药的药引等作用，也产生影响胎孕的不良作用。

【现代应用】

1. 冠心病、心绞痛　患者心绞痛发作或有发作先兆时，麝香含片于舌下含2~5分钟即可发挥作用，但较硝酸甘油慢。

2. 中枢性昏迷　临床常用醒脑静脉注射液（含麝香、冰片、黄连等）加入葡萄糖液内静脉滴注，或用含麝香的安宫牛黄丸、至宝丹等治疗流脑、乙脑等多种原因引起的高热神昏、惊厥。

3. 咽喉肿痛、外伤　跌打损伤、骨折、脱位、骨膜炎及急慢性关节炎、骨质增生等常用含麝香的制剂，如六神丸、麝香正骨水等进行治疗。

【不良反应】麝香对离体心肌细胞自主节律有抑制作用，使搏动频率减慢，在心肌细胞缺氧缺糖条件下，有加速心肌细胞释放LDH、SDH、酸性磷酸酶和受损细胞死亡等毒性作用，故临床应用时以少量和短期使用为宜。麝香酮长期毒性试验证明能使肝脾肿大，肝功能严重损伤者应注意。孕妇忌用。

石菖蒲　Shichangpu

【来源采制】本品为天南星科植物石菖蒲 *Acorus tatarinowii* Schott 的干燥根茎。秋、冬二季采挖，除去须根和泥沙，晒干。

【主要成分】石菖蒲含挥发油，主要成分有β-细辛醚、α-细辛醚，其他还有石竹烯、γ-细辛醚、二聚细辛醚、欧细辛醚、细辛醛等四十余种成分。非挥发性组分有黄酮、醌、生物碱、胆碱、有机酸、氨基酸、糖类等。

【性味归经】味辛、苦，性温；归心、胃经。

【功效主治】具有开窍豁痰、醒神益智、化湿开胃的功效。用于神昏癫痫，健忘失眠，耳鸣耳聋，脘痞不饥，噤口下痢等的治疗。

【药理作用】

1. 与功效主治相对应的主要药理作用

（1）镇静　石菖蒲能减少小鼠自发活动，增强戊巴比妥钠的催眠作用。挥发油的作用更强，当剂量大于25mg/kg时，即能对抗麻黄碱的中枢兴奋作用和解除独居小鼠的攻击行为。石菖蒲氯仿提取物对猴等多种动物有镇静作用。石菖蒲中枢镇静作用的有效成分主要是β-细辛醚、反-4-丙烯基藜芦醚。

（2）抗惊厥　石菖蒲水煎剂灌胃或腹腔注射，使小鼠对戊四氮、二甲弗林引起的惊厥率下降。腹腔注射α-细辛醚可对抗戊四氮和电惊厥，还能对抗兔侧脑室注射乙酰胆碱引起的惊厥大发作。

（3）解痉　石菖蒲水煎剂能弛缓胃肠平滑肌的痉挛。挥发油能缓解乙酰胆碱、组织胺或5-HT所致离体豚鼠气管和回肠痉挛，其解痉作用以α-细辛醚较强，强度为氨茶碱的2～6倍。此外，石菖蒲水煎醇沉液腹腔注射有明显的镇痛作用。

（4）利胆　石菖蒲总挥发油十二指肠给药，可促进大鼠胆汁分泌，但去油煎剂没有促进胆汁分泌的作用。

2. 其他药理作用

（1）松弛气管平滑肌　α-细辛醚和β-细辛醚能对抗组织胺、乙酰胆碱等引起的豚鼠气管平滑肌收缩效果。

（2）抗心律失常　腹腔注射石菖蒲挥发油可减慢大鼠心率，拮抗乌头碱、肾上腺素和氯化钡诱发的心率失常。

（3）改善学习记忆　石菖蒲具有改善学习记忆和抗抑郁的作用。

综上所述，石菖蒲用根茎，主要成分是挥发油中的α-细辛醚等，通过中枢镇静抑制而产生镇静作用。

【现代应用】

1. 癫痫大发作　石菖蒲煎剂对于原发性癫痫和症状性癫痫有一定疗效，并能协同苯妥英钠的作用。

2. 支气管哮喘　石菖蒲水煎液及挥发油制剂均有一定的平喘效果，能改善支气管哮喘患者的肺通气功能。α-细辛醚（脑）注射液可用于慢性支气管炎及小儿肺炎的治疗。

此外，石菖蒲的复方制剂对老年性痴呆、中风合并痴呆、脑意外后综合征等均有一定的治疗效果。

【不良反应】α-细辛醚给动物注射后7～8分钟可出现爬行、身躯拉长、眼裂变小等外观行为学的改变，剂量加大，中毒症状严重者表现为呼吸困难，阵挛性抽搐。

【实验方案】

石菖蒲的镇静作用

1. 实验目的

观察石菖蒲的镇静作用。

2. 实验材料

（1）器材　注射器、手术台。

（2）药品　100%石菖蒲水煎液、生理盐水、戊巴比妥钠。

（3）动物　小鼠。

3. 实验方案与步骤

戊巴比妥钠睡眠实验：取健康小鼠 10 只，雄性，随机分为 2 组，药物组腹腔注射 100%石菖蒲水煎液 3 次（前 1 天给药 2 次，实验当天给药 1 次），对照组给予等容积生理盐水。末次给药 30 分钟后，腹腔注射戊巴比妥钠（0.3%，55mg/kg），分别记录睡眠出现时间和持续时间（以动物翻正反射消失为睡眠指标）。

4. 实验预期结果与启示

石菖蒲组小鼠睡眠出现时间较生理盐水组缩短，睡眠持续时间较生理盐水组延长，提示石菖蒲有镇静作用。结果见下表。

表　石菖蒲的镇静作用结果（$\bar{x}\pm S$，$n=3$）

组别	药　物	入睡时间（min）	睡眠持续时间（min）
对照组	生理盐水		
实验组	100%石菖蒲水煎液		

5. 实验注意事项

腹腔注射时进针的动作要轻柔，防止刺伤腹部器官。

【附】水煎液制作方法

石菖蒲加 10 倍量水，煎煮 2 次，每次 1 小时，煎液冷藏滤过，浓缩，制成 100%水煎液。

复习思考

一、单选题

1. 下列哪项不是开窍药的主要药理作用（　　）

A. 调节中枢神经功能　　B. 抗心肌缺血　　C. 抗炎

D. 调节机体免疫功能　　E. 以上均非

2. 下列哪项不是石菖蒲的临床适应证（　　）

A. 冠心病　　B. 癫痫大发作　　C. 支气管哮喘
D. 痴呆　　E. 脑病昏迷

二、配伍题

A. 提高中枢耐缺氧能力　　B. 减轻脑水肿
C. 抑制环氧化酶活性　　D. 调节中枢功能
E. 促进神经功能恢复

1. 与麝香开窍醒神功效无关的药理作用是（　　）
2. 麝香抗炎作用机理之一是（　　）

三、简答题

简述石菖蒲对中枢神经系统的作用表现。

扫一扫，看课件

第二十章 补虚药

【学习目标】

掌握补虚药的概念、分类及补虚药与功效有关的药理作用。

熟悉代表药的主要药理作用与现代应用；补虚药的常用中药和方剂。

了解补虚药常用药物的主要成分、现代应用及不良反应。

第一节 概 述

凡能补虚扶弱、纠正人体气血阴阳虚衰的病理偏向，治疗虚证为主的药物，称为补虚药。补虚药根据其作用和应用范围的不同分为补气药、补血药、补阴药、补阳药。

补气药能补益脏气以纠正元气损耗，治疗脏腑组织功能减退所表现的气虚证候。主要用于脾气虚或肺气虚。脾气虚有神疲乏力、食欲不振、脘腹虚胀、大便溏薄、脱肛、脏器下垂等症状；肺气虚有少气懒言，语言低微，甚至喘促、易出虚汗等。从西医学角度可以认为其与先天不足或后天失养造成的免疫功能低下有关，其症状表现与消化系统和呼吸系统诸多慢性疾病相似。代表药物如人参、党参、黄芪、甘草等。

补血药能补充造血时需要的物质或促进血液的化生，用于血液亏虚、脏腑百脉失养或肝血虚表现的虚弱证候，主要表现有面白萎黄无华、唇甲苍白、眩晕耳鸣、妇女经血量少色淡等。从西医学角度可以认为血虚与先天不足或失血等有关，其症状表现常见于贫血、白细胞减少症、血小板减少性紫癜、再生障碍性贫血等。代表药物如当归、熟地黄、何首乌、白芍等。

补阴药能补充机体物质或调节物质代谢，用于机体精、血、津液等物质亏耗，以及阴不制阳，机能虚性亢奋的证候，主要表现为五心烦热、骨蒸潮热、颧红盗汗、心烦失眠、渴而多饮、脉细数等症状。从西医学角度看其症状见于热病后期及多种慢性消耗性疾病，如传染性疾病后期，癌症、肝炎、结核病等后期羸瘦体弱者，内分泌疾病后期如甲状腺功能亢进症、糖尿病、围绝经期综合征，以及结缔组织疾病、老年阴亏体虚等。代表药物如沙参、麦冬、天冬、枸杞子等。

补阳药能调节内分泌，增强机体功能，主要用于机体阳气虚损，机能减退或衰弱，热量不足所表现的证候，表现有畏寒肢冷、腰膝酸软、性欲低下、阳痿早泄、宫冷不孕、尿频遗尿、肾虚喘促等。肾阳虚最为常见，症状见于西医学的性功能障碍、阳痿、慢性支气管哮喘等。代表药物如鹿茸、淫羊藿、冬虫夏草、巴戟天等。

补虚药的化学成分多含多糖、蛋白质、维生素、皂苷等，药理研究较多。补虚药的作用特点是可直接补充体内所缺乏的物质而发挥作用，且对人体具有调节作用，以提高人体固有的生理功能，达到治疗的目的。常用复方有生脉散、补中益气汤、当归补血汤、六味地黄丸等。

【主要药理作用】

1. 对免疫功能的影响

（1）增强非特异性免疫功能　人参、黄芪等药物可增加动物免疫器官胸腺、脾脏的重量，升高外周血白细胞数量，增强巨噬细胞的吞噬功能和自然杀伤细胞的功能。

（2）增强特异性免疫功能　人参、黄芪、当归等可增强或调节细胞免疫功能，促进T-淋巴细胞增殖，促进白细胞介素-2的释放。人参、冬虫夏草等促进体液免疫功能，升高抗体含量，促进补体生成。

（3）双向性免疫调节作用　部分补虚药（如黄芪）具有双向免疫调节作用，可提高免疫功能低下患者的免疫功能，抑制免疫亢进患者的免疫功能。

2. 对中枢神经系统的影响

（1）改善学习和记忆能力　人参、枸杞子、何首乌等具有改善学习和记忆的能力，对记忆获得障碍、巩固障碍和再现障碍有一定改善作用，此功能与药物影响中枢神经递质（如乙酰胆碱、去甲肾上腺素及多巴胺）合成、促进脑内蛋白质合成、促进能量代谢、改善血液循环及抗氧化等作用有关。

（2）调节神经功能　人参、刺五加等可使中枢神经系统兴奋和抑制过程达到平衡，改善神经活动，提高工作效率。

3. 对内分泌系统的影响

（1）增强下丘脑-垂体-肾上腺皮质轴功能　多数补虚药（如人参、党参、刺五加等）通过兴奋下丘脑、垂体，促进促肾上腺皮质激素（ACTH）的释放，从而增强肾上腺皮质的功能。此外，尚有部分药物（如甘草）本身具有皮质激素样作用。

（2）增强下丘脑-垂体-性腺轴功能　淫羊藿、枸杞子、人参等药物能兴奋下丘脑-垂体-性腺轴，使血液中促性腺激素、雄激素和雌性激素的水平升高，增加性腺及附属性腺重量，加速性成熟过程，增强性功能。部分药物还可增加精子（或卵子）的数量、活动度并提高其质量。

（3）调节下丘脑-垂体-甲状腺轴的功能　阴虚证及阳虚证的患者均可出现三碘甲状腺原氨酸（T3）、甲状腺素（T4）水平低于正常人。紫河车、人参增强甲状腺轴的功能，使甲状腺功能低下的模型动物甲状腺滤泡细胞增生，葡萄糖氧化加强，甲状腺激素水平升高。人参能防治过量甲状腺素引起的小鼠“甲亢”症和甲硫氧嘧啶导致的“甲低”症。

4. 对物质代谢的影响

（1）促进核酸代谢和蛋白质的合成　人参含有的蛋白合成促进因子能促进蛋白质、DNA、RNA 的生物合成；淫羊藿可促进 DNA 合成；刺五加能促进核酸和蛋白质的合成；黄芪能增强细胞的代谢作用，促进血清和肝脏蛋白质更新；麦冬对核酸和蛋白质代谢具有双向调节作用。

（2）调节血糖代谢　枸杞子、麦冬、六味地黄汤等对多种原因引起的大鼠或小鼠高血糖均有降低作用，并能减轻糖尿病并发症。黄芪多糖能对抗肾上腺素引起的小鼠血糖升高和苯乙双胍所致小鼠实验性低血糖。人参糖肽对机体糖代谢也具有双向调节作用，一方面对实验性高血糖模型具有一定的降糖作用，另一方面对胰岛素所致的低血糖则有升高血糖作用。刺五加、白术等也有类似作用。

（3）调节脂质代谢　人参、何首乌、甘草、当归等补虚药均能降低高脂血症患者的胆固醇和甘油三酯含量，可防治动脉粥样硬化。人参可促进脂质代谢，增加肝内胆固醇及血中脂蛋白合成。

5. 延缓衰老　人参、党参、黄芪等具有清除自由基的作用，可以提高过氧化氢酶（CAT）、超氧化物歧化酶（SOD）活性，减少组织中过氧化脂质和脂褐质的含量，具有抗氧化、延缓衰老的作用。有些补虚药含有的成分如蛋白质、激素、维生素和微量元素等对细胞起到了营养作用，可促进大脑发育，延缓大脑衰老。

6. 对心血管系统的作用　补虚药对心血管系统的功能影响广泛且较为复杂。主要表现在以下几个方面：

（1）增强心肌收缩力（正性肌力）　人参、黄芪等可强心、升压、抗休克。

（2）扩张血管、降低血压　黄芪、淫羊藿、当归等具有扩张血管、降低血压作用；人参、生脉散等对血压具有调节作用。

（3）抗心肌缺血　人参、刺五加、当归、麦冬等药物通过舒张冠状动脉，改善心肌供血供氧，抗心肌缺血。

（4）抗心律失常　甘草、刺五加、麦冬、当归及生脉散等通过多种机制抗心律失常。

7. 对造血系统的影响　补虚药中的补气、补血和补阴药多具有促进或改善骨髓造血功能的作用。如人参、刺五加、黄芪、当归等可增加红细胞数和血红蛋白含量；当归、生地黄等可增加血小板数目；女贞子、补骨脂、玄参等可增加白细胞数目。何首乌、黄芪、麦冬、熟地黄等明显增加粒系祖细胞的产生率。

8. 对消化系统的影响　多数补气药能调节胃肠道运动，如人参、党参、黄芪、白术、甘草等能促进小肠吸收功能，缓解消化道平滑肌痉挛，并有抗溃疡、保护胃黏膜的作用。补阴药可调节自主神经功能，促进消化液的分泌，改善消化功能。

9. 抗肿瘤　人参、刺五加、黄芪、甘草等具有不同程度的抑制肿瘤作用。参脉注射液能提高肿瘤患者的免疫功能。五加双参片具有益气补血之功效，临床用于肿瘤患者放化疗后出现的气血两虚证及白细胞减少者的辅助治疗。

【常用药物与方剂】补虚药常用药物有人参、刺五加、黄芪、甘草、大枣、白术、党参、当归、枸杞子、补骨脂、何首乌、桑椹、麦冬、巴戟天、锁阳、菟丝子、熟地黄、冬虫夏草、鹿茸、天冬、女贞子、龟甲、阿胶、紫河车等。常用复方有四君子汤、补中益气汤等。

知识链接

自由基与氧自由基共同称为活性氧。生理情况下自由基的产生与清除维持动态平衡，病理情况下，自由基产生过多或抗氧化防御功能下降，可引发自由基损伤，导致人体正常细胞和组织的损坏，从而引起多种疾病。如心脏病、老年痴呆症、帕金森病、糖尿病和肿瘤等。此外，外界环境中的阳光辐射、空气污染、吸烟、农药等也会使人体产生更多自由基，自由基对人体的损害主要有：使细胞膜结构损伤、功能障碍；使某些酶失去活性；破坏核酸和染色体，这是人类衰老和患病的根源。人体内有酶性抗氧化剂和非酶性抗氧化剂两大抗氧化防御系统可及时清除自由基。酶性抗氧化剂包括 SOD、CAT、GSH-Px 等；非酶性抗氧化剂包括维生素 C、维生素 E、泛素、维生素 A、还原性谷胱甘肽、胡萝卜素和硒等。我国一些特有的食用和药用植物中含有大量的抗氧化物质，应发挥传统中药学的优势，寻找更多高效、无毒的自由基清除剂，并使它们在食品、药品、化妆品等更多领域得到应用，以造福于民。

第二节　常用方药

人参　Renshen

【来源采制】本品为五加科植物人参 *Panax ginseng* C. A. Mey. 的干燥根和根茎。多于秋季采挖，洗净经晒干或烘干。栽培的俗称“园参”；播种在山林野生状态下自然生长的称“林下山参”，习称“籽海”。主产于吉林、辽宁、黑龙江。

【主要成分】主要有效成分为人参皂苷。人参皂苷按其苷元结构可分为三类：人参皂苷二醇型，如人参皂苷 Ra1、Ra2、Ra3、Rb1、Rb2、Rb3、Rc、Rd、Rg3、Rh2、Rs1、Rs2 等，人参皂苷三醇型，如人参皂苷 Re、Rf、Rg1、Rg2、Rh1，齐墩果酸型，如人参皂苷 Ro。此外还含有多糖、多肽类化合物、挥发油、蛋白质、有机酸、氨基酸、生物碱、维生素、微量元素等成分。

【性味归经】味甘、微苦，性微温；归脾、肺、心、肾经。

【功效主治】具有大补元气、复脉固脱、补脾益肺、生津养血、安神益智的功效。主治体虚欲脱，肢冷脉微，脾虚食少，肺虚喘咳，津伤口渴，内热消渴，气血亏虚，久病虚羸，惊悸失眠，阳痿宫冷。

【药理作用】

1. 主要药理作用

（1）对中枢神经系统的影响　人参总皂苷可易化信息的获得、记忆的巩固和记忆的再现。人参可使大脑皮质兴奋和抑制过程趋于平衡，提高工作效率。人参皂苷 Rb1 和 Rg1 改善学习记忆作用最强，与以下环节有关：①促进脑内 DNA、RNA 和蛋白质的合成；②提高中枢 DA 和 NA 的生物合成，促进 ACh 的合成与释放，提高中枢 M 胆碱受体的密度；③增加脑的供血，改善脑能量代谢；④促进脑神经细胞发育，增加动物脑的重量及大脑皮层的厚度，增加海马 CA_3 区锥体细胞突触的数目，增强海马区神经元功能。⑤保护神经细胞，抑制神经细胞的凋亡和坏死。⑥人参皂苷 Rg 类具有中枢兴奋作用，Rb 类具有中枢抑制作用，可调节中枢神经兴奋和抑制的过程。

（2）增强免疫功能　有效成分为人参皂苷和人参多糖。增强非特异性免疫功能：能增强网状内皮系统吞噬功能，可使环磷酰胺所致的白细胞减少恢复正常，并使巨噬细胞吞噬功能提高。人参可增加单核巨噬细胞内糖原、黏多糖、三磷酸腺苷、酸性磷酸酶的含量，提高其消化能力。增强特异性免疫功能：①促进体液免疫功能：人参可促进血清 IgG、IgA、IgM 的生成，增加绵羊红细胞免疫小鼠血清中溶血素的含量；②促进细胞免疫功能：人参皂苷可促进 T、B 淋巴细胞由脂多糖、刀豆素 A 和植物血凝素诱导的淋转反应，还能对抗氢化可的松引起的小鼠免疫功能的低下。

（3）对心血管系统的影响　治疗量人参可强心，有正性肌力作用，增加心输出量和冠脉血流量，减慢心率。对血管有扩张作用，从而改善器官血流量，主要成分是人参皂苷 Re、Rg1、Rb1 及 Rc。人参对血压的影响与其剂量、机体所处功能状态等因素有关，表现出双向调节作用，既可使高血压患者血压降低，又可使低血压或休克患者血压回升。人参皂苷可减轻休克症状，与其增强心肌收缩力、升高血压、改善微循环状态、抗内毒素等作用有关。人参皂苷可减轻缺血心肌损伤，缩小心肌梗死面积。

人参强心作用主要成分为人参皂苷，以人参三醇型皂苷作用最强，但大剂量的人参皂苷反而使心肌收缩力减弱。强心作用机制与促进儿茶酚胺类物质释放、抑制心肌细胞膜上 Na^{+}-K^{+}-ATP 酶活性有关，与强心苷相似。

（4）促进造血功能　人参可促进骨髓 DNA、RNA、蛋白质和脂质的合成，促进骨髓细胞有丝分裂，刺激骨髓造血功能。人参煎剂对正常及缺氧鼠的血细胞、血红蛋白均有升高作用。人参可使贫血患者的红细胞、白细胞、血红蛋白和血小板增加。当外周血细胞减少或使骨髓受到抑制时，人参增加外周血细胞数的作用更为明显。人参对造血系统功能的促进作用，是其“益气养血”、临床用于血虚证及失血者的疗效基础。促进造血功能机制可能与增强红细胞生成素等造血生长因子的活性有关。

2. 其他药理作用

（1）抗应激　人参具有“适应原样”作用，提高机体对多种有害刺激或损伤的抵抗力。具有明显的抗高温、抗寒冷、抗缺氧、抗疲劳作用。对处于急性感染中毒反应时的机体具有保护作用。对应激状态下的肾上腺皮质功能具有保护作用，避免肾上腺皮质功能衰竭。

（2）对内分泌系统功能的影响　人参可兴奋下丘脑-垂体-肾上腺皮质轴并增强其功能，有效成分为人参皂苷。人参皂苷及其单体可促进垂体前叶释放促性腺激素，加速性成熟过程，增加性腺的重量，使精子数增加且活动力增强。人参短期内大量应用，可促进垂体前叶释放促甲状腺激素，血液中甲状腺激素水平显著升高，提高甲状腺功能。人参总皂苷可刺激离体的大鼠胰腺释放胰岛素，并能提高小鼠血中胰岛素的水平。

（3）对物质代谢的影响　人参促进蛋白质及核酸合成。人参皂苷可激活 RNA 聚合酶活性，加快细胞核 RNA 合成。人参皂苷 Rb2、Rc、Rg1 能促进细胞 DNA 和蛋白质的生物合成。人参皂苷可明显降低血脂，使高脂血症动物血清中 TC、TG 的含量明显降低，升高 HDL 的含量，减轻肝脂肪性病变，防止动脉粥样硬化的形成。人参皂苷和人参多糖对多种原因引起的大鼠或小鼠高血糖均有降低作用。人参多糖对正常小鼠或由四氧嘧啶、链脲佐菌素引起的高血糖小鼠有明显的降低血糖作用。另外，人参对注射胰岛素过量引起的低血糖又有升糖作用，人参皂苷 Rg1 可减缓游泳疲劳大鼠血糖下降，预防运动性低血糖的发生，表明人参对糖代谢具有双向调节作用。

（4）抗氧化、延缓衰老　人参皂苷抗氧化、延缓衰老作用最强，机制是：①提高 SOD 和 CAT 活性，清除体内过多的自由基，保护生物膜结构；②降低细胞膜的流动性，延缓衰老；③增强机体免疫能力；④抑制单胺氧化酶 B 的活性，使细胞分裂周期缩短。

（5）抗肿瘤　人参皂苷、人参多糖及人参挥发油均有抗肿瘤作用，以人参皂苷作用最强。人参皂苷 Rg3 作用于细胞增殖周期 G2/M 期，诱导肿瘤细胞凋亡，抑制肿瘤细胞黏附、浸润及新生血管的形成。人参多糖抗肿瘤作用主要与其调节机体的免疫功能有关。人参挥发油类抗肿瘤作用是通过抑制癌细胞核酸代谢、糖代谢及能量代谢而实现的。

此外，人参皂苷具有保肝作用，人参多糖、人参的甲醇提取物具有抗溃疡作用。

综上所述，人参用根和根茎，主要成分有皂苷、多糖、挥发油，可使大脑皮质兴奋与抑制过程趋于平衡，可增强免疫力，强心和减慢心率，从而发挥益智、延缓衰老、抗应激（适应原样）作用。

【现代应用】

人参临床广泛用于需要强心、增强免疫力的状态。

1. 休克　人参煎服或人参注射液、参附青注射液用于各种休克的治疗。临床处方可依据具体证候选用参附汤、参麦饮，或配伍附子、黄芪、当归、干姜、细辛、炙麻黄、肉桂等。

2. 心血管系统疾病　人参片剂可用于心绞痛、心肌梗死、心律失常的治疗。红参粉有降胆固醇作用，可防治动脉粥样硬化。

3. 贫血　人参对贫血、白细胞减少、血小板减少、血红蛋白低下等造血系统功能障碍疾病有较好的疗效，可单用。或者根据临床辨证选择配伍当归、黄芪、紫河车、白术、女贞子、淫羊藿、茯苓、熟地黄、制首乌、丹参、白芍等，或用四君子汤，或用八珍汤，或配合当归补血汤使用。

4. 糖尿病　人参、人参白虎汤为治疗糖尿病的常用药物与方剂，改善症状和降低血糖临床疗效较好。临床处方可辨证选择配伍生地黄、熟地黄、知母、葛根、玉米须、山茱萸、灵芝，或者配伍地骨皮、黄连、黄柏、夏枯草等。也可选用玉女煎、知柏地黄丸。

5. 肿瘤　人参提取物能改善肿瘤患者的临床症状，与抗癌药合用可降低化疗或放疗引起的不良反应。

6. 肝炎　齐墩果酸片可治疗急性肝炎；人参多糖可治疗慢性肝炎。

7. 延缓衰老症状　人参皂苷糖衣片，可改善老年患者的记忆力和智力减退，减轻老年人疲劳、气短、失眠、多梦、夜尿等症状；对阳痿等性功能障碍具有一定的改善作用。

【不良反应】人参若长期过量使用，可能出现脘腹胀满。初感外邪，而无虚证时用人参，可使表邪久滞不去，加重病情。人参可诱发中枢神经系统兴奋症状，出现类似于皮质类固醇中毒症状，如出现皮疹、食欲减退、低血钾等。可引起性早熟或雌激素样作用。出血、发热是人参急性中毒的特征。

党参 Dangshen

【来源采制】本品为桔梗科植物党参 *Codonopsis pilosula*（Franch.）Nannf.、素花党参 *Codonopsis pilosula* Nannf. var. *modesta*（Nannf.）L. T. Shen 或川党参 *Codonopsis tangshen* Oliv. 的干燥根。秋季采挖，洗净，晒干。主产于山西、甘肃、四川。

【主要成分】主要成分有果糖、菊糖、党参多糖等糖类，党参苷，党参碱，还含有挥发油、黄酮类、氨基酸、微量元素等。

【性味归经】味甘，性平；归脾、肺经。

【功效主治】具有健脾益肺、养血生津的功效。主治脾肺气虚，食少倦怠，咳嗽虚喘，气血不足，面色萎黄，心悸气短，津伤口渴，内热消渴。

【药理作用】

1. 主要药理作用

（1）对消化系统的影响　党参对应激状态下大鼠的胃电节律紊乱有调整作用，能对抗应激引起的胃运动增加和胃排空加快，又可引起家兔离体小肠紧张性升高，收缩幅度稍变小。党参对应激型、消炎痛型、醋酸型和幽门结扎型4种大鼠胃溃疡模型均有明显的抗溃疡作用。这与党参“益气补脾养胃”的传统功能一致。党参对豚鼠离体回肠段有抑制和兴奋两种作用。党参多糖可显著降低大鼠胃液、胃酸分泌和胃蛋白酶活性，抗胃黏膜损伤。

（2）增强免疫　党参对机体的免疫功能有调节作用。党参所含的菊糖是免疫佐剂。党参醇沉物能明显增强免疫抑制小鼠巨噬细胞吞噬活力，促进胸腺细胞E花环的形成，促进脾脏淋巴细胞DNA的合成和淋巴细胞的转化，增强抗体产生细胞的功能，提高抗体滴度。能恢复眼镜蛇蛇毒因子处理后的补体下降、吞噬率下降。党参所含的菊糖增强免疫。党参及其多糖能使巨噬细胞的数量增加，细胞体积增大，吞噬功能增强，细胞内的DNA、RNA、糖类、ACP酶、ATP酶、酸性酶及琥珀酸脱氢酶活性显著增强。

（3）促进造血功能　党参醇、水浸液口服或皮下注射时可使家兔红细胞数及血红蛋含量显著增加，血液浓度增大，但是对于白细胞的影响不明显，切除动物脾脏后效力明显降低。党参有通过影响脾脏促进红细胞生成的作用。

2. 其他药理作用

（1）强心、抗休克、抗心肌缺血　党参能改善循环系统功能。党参可增强心肌收缩力，增加心排出量，对心率无明显影响。静脉输入党参注射液可使晚期失血性休克家兔动脉压回升，动物生存时间延长。党参注射液静脉注射还可对抗垂体后叶素引起的大鼠急性心肌缺血，对异丙肾上腺素引起的心肌缺血也有保护作用。党参可明显增高小鼠心肌糖原、琥珀酸脱氢酶和乳酸脱氢酶的含量，并具有抗常压缺氧、组织细胞缺氧、微循环缺氧的作用。党参能较好地改善心肌的舒张功能，增加心肌的顺应性，使冠状动脉灌注阻力减小，左心室心肌血流供应增多，从而改善心肌缺血。

（2）镇静、催眠、抗惊厥　党参对脑电图有一定影响，脂溶性和水溶性皂苷经脑室给药，均能引起清醒家兔脑电图出现高幅慢波的变化，而静脉给药只有脂溶性部分有此作用。其不同制剂对小鼠自发活动有抑制作用，能协同乙醚、异戊巴比妥钠延长小鼠睡眠时间，并能增加异戊巴比妥钠阈下催眠剂量引起的睡眠小鼠数。水提物和醇提物可协同低浓度氯丙嗪的镇静作用。

此外，党参可抗应激，可提高机体对有害刺激的抵抗能力；对血压有双向调整作用，改善血液流变性；益智；抗菌、抗炎。

综上所述，党参用根，其成分有糖、苷、碱、黄酮等，以及挥发油，能够增强免疫，改善消化，改善脑血管功能，抗凝血，促进造血，抗应激，作用和缓，是较好的保健养生中药。

【现代应用】

1. 胃肠疾病　党参用于消化性溃疡、慢性胃炎、慢性结肠炎、胃下垂及消化吸收功能低下、小儿单纯性消化不良以及胃肠手术后患者，方如四君子汤、六君子汤、补中益气汤。

2. 慢性乙型肝炎　以党参为主药的乙肝清口服液治疗慢性乙型肝炎疗效显著。党参为主药，与白术、薏苡仁、茯苓、鸡内金、山药、石斛、麦冬、炙甘草配伍拟健脾方，联合干扰素治疗脾虚型慢性乙型肝炎，显著优于干扰素对照组。

3. 造血系统疾病　党参煎剂可用于治疗失血性贫血、白血病减少症、血小板减少症和化疗、放疗所致的造血功能障碍，以及功能性子宫出血等原因引起的贫血。与黄芪、甘草配合，用于治疗血小板减少性紫癜，对白血病及血小板减少症也有一定疗效。临床处方可选用四君子汤、八珍汤、十全大补汤等。

4. 冠心病　对气虚血瘀证冠心病患者，临床处方可选用四君子汤等。

5. 急性高山反应　临床处方可用四君子汤为主，可减轻高山反应急性期症状，稳定机体内环境，改善血液循环系统，加快对低氧分压环境的适应性。

黄芪　Huangqi

【来源采制】本品为豆科植物蒙古黄芪 *Astragalus membranaceus*（Fisch.）Bge. var. *mongholicus*（Bge.）Hsiao 或膜荚黄芪 *Astragalus membranaceus*（Fisch.）Bge. 的干燥根。春、秋二季采挖，除去须根和根头，晒干。主产于山西、内蒙古。

【主要成分】主要成分是黄芪甲苷、毛蕊异黄酮葡萄糖苷、黄芪多糖、槲皮素等，还含有多糖类、皂苷类、黄酮类、叶酸、生物碱及微量元素等多种有效成分。

【性味归经】味甘，性微温；归肺、脾经。

【功效主治】具有补气升阳、固表止汗、利水消肿、生津养血、行滞通痹、托毒排脓、敛疮生肌的功效。主治气虚乏力，食少便溏，中气下陷，久泻脱肛，便血崩漏，表虚自汗，气虚水肿，内热消渴，血虚萎黄，半身不遂，痹痛麻木，痈疽难溃，久溃不敛。

【药理作用】

1. 主要药理作用

（1）增强机体免疫功能　有效成分为黄芪多糖、生物碱、黄酮类和苷类等。增强非特异性免疫功能：黄芪可使外周血中白细胞数目显著增加，提高单核吞噬细胞系统功能，增强中性粒细胞及巨噬细胞的吞噬功能。黄芪水煎液能明显增强 NK 细胞的活性，黄芪多糖刺激 NK 细胞的增殖，黄芪煎剂可提高机体诱生干扰素的能力。增强特异性免疫功能：黄芪能明显促进细胞免疫，促进外周血淋巴细胞的增殖和转化，增强 T 辅助细胞的功能，并能促进白细胞介素的生成。黄芪可升高 IgA、IgG 水平，提高老年患者的补体水平。

黄芪多糖的免疫调节能力体现在对免疫细胞、免疫器官及免疫系统中相关基因表达的影响。黄芪多糖可通过增强机体免疫功能，提高其抗氧化能力从而延缓衰老。黄芪总黄酮可明显提高小鼠单核巨噬细胞吞噬功能、血清溶血素水平，抑制小鼠迟发型超敏反应，促进小鼠淋巴细胞增殖，从而综合提高小鼠的免疫功能。黄芪总黄酮能提高维甲酸骨质疏松大鼠的骨密度，增强抗外力冲击的能力，其作用机制可能与其拟雌激素作用有关。黄酮类成分在调控免疫系统、抗氧化、抗凋亡等方面均有效果。

（2）增强造血功能　黄芪能明显促进骨髓造血功能，促进造血干细胞的增殖与分化。黄芪注射液可显著增加骨髓单-粒系祖细胞数量，防止骨髓有核细胞数的减少。黄芪多糖能升高红细胞比容，增加红细胞的数量。黄芪皂苷对脑、肝、肺、心肌、肾脏均有保护作用，此外在抗细胞凋亡、抗炎抗病毒、改善贫血方面也有一定效果。黄芪皂苷可有效改善环磷酰胺所造成的贫血。黄芪皂苷可诱导 SHG44 肿瘤细胞凋亡，其机制是通过 p53 信号通路激活和 Bcl-2 家族介导的细胞色素 C 途径诱导癌细胞凋亡，从而对神经胶质瘤细胞产生抑制作用。

（3）对机体物质代谢的影响　黄芪促进 DNA、RNA 和蛋白质的生物合成，使血清总蛋白和白蛋白数量增加，促进蛋白质的更新。黄芪多糖对血糖有双向调节作用，能明显降低葡萄糖负荷动物的血糖水平，对肾上腺素引起的血糖升高也有对抗作用，但对苯乙双胍所致小鼠低血糖又产生升高血糖作用。

2. 其他药理作用

（1）抗氧化、延缓衰老　黄芪皂苷可升高红细胞内 SOD 活性，降低肝内 MDA 含量，并使脾脂褐素颗粒分布减少，减少脂质过氧化物对生物膜的损害。黄芪可延长果蝇和家蚕的平均寿命，延长体外培养的人胎肺二倍体细胞寿命。

（2）对心血管系统的影响　黄芪可增强心肌收缩力，改善衰竭心脏的功能。黄芪多糖具有抗心律失常作用。黄芪可通过稳定缺血心肌细胞膜，保护线粒体和溶酶体，减少缺血心肌细胞内的钙超载，发挥保护心肌作用。黄芪能明显扩张血管，使外周血管阻力下降，并改善微循环。黄芪对血压表现出双向调节作用，通过其扩张血管作用产生降压效应，有效成分是黄芪皂苷甲等。对于休克的动物模型，黄芪有升压作用。

此外，黄芪还有保肝、抗溃疡、抗病原微生物、利尿、抗肿瘤、抗骨质疏松等作用。

综上所述，黄芪用根，其成分有皂苷、多糖、黄酮、生物碱等，其双向调节免疫以增强为主，双向调节血压和血糖，发挥调节免疫功能紊乱、稳定血压及血糖的作用。

【现代应用】

1. 免疫性疾病　黄芪或以黄芪为主的复方广泛用于免疫功能低下或免疫系统紊乱性疾病，如反复上呼吸道感染、慢支炎、支气管哮喘、慢性肾炎、慢性肝炎、结核、肿瘤、白细胞减少、过敏性鼻炎、过敏性紫癜、系统性红斑狼疮、器官移植抗排异反应等。

2. 消化系统疾病　以黄芪为主的复方，用于治疗消化溃疡、慢性胃炎、慢性结肠炎、小儿肠吸收功能障碍。

3. 心脑血管病　黄芪及其复方可用于冠心病、充血性心力衰竭的治疗。用黄芪加附子组成的芪附汤对充血性心力衰竭，有较强的强心、利尿效果。临床处方可用黄芪为主辨证选择配伍丹参、川芎、赤芍、红花、山楂、地龙等活血化瘀降脂降压药，对脑血栓形成、脑动脉硬化等疾病具有防治效果。

此外，黄芪可用于上呼吸道感染、病毒性心肌炎、肾炎、抗衰老等。

白术　Baizhu

【来源采制】本品为菊科植物白术 *Atractylodes macrocephala* Koidz. 的干燥根茎。冬季下部叶枯黄、上部叶变脆时采挖，除去泥沙，烘干或晒干，再除去须根。主产于浙江、安徽等地。

【主要成分】主要含有挥发油。油中主要成分为苍术酮、苍术醇、白术内酯等。

【性味归经】味苦、甘，性温；归脾、胃经。

【功效主治】具有健脾益气、燥湿利水、止汗、安胎的功效。主要用于治疗脾虚食少，腹胀泄泻，痰饮眩悸，水肿，自汗，胎动不安。

【药理作用】

1. 主要药理作用

（1）对消化系统的影响　白术可调整胃肠运动功能、抗溃疡、保肝。白术能增强兔离体小肠自发性收缩活动，使其收缩幅度加大。白术油抑制肠管的自发运动，白术对家兔离体小肠的自发运动影响不明显。白术对乙酰胆碱、二氯化钡所致的家兔离体小肠强直性收缩有明显的拮抗作用。对加入肾上腺素所致的离体家兔小肠活动的抑制，白术可以拮抗此作用，但亦有报道没有明显的拮抗作用。白术煎剂每天 10g（生药/kg）连续给小鼠灌胃能明显促进小肠蛋白质的合成。白术提取物 50mg/kg 和 200mg/kg 灌胃给药，对动物水浸束缚应激性溃疡有显著抑制效果。小鼠灌胃白术水煎液可防治四氯化碳所致的肝损伤，减轻肝糖原减少及肝细胞变性坏死，促进肝细胞增长，使升高的 ALT 下降。白术水煎液对家兔离体肠管活动的影响与肠管所处机能状态有关。白术的丙酮提取物灌胃给药，对盐酸-乙醇所致大鼠胃黏膜损伤有明显的抑制作用。

（2）增强骨髓造血功能　白术煎剂皮下注射能促进小鼠骨髓红系造血祖细胞的生长。

对于用化学疗法或放射疗法引起的白血球下降，有使其升高的作用。

（3）抑制子宫收缩作用　白术对家兔、豚鼠、大鼠和小鼠的子宫平滑肌有明显抑制作用。白术安胎的功效与其抑制子宫收缩作用有关。

2. 其他药理作用

（1）增强机体免疫功能　白术能增强白细胞吞噬金黄色葡萄球菌的能力。

（2）抗应激　白术具有抗疲劳和增强肾上腺皮质功能的作用。

（3）利尿　大鼠、家兔灌胃或静脉注射白术水煎液或流浸膏，具有明显而持久的利尿作用，能促进电解质尤其是钠的排出。

（4）降血糖　家兔灌服白术水煎液，可加速体内葡萄糖的氧化利用而有降血糖作用。

（5）抗凝血　大鼠灌胃白术水煎液后其凝血酶原时间显著延长。

（6）抗肿瘤　白术对瘤细胞有细胞毒作用，能降低瘤细胞的增殖率，降低瘤组织的侵袭性，提高机体抗肿瘤反应的能力。

综上所述，白术用根茎，主要成分是其挥发油，可抑制小肠、子宫的兴奋，发挥调整小肠、子宫过于兴奋的药理作用。

【现代应用】

1. 痰饮、水肿　治痰饮可与茯苓、桂枝等配伍；治水肿常与茯苓皮、大腹皮等同用。

2. 脾胃虚弱，泄泻　补脾胃可与党参、甘草等配伍；消痞除胀可与枳壳等同用；健脾燥湿止泻可与陈皮、茯苓等同用。

3. 表虚自汗　本品与黄芪、浮小麦等同用，有固表止汗之功，可治表虚自汗。

此外，白术又可用于安胎，治妊娠足肿、胎气不安等症。有内热者，可与黄芩等配伍；腰酸者可与杜仲、桑寄生等同用。

【不良反应】小鼠腹腔注射煎剂半数致死量为（13.3±0.7）g/kg。麻醉狗静脉注射煎剂0.25g/kg，多数血压急剧下降，平均降低至原水平的52.8%，3～4小时内未见恢复。大鼠每日灌服煎剂0.5g/kg，共1～2个月，未见任何明显的毒性反应。但在用药14天后，有中等程度白细胞减少，主要是淋巴细胞减少；服药2个月，有轻度贫血，脑、心肌及肝组织无任何变化。某些动物个别肾小管上皮细胞有轻度颗粒变性，肾小球则无任何改变。

甘草　Gancao

【来源采制】本品为豆科植物甘草 *Glycyrrhiza uralensis* Fisch.、胀果甘草 *Glycyrrhiza inflata* Bat. 或光果甘草 *Glycyrrhiza glabra* L. 的干燥根和根茎。春、秋二季采挖，除去须根，晒干。主产于内蒙古、新疆、甘肃等地。

【主要成分】主要有三萜皂苷类和黄酮类成分。三萜皂苷包括甘草甜素；黄酮类包括甘草苷、甘草苷元、异甘草苷、异甘草苷元等。

【性味归经】味甘，性平；归心、肺、脾、胃经。

【功效主治】具有补脾益气、清热解毒、祛痰止咳、缓急止痛、调和诸药的功效。主治脾胃虚弱，倦怠乏力，心悸气短，咳嗽痰多，脘腹、四肢挛急疼痛，痈肿疮毒，缓解药物毒性、烈性等。

【药理作用】

1. 主要药理作用

（1）肾上腺皮质激素样作用　甘草浸膏、甘草甜素或甘草次酸具有盐皮质激素样作用，对健康人及多种动物均能促进钠、水潴留，使排钾增加，呈现去氧皮质酮样作用。甘草肾上腺皮质激素样作用的机制：①促进肾上腺皮质激素合成；②甘草次酸的结构与皮质激素相似，能直接发挥肾上腺皮质激素样作用；③甘草次酸可竞争性抑制肝脏对皮质激素的灭活，间接提高皮质激素的浓度，延长了皮质激素的作用时间。甘草浸膏、甘草甜素具有糖皮质激素样作用。

（2）对消化系统的影响　甘草浸膏、甘草甜素、甘草次酸的衍生物，甘草苷、异甘草苷等具有明显抗溃疡作用。甘草浸膏、甘草煎液等多种制剂能使胃肠道平滑肌运动减弱，具有解痉作用。抗溃疡作用与以下环节有关：①抑制胃酸分泌，减少胃液生成；②吸附胃酸，降低胃液浓度；③促进消化道上皮细胞的再生，促使溃疡面愈合；④刺激胃黏膜上皮细胞合成和释放内源性 PG。甘草浸膏、甘草煎液等多种制剂能使胃肠道平滑肌运动减弱，具有解痉作用。

（3）免疫调节作用　甘草具有增强和抑制机体免疫功能的不同成分。甘草甜素可诱导 IL-1 和 IL-2 的产生，促进 IFN-γ 的分泌，增强 NK 的活性。甘草甜素能增强非特异性免疫和细胞免疫功能，但对体液免疫功能有抑制作用。甘草葡聚糖与 ConA 有协同作用，可促进脾淋巴细胞激活和增殖。

（4）解毒　甘草对药物（如苯、升汞等）、食物、细菌毒素及机体代谢产物等所引起的中毒均有一定的解毒作用。主要成分是甘草甜素及其分解代谢产物甘草次酸、葡萄糖醛酸。此作用与以下环节有关：①甘草次酸、葡萄糖醛酸与毒物结合，减少毒物吸收；②通过物理或化学方式吸附、沉淀毒物，以减少毒物的吸收，如甘草甜素可沉淀生物碱；③甘草次酸有皮质激素样抗应激作用，可提高机体对毒物的耐受力；④对肝药酶产生诱导作用，加速毒物的代谢。

2. 其他药理作用

（1）保肝作用　甘草浸膏、甘草甜素和甘草次酸等对肝脏也有较好的保护作用。

（2）镇咳祛痰作用　甘草浸膏口服有明显的祛痰止咳作用，作用最强的成分是甘草次酸胆碱盐。甘草浸膏可覆盖发炎的咽喉黏膜，缓和炎症刺激，并起到镇咳效应。甘草还可促进痰液的分泌及支气管纤毛运动，使痰易于咳出。

（3）抗病原微生物　甘草甜素、甘草多糖等对 HIV 病毒、水痘病毒、带状疱疹病毒、水疱性口腔病毒、腺病毒、牛痘病毒均有一定抑制作用。甘草次酸、甘草次酸钠等对金黄色葡萄球菌、大肠杆菌、结核杆菌、阿米巴原虫等有抑制作用。

（4）抗炎、抗变态反应　甘草次酸、甘草酸单铵盐、甘草黄酮、甘草锌对炎症有一定抑制作用。

此外，炙甘草提取液、甘草总黄铜具有抗心律失常作用。甘草次酸、甘草甜素具有降血脂、抗动脉粥样硬化作用。甘草次酸、甘草甜素等有一定的抗肿瘤作用。

【现代应用】

1. 肾上腺皮质功能减退症　应用甘草流浸膏或甘草粉可改善患者症状，使患者体力增强、血钠增加、血压升高及皮肤色素沉着减退。

2. 消化性溃疡　甘草流浸膏可治疗胃及十二指肠溃疡。

3. 呼吸系统疾病　甘草流浸膏和甘草片可治疗急、慢性支气管炎，支气管哮喘等。

4. 食物中毒　甘草水煎液灌服可用于多种食物中毒。

5. 皮肤病　甘草酸铵霜剂可用于荨麻疹、湿疹、过敏性皮炎等疾病的治疗。

6. 艾滋病　甘草制剂有抑制 HIV 病毒的作用，治疗艾滋病有一定前景。

7. 肝炎　甘草煎剂、甘草甜素片或胶囊可用于急、慢性肝炎的治疗。

此外，甘草还可用于高脂血症、疱疹性角膜炎等疾病。

综上所述，甘草用根和根茎，主要成分有三萜皂苷类和黄酮类，可发挥盐、糖皮质激素样作用，是其解毒抗炎的药理依据。

【不良反应】

1. 过敏反应：主要是过敏性皮肤反应及过敏性休克。

2. 假性醛固酮增多症：长期使用可出现类醛固酮增多症，症状为血容量增加、浮肿、血压增高、血钾降低、头痛、眩晕、心悸等，停药后症状可以消失，可给予螺内酯治疗。

3. 消化系统不良反应：表现为恶心、呕吐、腹泻等症状。

4. 神经、精神系统不良反应：主要表现为兴奋、无故发笑，不能自主。

5. 内分泌系统不良反应：主要表现为糖皮质激素样作用所致不良反应。

6. 根据欧盟 2008 年的报告，过度使用甘草可以导致血压升高，肌肉无力，慢性疲劳，头痛，肿胀，男性睾酮水平降低等问题。

另外，患有血压过高、肥胖、糖尿病、肾脏疾病、心脏病，或肝脏和月经问题的人应避免摄入甘草。孕妇和哺乳期女性，以及存在性功能障碍的男性应避免摄入甘草。正在使用血管紧张素抑制剂和利尿剂药物（如阿司匹林、地高辛、皮质类固醇、胰岛素、口服避孕药和泻药）的人也应该避免使用甘草。

当归 Danggui

【来源采制】本品为伞形科植物当归 *Angelica sinensis*（Oliv.）Diels 的干燥根。秋末采挖，除去须根和泥沙，待水分稍蒸发后，捆成小把，上棚，用烟火慢慢熏干，主产于甘肃。

【主要成分】主要成分是藁本内酯及正丁烯夫内酯等挥发油。另含水溶性成分（如阿魏酸、丁二酸、烟酸、棕榈酸、尿嘧啶、腺嘧啶、胆碱等）、多种氨基酸、维生素、糖类及多种微量元素等。

【性味归经】味甘、辛，性温；归肝、心、脾经。

【功效主治】具有补血活血、调经止痛、润肠通便的功效。主治血虚萎黄，眩晕心悸，月经不调，经闭痛经，虚寒腹痛，风湿痹痛，跌扑损伤，痈疽疮疡，肠燥便秘。

【药理作用】

1. 主要药理作用

（1）促进骨髓造血功能　当归多糖可促进骨髓造血功能，使白细胞、红细胞、血红蛋白数量升高。当归的抗贫血作用还与其所含维生素 B_{12}、叶酸、亚叶酸及铁等物质有关。

（2）抑制血小板聚集、抗血栓形成　阿魏酸可抑制血小板聚集。作用机制：①抑制 TXA2 合成酶，使 TXA2 合成减少，影响 TXA2-PGI2 平衡；②抑制血小板释放 5-HT；③抑制磷酸二酯酶，使血小板 cAMP 水平升高，抑制血小板聚集。

（3）对心血管系统的影响　①抗心肌缺血：当归水提物和阿魏酸对心肌缺血有缓解作用，增加心肌血流量。②抗心律失常：当归对心律失常均有抑制作用。对心肌缺血再灌注所诱发的心律失常亦有明显保护作用。③扩张血管、降低血压：当归能扩张外周血管，使血管阻力降低，增加器官血流量，此作用与当归兴奋胆碱受体和组胺受体有关，作用随剂量的增加而增强。

（4）调节子宫平滑肌功能　当归对子宫平滑肌具有兴奋和抑制双重效应。挥发油及阿魏酸具有抑制子宫平滑肌收缩作用，水溶性或醇溶性的非挥发性物质有兴奋作用。子宫平滑肌痉挛性收缩是发生痛经的病理学基础，当归对子宫平滑肌具有抑制作用而缓解痛经症状，对于崩漏等伴有子宫收缩不全的病理状态，当归可通过兴奋子宫平滑肌发挥治疗作用。当归对子宫的作用取决于子宫的功能状态而呈双向调节作用。

2. 其他药理作用

（1）降血脂、抗动脉粥样硬化　阿魏酸对血清胆固醇有明显抑制作用，甘油三酯和磷脂水平无明显变化。阿魏酸降血脂机制与抑制甲羟戊酸-5-焦磷酸脱羟酶的活性，使肝脏合成胆固醇减少有关。此外，当归及阿魏酸还有抗氧化、清除自由基、保护血管内膜、抑制脂质沉积于血管壁而产生抗动脉粥样硬化的作用。

（2）增强免疫系统功能　①增强非特异性免疫功能：当归多糖能增强单核巨噬细胞吞噬

能力。注射当归多糖，能对抗皮质激素导致的小鼠免疫抑制，使胸腺、脾的重量增加，拮抗外周血中白细胞数量的减少。②增强特异性免疫功能：当归可促进淋巴细胞的淋转反应和T淋巴细胞增殖。当归还具有诱生干扰素的作用，当归注射液能促进IL-2等细胞因子的产生。

此外，当归还有保肝、抗辐射、抗损伤、抗炎、镇痛、松弛支气管平滑肌、抗维生素E缺乏症等作用。

综上所述，当归用根，含有挥发油和水溶性成分，挥发油舒缓子宫收缩而发挥解除痛经的药理作用，水溶性成分可兴奋子宫而发挥治疗月经不调的药理作用。

【现代应用】

1. 心脑血管疾病　可用于急性缺血性中风的治疗。可治疗冠心病引起的室性早搏等心律失常。

2. 血栓闭塞性脉管炎　当归注射液可改善症状。

3. 妇科疾病　当归对月经不调、痛经、慢性盆腔炎、子宫脱垂等有一定疗效。

4. 贫血　当归与其他中药组方使用对多种原因引起的血红蛋白、红细胞、白细胞减少有较好疗效。

此外，当归可用于治疗迁延性或慢性肝炎、肝硬化、腰腿痛、肩周炎、突发性耳聋、支气管哮喘和小儿病毒性肺炎等。

【不良反应】少数患者服用当归酊剂过多，有疲乏、欲睡感觉；个别患者有皮肤瘙痒，胃部不适，但均很轻微，一般不需停药，若有腹痛加剧者，则需停用；静脉滴注偶有轻度输液反应，可进行脱敏处理。腱鞘内注射后数小时，出现局部肿胀，疼痛剧烈，影响功能活动，无须特殊处理，1～3天内即可消退，并显出治疗效果。

枸杞子　Gouqizi

【来源采制】本品为茄科植物宁夏枸杞 *Lycium barbarum* L. 的干燥成熟果实。夏、秋二季果实呈红色时采收，热风烘干，除去果梗，或晾至皮皱后，晒干，除去果梗。主产于宁夏、甘肃等地。

【主要成分】主要含有枸杞多糖、甜菜碱、氨基酸、维生素、胡萝卜素、玉蜀黍黄素及多种微量元素等。

【性味归经】味甘，性平；归肝、肾经。

【功效主治】具有滋补肝肾、益精明目的功效。主治虚劳精亏，腰膝酸痛，眩晕耳鸣，阳痿遗精，内热消渴，血虚萎黄，目昏不明。

【药理作用】

1. 主要药理作用

（1）增强机体免疫功能　有效成分为枸杞多糖。①增强非特异性免疫功能：枸杞子水煎液能促进中性粒细胞的吞噬功能，增加白细胞数量。枸杞多糖可使环磷酰胺、$^{60}Co-\gamma$ 照射所致白细胞减少恢复正常。②增强特异性免疫功能：枸杞多糖促进 T 淋巴细胞、B 淋巴细胞增殖及抗体生成。枸杞子可促进 ConA 活化的脾淋巴细胞 DNA 和蛋白质的合成，促进人外周血淋巴细胞 IL-2 受体的表达，拮抗环磷酰胺所致的 T 淋巴细胞和自然杀伤细胞的抑制作用。枸杞子能提高小鼠 B 细胞的活性，促进 B 细胞的增殖，提高小鼠血清 IgG、IgM 及补体 C_4 的含量。

（2）延缓衰老　枸杞子可明显延长动物寿命，延缓衰老。抗衰老有效成分为枸杞多糖，其机制是：①提高 SOD 和 GSH-PX 活性，清除体内过多的羟自由基，保护生物膜结构；②减少心、脑、肝组织脂褐质的含量；③增强机体免疫能力；④提高 DNA 修复能力，对抗遗传物质损伤，维持细胞正常发育；⑤抑制细胞凋亡。枸杞含较高的硒。富硒枸杞具有较高的营养价值和较强的抗脂质过氧化能力，是一种良好的抗氧化剂，能延缓衰老。枸杞还有提高老年细胞 DNA 修复合成能力的作用，从而延缓衰老。枸杞子抗衰老作用与其抗氧化、提高机体免疫有关。

（3）抗肿瘤　枸杞子对实体肿瘤和肿瘤细胞的生长均有显著抑制作用。枸杞多糖等能延长荷瘤小鼠的生存时间。枸杞多糖还能显著抑制人胃腺癌 MGC-803 细胞和人宫颈瘤 Hela 细胞的生长和增殖，抑制癌细胞克隆的形成。枸杞多糖与环磷酰胺合用有明显的协同作用，可提高后者的抑瘤率，拮抗其白细胞减少的副作用。

（4）保肝　枸杞子水浸液对肝损伤有保护作用，可抑制肝细胞内脂肪的沉积，促进肝细胞再生。甜菜碱在肝内起到甲基供应体作用，是枸杞子保肝的主要成分。枸杞多糖也有保肝作用，可促进蛋白质的合成，阻止内质网的损伤，恢复肝细胞功能，促进肝细胞的再生。枸杞多糖、甜菜碱等成分具有保肝作用。甜菜碱作用机制是因为甜菜碱在体内及肝内起到甲基供应体的作用。

2. 其他药理作用

（1）降血糖　枸杞子提取物及枸杞多糖可降低血糖，提高糖耐量，可预防糖尿病视网膜病变。

（2）降血压　枸杞多糖可降低“二肾一夹法”复制的肾性高血压大鼠收缩期与舒张期血压。

（3）降脂　枸杞子降脂作用机制可能与影响外源性脂质及肝内脂质代谢有关。

此外，枸杞多糖具有一定的抗生殖系统损伤、促进造血功能、抗应激等作用。

综上所述，枸杞用成熟果实，主含多糖、甜菜碱等多种成分，发挥抗过氧化损伤、提高免疫力及保肝作用，从而成为比较理想的延缓衰老物质。

【现代应用】

1. 老年保健　枸杞子或枸杞子提取物口服，可不同程度地提高 SOD 活性，降低过氧化脂含量；提高机体免疫功能，使淋巴母细胞转化率明显增加，胆固醇含量显著降低，睡眠及食欲均有明显改善。

2. **慢性肝病** 甜菜碱可治疗肝硬化、慢性肝炎、代谢性或中毒性肝病。

3. **皮肤病** 枸杞子提取物可治疗银屑病、湿疹、神经性皮炎及带状疱疹等皮肤病。

4. **肿瘤** 枸杞多糖口服辅助肿瘤治疗，可明显减少化疗、放疗的副作用，提高生存质量。临床处方可辨证选择配伍当归、白术、茯苓、淫羊藿等，或加入四君子汤、八珍汤使用。

此外，枸杞子可用于治疗高脂血症、糖尿病、男性不育症。

鹿茸 Lurong

【来源采制】本品为鹿科动物梅花鹿 *Cervus Nippon* Temminck 或马鹿 *Cervus elaphus* Linnaeus 的雄鹿未骨化密生茸毛的幼角。前者习称“花鹿茸”，后者习称“马鹿茸”。夏、秋二季锯取鹿茸，经加工后，阴干或烘干。主产于东北、西北等地。

【主要成分】主要含多种氨基酸，其中甘氨酸、谷氨酸、脯氨酸含量最高，还含有多胺类、肽类、胆甾醇类、脂肪酸类、神经酰胺、溶血磷脂酰胆碱、次黄嘌呤、尿嘧啶、多种生长因子、雌二醇、雄激素及多种微量元素等。

【性味归经】味甘、咸，性温；归肾、肝经。

【功效主治】具有壮肾阳、益精血、强筋骨、调冲任、托疮毒的功效。主要用于肾阳不足，精血亏虚，阳痿滑精，宫冷不孕，羸瘦，神疲，畏寒，眩晕，耳鸣，耳聋，腰脊冷痛，筋骨痿软，崩漏带下，阴疽不敛。

【药理作用】

1. **主要药理作用**

（1）性激素样作用 鹿茸精可促进未成年雄性大鼠前列腺、精囊、包皮腺的生长，也能促进去势大鼠前列腺、精囊、包皮腺的生长。对未成年小鼠可促进子宫的发育，增加卵巢重量，还可使去卵巢大鼠子宫、阴道代偿性增生。鹿茸可兴奋垂体性腺轴，使雄性激素和生长素分泌增加。鹿茸兼有雄激素和雌激素样作用。鹿茸可活化核苷酸还原酶的催化反应，使脱氧核苷酸的含量增加，并兴奋垂体性腺轴，使雄性激素和生长素分泌增加。鹿茸中所含的雌二醇含量较大，为治疗妇女宫冷不孕提供了科学依据。

（2）促进核酸和蛋白质合成 鹿茸能提高机体的工作能力，改善睡眠和食欲。鹿茸能使大、小鼠体重增加，加速未成年小鼠的生长发育，使老年小鼠肝肾的蛋白质、RNA 合成增加。鹿茸促进蛋白质和核酸合成，其主要成分为多胺类物质，机制可能与激活 RNA 聚合酶有关。

（3）促进骨生长 鹿茸含有的活性物质能促进骨细胞增殖，治疗骨质疏松，鹿茸多肽为主要活性成分，可促进骨细胞、软骨细胞增殖，加速骨痂内骨胶原的积累、钙盐沉积，从而促进骨折的愈合。鹿茸中至少含有 4 种参与局部调节骨生长的活性因子。鹿茸多肽通过促进骨、软骨细胞增殖及促进骨痂内骨胶原的积累和钙盐沉积而加速骨折愈合。

2. 其他药理作用

(1) 增强造血功能　鹿茸精、鹿茸多糖能促进骨髓造血，使红细胞、网织红细胞、血红蛋白数量增多。

(2) 增强机体免疫功能　鹿茸能增强正常小鼠、免疫抑制状态小鼠的免疫功能，增强巨噬细胞的吞噬功能，提高血浆 IgG 含量，对绵羊红细胞免疫的小鼠血清 IgG 也有显著升高作用。

(3) 抗应激作用　鹿茸具有对抗疲劳、缺氧、高温、低温、损伤等多种应激的作用。其抗应激作用与促进肾上腺皮质功能有关。

(4) 抗衰老　人在衰老过程中，机体内的单胺氧化酶（MAO）的活性升高，脂质过氧化作用加剧。而鹿茸中的次黄嘌呤、尿嘧啶和磷脂类等物质具有抑制 MAO 活性的功能，能显著增加动物脑内 5-HT 和 DA 的含量。鹿茸还能通过增强超氧化物歧化酶（SOD）的活性和抑制脂质过氧化反应，提高机体的抗氧化能力。

此外，鹿茸还能促进学习和记忆、抗胃溃疡等作用。

综上所述，鹿茸用未骨化密生茸毛的幼角，含有大量雌二醇而发挥治疗妇女宫寒不孕的药效，也含有少量雄激素、多肽等，促进骨的生长与愈合。

【现代应用】

1. 性功能减退、不孕症　可单用研粉吞服，或以鹿茸精注射液穴位注射或配合其他中药治疗。

2. 贫血、血细胞减少　20% 鹿茸血酒口服，或与当归黄芪等配伍。

3. 遗尿症　鹿茸与五味子合用，治疗老年性遗尿。

4. 低血压　鹿茸精对原发性低血压症的眩晕、头痛、失眠等有明显疗效。

5. 骨发育不全、骨质疏松、骨折　用于小儿发育不良，筋骨痿软、行迟齿迟、囟门不合等，老年骨质疏松症以及骨性关节病的治疗。单用或者配伍其他中药应用。

6. 冠心病、心绞痛　鹿茸与龟甲、人参、红花等配制成冠脉再通丹胶囊治疗冠心病、心绞痛取得较好疗效。

7. 其他　体虚腰痛、神经衰弱、功能性子宫出血等，常与其他不同中药配伍使用。

冬虫夏草　Dongchongxiacao

【来源采制】本品为麦角菌科真菌冬虫夏草菌 *Cordyceps sinensis*（BerK.）Sacc. 寄生在蝙蝠蛾科昆虫幼虫上的子座和幼虫尸体的干燥复合体。夏初子座出土、孢子未发散时挖取，晒至六七成干，除去似纤维状的附着物及杂质，晒干或低温干燥。主产于山西、甘肃、四川。

【主要成分】含有核苷类、糖醇、固醇、虫草多糖等，此外还含有粗蛋白、脂肪、碳水化合物、多种氨基酸、维生素和无机元素等成分，而虫草素（腺苷类似物）、虫草多糖和腺苷是主要活性成分。现多使用人工培养的冬虫夏草菌丝体供药用。

【性味归经】味甘，性平；归肺、肾经。

【功效主治】具有补肾益肺、止血化痰的功效。主要用于肾虚精亏，阳痿遗精，腰膝酸痛，久咳虚喘，劳嗽咯血。

【药理作用】

1. 主要药理作用

（1）调节特异性免疫功能　冬虫夏草促进 T、B 淋巴细胞的分化、增殖，提高 T、B 淋巴细胞的功能。对 NK 细胞具有双向调节作用。冬虫夏草直接诱发 B 淋巴细胞的增殖反应，促进小鼠血清 IgG 的生成，增加血清溶血素的含量。冬虫夏草水提物对 T 细胞受抑动物具有保护作用。而虫草多糖对 PHA 诱生的 IL-2 有选择性的抑制作用。虫草多糖可促进淋巴细胞由 LPS 或 ConA 诱导的淋转反应。起免疫调节的有效成分是虫草多糖。冬虫夏草、虫草菌浸剂可增强非特异性免疫功能。虫草多糖提高巨噬细胞的吞噬功能，拮抗可的松所致的吞噬功能下降。

（2）平喘　冬虫夏草及其水提液能松弛支气管平滑肌，扩张支气管，增强肾上腺素的作用。小剂量可对抗 ACh 所致的豚鼠哮喘，大剂量可使小鼠气管酚红分泌量增加。

（3）保护肾脏功能　冬虫夏草可防治肾炎、肾功能衰竭、药物和缺血所引起的肾损伤。冬虫夏草对肾小管及肾功能有显著的保护作用，可延迟尿蛋白出现，降低尿素氮和肌酐含量，增加肌酐的清除率。作用机制与稳定肾小管上皮细胞溶酶体膜、降低乳酸脱氢酶活性、促进肾小管内皮细胞生长因子合成与分泌、加速肾小管组织的修复等相关。冬虫夏草还能延缓慢性肾衰竭（CRF）大鼠的肾功能减退，抑制残余肾组织的肾小球硬化和肾小管-间质损伤的发展。冬虫夏草制剂能明显降低糖尿病大鼠尿蛋白、血胆固醇、血三酰甘油、血肌酐含量，抑制肾脏肥大，延缓肾小球基底膜增厚及足突融合，对糖尿病肾病具有保护作用。

2. 其他药理作用

（1）性激素样作用　冬虫夏草具有雄性激素样作用，可使家兔睾丸重量、精子数显著升高，并增加大鼠包皮腺、精囊及前列腺重量，提高正常大鼠血浆睾丸酮、皮质醇水平。冬虫夏草可调节雌性大鼠激素水平，改善子宫内膜功能。

（2）增强肾上腺皮质的功能　冬虫夏草可增加小鼠肾上腺的重量，提高血浆醛固酮、皮质醇的含量，虫草多糖还可拮抗可的松对皮质酮产生的反馈性抑制作用。

（3）延缓衰老　冬虫夏草能提高 SOD 活性，降低 LPO 的含量，清除体内过多的自由基，保护生物膜结构。冬虫夏草菌丝可抑制鼠脑中 MAO-B 活性。

（4）增强造血功能　冬虫夏草增强骨髓造血功能，对造血干细胞、骨髓粒-单系祖细胞及骨髓红系祖细胞有刺激增殖作用。

（5）对心血管系统的影响　冬虫夏草能扩张冠状动脉，增加冠脉血流量，提高心脑组织对氧的摄取利用，改善心肌缺血，降低心肌耗氧量，还具有抗心律失常及抗缺血再灌注损伤的作用。冬虫夏草菌粉能降血浆黏度及胆固醇、三酰甘油含量，防治动脉粥样硬化。

此外，冬虫夏草还具有降血糖、抗肿瘤、镇静、催眠、抗惊厥、抗炎、抗应激、抗辐射、抑制肝纤维化等作用。

【现代应用】

1. **性功能低下** 虫草胶囊或虫草菌胶囊可用于性功能低下的治疗。

2. **慢性肾炎和肾功能衰竭** 虫草制剂降低肾炎患者的尿蛋白，改善慢性肾衰患者的肾功能。

3. **慢性气管炎、支气管哮喘和慢性阻塞性肺病** 虫草菌胶囊或虫草散剂具有化痰、止咳、平喘作用。

4. **慢性乙型病毒性肝炎** 虫草菌胶囊可改善肝功能，对 HBsAg 转阴有一定作用，应用虫草菌制剂，可改善肝炎后肝硬化患者症状。

5. **高脂血症** 人工虫草可使血清总胆固醇和甘油三酯含量降低，高密度脂蛋白含量升高。

6. **心血管系统疾病** 冬虫夏草可用于治疗冠心病、高血压、心律失常等。

冬虫夏草还可用于治疗过敏性鼻炎、肿瘤及衰老所引起的疲劳与虚弱。

【实验方案】

实验一 人参对小白鼠游泳时间的影响

1. 实验目的

观察人参对小鼠游泳时间的影响，掌握抗疲劳作用药物的常用筛选方法。

原理：人参能促进人体对糖原和三磷酸腺苷等能量物质的合理利用，并使剧烈运动时产生的乳酸转化为丙酮酸进入三羧酸循环，为机体提供更多的能量，减轻体力运动时的疲劳。本实验以小鼠游泳时间为指标观察人参的抗疲劳作用。

2. 实验材料

实验动物：小鼠，体重 18 ~22g。

实验药品：人参水煎液 2. 5g/mL、生理盐水、苦味酸液。

实验器材：天平、50cm×30cm×25cm 的玻璃缸、负重物、温度计、小鼠灌胃器、秒表。

3. 实验方案与步骤

玻璃缸内加水，水深 20cm，水温保持在 20℃ ±0. 5℃。取 10 只小鼠，雌雄各半，称重，用苦味酸标记，随机分为两组。给药组每只灌胃人参水煎液 0. 25mL/10g，对照组每只灌胃等容量的生理盐水。给药后 30 分钟在尾部束一 2g 的重物，并分别放入玻璃缸内游泳，立即计时并注意观察，当小鼠头部沉入水中 10 秒不能浮出水面者即为体力耗竭，停止计时，记录小鼠游泳时间。与对照组比较并进行统计学处理。

4. 实验预期结果与启示

综合全实验室的结果，分别算出两组的平均游泳时间按表记录。

表20-5　人参对小鼠游泳时间的影响（$\bar{x}\pm S$，$n=5$）

组别	剂量（mL/10g）	游泳时间（min）
生理盐水组		
人参水煎液组		

5. 实验注意事项

（1）小鼠应该单只游泳，如果两只以上同时游泳，会影响实验结果。

（2）水温过高或小鼠负重物较轻均可使小鼠游泳时间明显延长。

6. 实验思考

（1）人参耐疲劳的机制是什么？

（2）影响小鼠游泳时间的因素有哪些？

实验二　当归对大鼠离体子宫平滑肌的作用

1. 实验目的

掌握大鼠离体子宫实验方法。观察当归对大鼠离体子宫活动的作用。

原理：当归对动物子宫平滑肌呈兴奋和抑制两种作用。当归挥发油及阿魏酸具有抑制子宫平滑肌收缩作用，水溶性及醇溶性的非挥发油成分具有兴奋子宫平滑肌作用。当归挥发油对离体子宫的抑制作用出现迅速而持久，使子宫节律性收缩减少，高浓度时可使子宫收缩完全停止。当归醇浸膏引起子宫平滑肌兴奋，当剂量足够大时会引发子宫强直性收缩。

当归对子宫的作用与子宫所处状态有关。

2. 实验材料

（1）动物　成熟雌性大鼠，未孕。

（2）器材　麦氏浴槽、恒温水浴、L形通气管、生理记录仪、肌力换能器、注射器、烧杯、手术剪、眼科剪、眼科镊、培养皿、丝线、蛙心夹。

（3）药物　当归注射剂、当归醇浸膏。

（4）试剂　己烯雌酚注射液（1mg/mL）、3%戊巴比妥钠溶液、戴雅隆氏液。

3. 实验方案与步骤

（1）实验24小时前注射己烯雌酚注射液，剂量0.2mg/100g（提高子宫对药物的敏感性）。

（2）安装实验装置，调节仪器：浴槽内加入戴雅隆氏液，水温恒定在38℃±0.5℃，空气通入量60~100个气泡/min.

（3）大鼠处死，迅速剪开腹腔，剥去子宫周围组织，从子宫两角相连处剪断，取出放置戴雅隆氏液的培养皿，清除多余组织。从子宫两角相连处剪开，取一侧子宫角（3cm），两端用线结扎，固定于L形通气管小勾上，另一端与肌力换能器相连，给予1g负荷，待收缩平稳后记录一段正常收缩曲线（10分钟）。

（4）按下表加入不同浓度的当归注射剂、当归醇浸膏（直接加到浴槽中）反应明显后，更换已预温到38℃±0.5℃的新鲜营养液（冲洗3次），静置适当时间，待子宫收缩恢复正常时记录一段曲线即可再行实验。

4. 实验预期结果与启示

当归注射剂及其浓度（μg/mL）	药前 频率（次/10min）幅度（mm）活动力（次×mm）	药后 频率（次/10min）幅度（mm）活动力（次×mm）	当归醇浸膏及其浓度（ug/ml）	药前 频率（次/10min）幅度（mm）活动力（次×mm）	药后 频率（次/10min）幅度（mm）活动力（次×mm）
0.4					
0.8					
1.6					
3.2					

5. 实验注意事项

（1）取子宫的时候要动作迅速轻柔，切忌过度牵拉。

（2）当归的剂量（浓度）因受实验器材、实验条件等因素影响而略有差异，可经预试后确定。

6. 实验思考

（1）当归抑制子宫的成分和机理？

（2）当归挥发油及阿魏酸与水溶性及醇溶性的非挥发油成分对子宫的作用有什么不同？

补中益气汤 Buzhong Yiqi Tang

【方剂组成】补中益气汤出自《内外伤辨惑论》；木方由黄芪15g、人参（党参）15g、白术10g、炙甘草15g、当归10g、陈皮6g、升麻6g、柴胡12g、生姜9片、大枣6枚组成。用水300mL，煎至150mL，去滓，空腹时稍热服，作一服。

【功效主治】具有补中益气、升阳举陷的功效。主治脾虚气陷证，气虚发热证。

【与功效主治相对应的主要药理作用】

1. 对免疫系统的影响　本方可促进脾虚小鼠脾指数和胸腺指数的恢复，调节红细胞免疫功能，调节T淋巴细胞、NK细胞和巨噬细胞分泌肿瘤坏死因子的能力，增加Th亚群、降低Ts亚群百分率，升高Th/Ts的比值。

2. 对消化系统的影响

（1）调节胃肠运动　对小肠具有双向调节作用。对新斯的明引起的小肠蠕动亢进呈现抑制作用，使之蠕动减慢，张力降低；对吗啡引起的小肠推进抑制，则使之蠕动增强。

（2）对消化液分泌的影响　明显抑制胃酸分泌，促进胰液、胰蛋白酶的分泌。

（3）保护胃黏膜　降低胃壁细胞胃泌素受体的亲和力，增加受体的结合位点，发挥保护胃黏膜的作用，此外还与对 NO 的调节有关。

3. 对物质代谢的影响　可显著促进小鼠肝、胃组织中 DNA、RNA 及蛋白质的生物合成，增强饥饿脾虚大鼠的血糖调节能力，使能量代谢得以改善。

4. 对子宫平滑肌的影响　对在体或离体家兔子宫有兴奋作用，阿托品不能拮抗此作用。

此外，本方还具有抗肿瘤、解热、强心、抗应激、稳定精子等作用。

【现代应用】

1. 内脏下垂：可用于子宫下垂、胃下垂、脱肛的治疗。

2. 免疫功能低下及自身免疫性疾病。

3. 消化系统疾病：如腹胀、便溏久泻等。

当归补血汤 Danggui Buxue Tang

【方剂组成】当归补血汤出自《内外伤辨惑论》；本方由黄芪 30g、当归 6g 组成，水煎煮，去滓，空腹时温服。

【功效主治】具有补血生血的功效。主治血虚阳浮发热证，肌热面红，烦渴欲饮，脉洪大而虚，重按无力。

【与功效主治相对应的主要药理作用】

1. 促进骨髓造血功能　拆方研究发现，主要有效成分是多糖类成分，尤其是当归多糖对血细胞生成影响较显著，而非多糖部分的阿魏酸也能显著促进造血功能。

2. 增强机体免疫系统的功能　本方能增强巨噬细胞的吞噬功能，促进 B 淋巴细胞和 T 淋巴细胞的免疫反应，提高 IL-2 的含量，主要有效成分是多糖类成分。

3. 抗心肌缺血　本方对心肌细胞缺血缺氧性损伤有直接保护作用，减少 LDH 释放，保护缺血的心肌细胞。还降低实验动物 TC、LDL 及 MDA 的含量，升高 SOD 活性，减少主动脉粥样硬化斑块面积及厚度。对缺血再灌注损伤大鼠有显著升高收缩压和舒张压作用，增加 cAMP 的含量，可能与其正性肌力作用有关。

此外，本方还具有抗血栓和抑制血小板聚集、镇痛、保肝作用。

【现代应用】本方可用于各种贫血、过敏性紫癜等血液系统疾病的治疗，也可用于免疫功能低下的患者，增强机体免疫系统的功能。

生脉散　Shengmai San

【方剂组成】生脉散出自《医学启源》；本方由人参 9g、麦冬 9g、五味子 6g 组成，水煎煮，去滓，空腹时温服。

【功效主治】具有益气复脉、养阴生津的功效。主治温热、暑热、耗气伤阴证。

【药理作用】

1. 对心血管系统的影响

（1）加强心肌收缩力　生脉散注射液能增强心肌收缩力，增加心输出量，改善心功能。强心机制与其抑制 $Na^{+}-K^{+}$-ATP 酶，使 $Na^{+}-K^{+}$ 偶联削弱、$Na^{+}-Ca^{2+}$ 偶联增强、Ca^{2+} 内流增加有关。

（2）增加冠状动脉血流量、改善心肌供血　本方可增加实验动物冠脉流量，缩少心肌梗死面积，使病理变化减轻，组织修复加速。同时具有保护心肌、抗心律失常、抗休克的作用。

2. 增强机体免疫系统的功能　生脉散注射液静脉注射，能增强网状内皮系统的吞噬功能，增加脾脏重量，使外周血白细胞、成熟的 T 淋巴细胞数目增多。

3. 增强垂体-肾上腺皮质轴的功能　本方可兴奋肾上腺皮质功能，升高 ACTH 和皮质酮的含量，且不引起胸腺和肾上腺的萎缩及肾上腺肥大或萎缩。

4. 对血液系统的影响　生脉散注射液可改善微循环障碍，抑制播散性血管内凝血的发生，降低全血黏度和血细胞比容，纠正血小板计数及纤维蛋白含量的异常。还能抗血栓形成，并有促进纤维溶解、调节血脂代谢、清除氧自由基的作用。

此外，还具有抗炎、改善肝功能、抗氧化、抗毒素、延缓衰老、镇静、解热、镇痛、抗肿瘤等作用。

【现代应用】常用于治疗急性心肌梗死、心源性休克、中毒性休克、失血性休克、肺心病及冠心病等。

复习思考

一、单选题

1. 党参治疗冠心病心绞痛的药理基础是（　　）

A. 增强心肌收缩作用　　B. 降低冠状动脉灌注阻力

C. 降低血压　　D. 升高血压

E. 以上均非

2. 黄芪治疗病毒性心肌炎最主要的药理基础是（　　）

A. 直接抑制或杀灭病毒　　B. 增强机体免疫功能

C. 抑制机体免疫功能　　D. 抑制心肌细胞产生干扰素

E. 抑制 NK 细胞活性

3. 下列哪项属于枸杞子延缓衰老的作用（　　）

A. 增加脑组织氧自由基
B. 增加脑组织 LPO 含量
C. 降低脑组织 SOD 含量
D. 降低脑组织 NA 含量
E. 降低脑组织脂褐质含量

4. 人参延缓衰老作用是（　　）
A. 提高脑内单胺氧化酶 B 活性
B. 提高超氧化物歧化酶活性
C. 增高体内氧自由基含量
D. 增高神经细胞膜流动性
E. 以上均非

5. 下列哪项是当归抗血栓形成的作用机理（　　）
A. 缩短凝血酶原时间
B. 增加纤维蛋白原含量
C. 增加血小板数
D. 抑制血小板聚集
E. 增加血液黏度

二、配伍题

A. 麦冬
B. 人参
C. 白芍
D. 甘草
E. 白术

1. 用于治疗肝硬化腹水的药物是（　　）
2. 常用于中药复方治疗休克的药物是（　　）

A. 高脂血症
B. 高血压
C. 痛经
D. 慢性乙型病毒肝炎
E. 失眠

3. 人参（红参）的现代应用有（　　）
4. 当归的现代应用有（　　）
5. 冬虫夏草现代用于治疗（　　）

三、简答题

1. 简述人参的主要药理作用。
2. 简述黄芪的主要药理作用。
3. 简述甘草的主要药理作用。
4. 简述当归的主要药理作用。
5. 简述鹿茸的主要药理作用。

四、问答题

1. 请阐述补虚药的现代药理学研究有哪些。
2. 请阐述甘草解毒作用及作用机制。

扫一扫，看课件

第二十一章 收涩药

【学习目标】

掌握收涩药的概念、分类及收涩药与功效有关的药理作用；五味子的主要药理作用和现代应用。

熟悉收涩药的常用中药和方剂。

了解收涩药常用药物的主要成分、现代应用及不良反应。

第一节 概 述

凡以收敛固涩为主要功效的药物，称为收涩药，又称固涩药。《本草纲目》记载："脱则散而不收，故用酸涩之药以敛其耗散。"本类药物多味酸涩，性温或平，主入肺、脾、肾、大肠经，具有敛汗、止泻、固精、缩尿、止带、止血、止嗽等作用。适用于气血精津滑脱耗散之证，如自汗、盗汗、久咳虚喘、久泻脱肛、遗精、滑精、遗尿、尿频、崩带不止等病证。收涩药可分为固表止汗药、敛肺涩肠药、固精缩尿止带药三类。

滑脱证候的病因和病证表现各有特点，但其发生的根本原因是由于久病不愈或素体虚弱使得正气不固、脏腑功能衰退，导致滑脱证产生。比如气虚自汗；阴虚盗汗；脾肾阳虚致久泻、久痢；肾虚导致遗精、滑精、遗尿、尿频；冲任不固导致崩漏下血；肺肾虚损导致久咳虚喘。当患者出现滑脱不禁表现时，又可出现正气亏耗，进一步加重病情，严重者甚至可危及生命，故需及时固脱，收敛耗散。

【主要药理作用】

1. **收敛作用** 本类药中植物类药物多含鞣质、有机酸，如五倍子中鞣质的含量可达84.3%、石榴皮中可达50.2%、诃子中可达35.5%，鞣质与腺细胞结合，可以减少分泌和渗出，有助于创面愈合。鞣质可凝固汗腺、消化腺、生殖器官等分泌细胞中的蛋白质，使细胞功能改变，减少分泌，使黏膜干燥。矿物类药物如赤石脂、禹余粮所含的铁、铝、钙等无机盐等都有明显的收敛作用，当它们与黏膜、创面等接触后能沉淀或凝固局部的蛋白质，使组织表面有一较致密的保护层，形成痂膜，以减少分泌和血浆损失，从而保护伤部，有助于创面愈合，并能收缩小血管而有明显止血作用，常用于治疗烧伤、烫伤并作局部止血剂。

2. 止泻作用　诃子、肉豆蔻、金樱子、赤石脂、禹余粮等均有较明显的止泻作用，该类药具有的收敛作用，可减轻肠内容物对神经丛的刺激，使肠蠕动减弱。赤石脂、禹余粮等口服后能吸附于胃肠黏膜起到保护的作用，还能吸附细菌、毒素及其代谢产物，减轻刺激作用。此外，鞣质还可以凝固细菌体内蛋白质而产生抑菌的作用。罂粟壳含吗啡，可提高胃肠平滑肌张力，减少小肠及结肠的蠕动。以上均是收涩药缓泻止痢的作用环节。

3. 抗菌作用　该类药中所含的鞣质及有机酸均具有抗菌活性，乌梅、诃子、金樱子、山茱萸、五倍子等对金黄色葡萄球菌、链球菌、伤寒杆菌、痢疾杆菌、绿脓杆菌等有抗菌作用。乌梅、石榴皮、诃子有抗真菌作用。

综上所述，与收涩药止泻、止血、敛汗、止带等功效相关的药理作用为收敛、止泻和抗菌作用，其主要有效成分为鞣质和有机酸。

【常用药物】常用药物有五味子、山茱萸、乌梅、石榴皮、肉豆蔻、诃子、金樱子、罂粟壳、五倍子、海螵蛸、赤石脂等。收涩药常用药物主要药理作用见表21-1。

表21-1　收涩药常用药物主要药理作用简表

传统功效 药理作用	收敛	止泻	抗菌	止血	止汗
五味子	+		+		
山茱萸	+		+		
乌梅	+		+		
石榴皮	+		+	+	
肉豆蔻	+		+	+	
诃子	+	+	+		
金樱子	+	+	+		+
罂粟壳	+	+			
五倍子	+		+	+	
海螵蛸	+			+	
赤石脂	+	+		+	
禹余粮	+	+			

知识链接

溃疡性结肠炎

溃疡性结肠炎（ulcerative colitis）又称非特异性溃疡性结肠炎，是一种病因不明的直肠和结肠炎性疾病。病变主要限于大肠黏膜与黏膜下层。临床表现为腹泻、黏液脓血便、腹痛，病情轻重不等，多呈反复发作慢性病程。病变可见水肿、充血与灶性出血，黏膜面呈弥漫性细颗粒状，组织变脆，触之易出血。本病可发生在任何年龄，多见于20～40岁，亦可见于儿童或老年，男女发病率无明显差别。本病近年患病率似有增加，重症也常有报道。

第二节 常用药物

五味子 Wuweizi

【来源采制】本品为木兰科植物五味子 *Schisandra Chinensis*（Turtz.）Baill. 的干燥成熟果实。习称“北五味子”。秋季果实成熟时采摘，生用，或经醋拌或蜜拌蒸晒干用，除去果梗和杂质。

【主要成分】五味子主要成分为联苯环辛烯型木脂素，含量达18.1%～19.2%。其中起主要作用的是五味子素（sehisandrin），去氧五味子素（deoxvschisandrin，即五味子甲素 schisandrin A），γ-五味子素（γ-schisandrin，即五味子乙素 schisandrin B），五味子醇甲（schisandrol A），五味子醇乙（schisandrol B），五味子丙素（schisandrin C），五味子酯甲（schisantherain A，又名 gomisin C），五味子酯乙（schisantherin B，又名 gomisin B）及戈米辛 D、E、F、G（gomisin D、E、F、G）等。果实中含多种挥发油及有机酸、维生素 C、维生素 E 和少量糖类。

【性味归经】味酸、甘，性温；归肺、心、肾经。

【主治功能】具有收敛固涩、益气生津、补肾宁心的功效。用于久嗽虚喘，梦遗滑精，遗尿尿频，久泻不止，自汗盗汗，津伤口渴，内热消渴，心悸失眠等病症的治疗。

【药理作用】

1. 与功效主治相对应的主要药理作用

（1）对中枢神经系统的影响　五味子提取物和五味子醇甲具有明显的镇静作用，能减少小鼠自主活动，延长巴比妥睡眠时间，抑制动物攻击行为，对抗电休克和化学性惊厥，作用与安定药相似。五味子醇甲能抑制小鼠由电刺激或长期单居引起的激怒行为，对大鼠回避性条件反射有选择性抑制作用，大剂量可使小鼠产生木僵，显示具安定药的作用特点。五味子对神经系统功能有调节作用，可兴奋脊髓反射，加强条件反射的兴奋和抑制过程，使两种过程趋于平衡，产生抗疲劳作用。五味子对中枢的作用与多巴胺系统有一定关系，五味子醇甲可提高大鼠大脑纹状体和下丘脑中多巴胺含量，多巴胺代谢产物的含量亦增加。

（2）保肝　五味子醇提物及五味子甲素、乙素、丙素、醇甲、醇乙、酯甲、酯乙等对多种化学毒物所致动物急慢性肝损伤有明显保护作用，能减轻肝细胞坏死，防止脂肪性变，并可抑制转氨酶的释放，使血清 ALT 活性显著降低。合成五味子丙素的中间产物联苯双酯已被临床用于治疗肝炎，具明显的降酶和改善肝功能作用。五味子保肝作用机理可能有以下几个环节：①促进肝细胞的修复与再生，促进肝细胞内蛋白质的合成与代谢；②五味子甲素、乙素、丙素等多种成分可使肝细胞微粒体细胞色素 P-450 含量显著增加，促进肝药酶的合成和增强肝药酶的活性，从而增强肝脏的解毒能力；③五味子可提高肝细胞浆内超氧化物歧化酶和过氧化氢酶活性，抑制四氯化碳引起的肝微粒体脂质过氧化，保护和防止肝细胞由毒物引起的脂质过氧化损伤；④五味子乙素能维持大鼠肝细胞膜在氧化性损伤状态下的稳定性，保护细胞膜结构完整和功能正常；⑤增强肾上腺皮质功能，使肝细胞炎症反应减轻。

2. 其他药理作用

（1）对心血管系统的影响　五味子有 β 受体阻滞作用，通过阻断心肌细胞 β 受体，使心收缩力减弱，心率减慢。另外五味子还可提高心肌细胞内 RNA 和心肌细胞代谢酶活性，加强和调节心肌细胞的能量代谢，改善心肌的营养和功能。五味子素、五味子丙素、去氧五味子素等对于由 $PGF_{2\alpha}$、$CaCl_2$ 和去甲肾上腺素引起的动脉血管收缩均有抑制作用，能增加豚鼠离体心脏及麻醉狗冠脉血流量。目前已有五味子复方治疗心肌梗死、早搏、甲亢致心动过速等心血管疾病的临床报道。

（2）对呼吸系统的影响　五味子收敛肺气、宁嗽定喘。研究表明，五味子煎剂和五味子素对呼吸中枢有兴奋作用，能明显缓解戊巴比妥钠致家兔呼吸抑制，使呼吸波振幅增大，节律整齐，频率略增，还能对抗吗啡所致的呼吸抑制。五味子的酸性成分能使小鼠气管腺中性黏多糖和酸性黏多糖减少，产生祛痰和镇咳作用。五味子能增强小鼠慢性支气管炎支气管上皮细胞功能。

（3）延缓衰老　五味子乙素、五味子酚均具有抗氧化作用，对氧自由基引起的脂质过氧化有明显的对抗作用，五味子酚还有直接清除活性氧自由基的能力。给老龄小鼠灌胃五味子水提液，可明显抑制脑和肝脏中 MAO-B 活性，增强 SOD 活性，降低 MDA 含量。此外，五味子还能降低血清胆固醇，增加脑和肝中蛋白质含量，均表明具有抗衰老作用。

（4）对免疫功能的影响　五味子能促进肝糖原的合成，使糖代谢加强，又能增加肝细胞蛋白质的合成。五味子粗多糖可提高机体非特异性免疫功能，升高外周白细胞数量，对环磷酰胺所致外周白细胞减少有明显保护作用。五味子油乳剂有促进细胞免疫的作用，对^{3}H-胸腺嘧啶核苷掺入人外周血淋巴细胞DNA合成有明显促进作用。

（5）抗溃疡　五味子素、五味子甲素有抗应激性溃疡作用，可抑制胃液分泌，降低幽门结扎型大鼠溃疡指数和发生率。脱水五味子素对水浸法应激性胃溃疡有对抗作用。

此外五味子还有抗病原微生物、抗过敏、兴奋子宫、抗癌等作用。

综上所述，五味子用果实，主要成分是联苯环辛烯型木质素，可通过促进肝细胞修复与再生，促进肝细胞内蛋白质的合成与代谢，增强肝脏解毒功能等多种途径发挥保肝作用。

【现代应用】

1. 神经官能症　五味子汤、五味子酊剂治疗失眠。临床处方可以辨证选择配伍酸枣仁、远志、柏子仁、合欢花等药物。

2. 肝炎　五味子核油胶囊、五味子蜜丸、五味子核仁醇提物片剂和胶囊剂，以及联苯双酯对慢性活动性肝炎、迁延性肝炎、急性无黄疸型肝炎均有明显的治疗作用，降酶近期疗效好，停药过早有反跳现象。

3. 自汗、盗汗　双五子糊剂（五味子、五倍子等量共研，酒精调糊）贴脐部，治疗盗汗、自汗患者50例，总有效率为91%，尤宜小儿使用。

4. 腹泻　用山药、五味子按4：1磨粉冲服，治疗婴幼儿腹泻26例，新生儿5g/次，1岁以下10g/次，1～2岁15g/次，每日3～4次，疗效显著。

5. 哮喘　五味子配伍地龙、鱼腥草煎服，治疗重度哮喘50例，有较好的疗效。

6. 美尼尔综合征　五味子汤（五味子配伍山药、枣仁等）治疗美尼尔综合征25例，可缓解患者眩晕、耳鸣等症状，总有效率达88%。

【不良反应】五味子毒性低。健康人口服五味子醚提取物有打呃、困倦、肠鸣等不良反应。因酸性较重，少数患者服药后有胃部不适感。临床有致窦性心动过速、呼吸抑制的个案报道。

复习思考

一、单选题

1. 收涩药不具备的药理作用是（　　）

A. 收敛作用　　B. 止咳平喘　　C. 止泻作用

D. 抗菌作用　　E. 以上均有

2. 五味子现代应用于治疗（　　）

A. 风湿性关节炎　　B. 风湿性心脏病　　C. 高脂血症
D. 急性肾小球肾炎　　E. 神经官能症

3. 五味子的主要成分是（　　）
A. 生物碱　　B. 有机酸　　C. 维生素 C
D. 维生素 E　　E. 联苯环辛烯型木脂素

4. 下列哪项是五味子的药理作用（　　）
A. 驱蛔虫　　B. 保肝　　C. 抗病毒
D. 解热　　E. 抗动脉粥样硬化

5. 下列哪项是五味子的现代应用（　　）
A. 肝炎　　B. 心律失常　　C. 病毒性心肌炎
D. 心力衰竭　　E. 高血压

扫一扫，看课件

第二十二章 驱虫药

【学习目标】

掌握驱虫药的概念。

熟悉驱虫药各种驱虫作用类型。

了解驱虫药的主要药理作用及现代应用。

凡以驱除或抑杀人体寄生虫为主要作用的药物，称为驱虫药。临床主要用于治疗肠道寄生虫病，如蛔虫病、蛲虫病、绦虫病、钩虫病、姜片虫病等。对肠外寄生虫感染如阴道滴虫、血吸虫、阿米巴原虫、疟原虫等也有驱杀作用。肠内寄生虫常可致腹痛、腹泻、厌食或善饥多食，久则可见面黄肌瘦、浮肿等症状，应及时服用驱虫药治疗。各种驱虫药对不同寄生虫作用有差异，如驱蛔虫常用使君子、苦楝皮、川楝子；驱绦虫常用槟榔、南瓜子、雷丸、鹤草芽等。临床应根据具体病情用药。本类药多具毒性，入脾、胃、大肠经，在毒杀、驱除寄生虫的同时也会损伤机体，故应注意用量、用法，孕妇、体虚者慎用。

不同的驱虫药驱虫作用环节各有不同，可分为以下类型：

1. 麻痹虫体　使君子仁提取水溶性成分可使蛔虫头麻痹，有效成分为使君子酸钾；槟榔所含的槟榔碱能麻痹绦虫神经系统，使虫体瘫痪，弛缓伸长而将全虫驱出；南瓜子氨酸是南瓜子中的有效成分，对绦虫的关节、未成熟节段和成熟节段均有麻痹作用，常见整条绦虫排出。

2. 兴奋虫体　苦楝皮的有效成分川楝素可兴奋蛔虫头部神经环，导致肌肉痉挛性收缩，使之不能附着于肠壁而随粪便排出。

3. 杀死虫体　部分驱虫药高浓度时能直接杀死虫体，如苦楝根皮煎剂、槟榔片煎剂高浓度杀死钩虫；鹤草芽中的鹤草酚能迅速穿透绦虫体壁，使虫体痉挛致死。雷丸中含有雷丸素，是一种蛋白溶解酶，可使虫体节片溶解、破坏而死亡，故用药后在粪便中看不到全虫。

4. 抑制虫体细胞代谢　鹤草芽能抑制虫体的糖原分解，对虫体细胞的无氧和有氧代谢均有显著而持久的抑制作用，从而切断维持生命的能量供给而杀虫。

【常用药物】驱虫药常用药物有使君子、苦楝皮、川楝子、槟榔、南瓜子、雷丸、鹤草芽等。驱虫药常用药物主要药理作用见表22-1。

表22-1　驱虫药常用药物主要药理作用总括表

	蛔虫	钩虫	绦虫	蛲虫	鞭虫	姜片虫	滴虫	血吸虫	疟原虫	血丝虫
使君子	+		+	+			+			
苦楝皮	+		+	+			+	+		
川楝子	+						+			
槟榔	+	+	+			+		+		
南瓜子			+					+		
雷丸	+	+	+				+			+
鹤草芽		+		+			+	+	+	
鹤虱			+	+						
榧子	+	+	+	+		+				+

复习思考

一、单选题

1. 使君子对下列哪种寄生虫病有效（　　）

A. 蛔虫病　B. 钩虫病　C. 鞭虫病

D. 疟疾　E. 血吸虫病

2. 苦楝皮对下列哪种寄生虫无驱除或杀灭作用（　　）

A. 蛔虫　B. 绦虫　C. 蛲虫

D. 钩虫　E. 滴虫

3. 对阴道滴虫有治疗作用的药物是（　　）

A. 南瓜子　B. 鹤虱　C. 槟榔

D. 鹤芽草　E. 榧子

4. 槟榔对下列哪种寄生虫病无治疗作用（　　）

A. 蛔虫病　B. 鞭虫病　C. 钩虫病

D. 蛲虫病　E. 绦虫病

扫一扫，看课件

第二十三章 外用药

【学习目标】

掌握外用药的概念。

熟悉马钱子的主要药理作用及不良反应。

了解外用药的主要药理作用。

第一节 概 述

凡用于体表皮肤、黏膜、创面等部位，具有杀虫止痒、消肿散结、化腐排脓、生肌收口、收敛止血的一些药物，称为外用药。以外用为主，通过与体表局部直接接触而起治疗作用。常见剂型有膏、丹、水、酒、散、药线（药丁）等，经贴、涂、敷、掺、熏、洗、浸、浴、点服、灌耳、吹喉及药线植入等方法对患部直接给药。常用于疥癣、皮炎、湿疹、烧烫伤、疮、痈、肿、疖及跌打损伤、瘀血肿痛、痔疮、脱肛、神经麻痹、皮肤癌、狐臭等疾病的治疗。外用药分为解毒杀虫药、燥湿止痒药和拔毒化腐生肌药三大类。

【主要药理作用】

1. 抗病原微生物 大部分外用药能对抗多种病原微生物，对金黄色葡萄球菌、铜绿假单胞菌、结核杆菌、痢疾杆菌、变形杆菌、炭疽杆菌及链球菌、肺炎球菌、脑膜炎球菌等革兰阳性菌和革兰阴性菌均有效，同时对多种皮肤真菌有较强的抑制作用。如硫黄能抗真菌、杀疥虫；黄连、苦参、蛇床子及雄黄桃仁膏等有抗滴虫作用。抑菌机理各有不同，如五倍子通过酸及鞣质凝固蛋白质而杀菌；砒石主要成分为三氧化二砷，砷为细胞原浆毒，可直接杀灭活体细胞；汞可与体内多种酶或蛋白质中的羟基、羧基结合，影响细胞代谢，抑制细胞的生长和功能；土荆皮可使真菌细胞线粒体消失，细胞结构变性而被破坏。

2. 杀虫　黄连、苦参、蛇床子、雄黄、大蒜、白矾等有抗滴虫作用；轻粉、雄黄、硫黄杀疥虫；百部杀体虱。此外，有些药内服可杀寄生虫（如肠道寄生虫、血吸虫、疟原虫等）。

3. 局部刺激　薄荷脑、樟脑、桉叶油、冰片等可刺激皮肤冷觉感受器，局部皮肤有清凉感，有利于缓解肌肉、关节的炎性疼痛，减轻深部炎症和疼痛。值得注意的是，有些外用药对皮肤黏膜有一定刺激作用，可使用药部位发红和充血。如接触时间较长或药物本身有较强的刺激性，可能起疱，甚至生脓疱，动物皮肤对中药的原发性刺激反应，也可造成实验性皮炎，如巴豆油皮炎。轻粉刺激口腔黏膜，可致溃疡。白降丹对局部皮肤可致发疱；斑蝥能发疱引赤，刺激性很强。

4. 收敛止血　儿茶、五倍子、明矾、炉甘石等与创面、黏膜接触时，可使表层细胞蛋白质凝固，形成保护膜，减少出血和渗出，促进创伤愈合。鞣质及矿石类粉末，是收敛、吸附作用的物质基础。明矾有强大的收敛作用，应用于子宫脱垂、直肠脱出及内痔、痔核等。儿茶含大量儿茶鞣质，五倍子含鞣质60%左右，广泛用于收敛止血。有的膏药还可使瘢痕软化。地榆炭油剂可用于某些严重表皮剥脱性皮肤病。

5. 保护及润滑皮肤　滑石粉、炉甘石在用药部位不易溶解，但能从组织或炎症部位吸取水分，形成一层薄膜，从而减轻炎症刺激，称保护药；而一些温和性的动植物油，可软化和润滑皮肤，常用作赋形药以延长其他药的作用，如花生油、蛇油、貂油、蜂蜡等，称为润肤药；此外，蜂蜜不但能润护皮肤，治疗烧伤、冻伤、乳头裂，且对黏膜有润滑作用，能治疗便秘、蛔虫性肠梗阻。黄丹调涂可用于皮肤皲裂。

6. 促进骨折愈合及生肌　外用给药治跌打损伤是临床最常见的治疗手段，对组织损伤、骨折等效果明显，说明药物对组织的修复与再生长具调节作用。如消肿膏治疗软组织损伤；扭伤粉有治疗扭伤的作用。生肌橡皮膏对感染骨折动物模型实验证明，骨的肉芽岛及皮岛生长较对照组快而多，且有增强机体抗感染能力，促进细胞增生及分化，增加局部血循环，促进瘢痕组织软化吸收等作用。

7. 局部麻醉　古籍曾记载蟾酥、细辛等具有表面麻醉作用。现研究发现马钱子、乌头、半夏、南星、蟾酥及细辛等能麻痹神经末梢，外用可局部止痛。因多种外用药有剧毒，如水银、轻粉、铅丹、砒石、升丹、白降丹等，此类药使用时须注意：①不可内服；②不可撒布创面或溃疡面；③尽量不用油调涂，以防吸收中毒。另外，对个别可引起变态反应的药物如斑蝥等尤应注意。

【常用药物与方剂】外用药大多为有毒中药，常用药物有白矾、雄黄、蛇床子、马钱子、硫黄、土荆皮、大风子、砒石、升药、铅丹等。常用复方有九一散、马钱子散、冰硼散等。外用药的主要药理作用及临床外用适应证见表23-1。

表23-1 外用药的主要药理作用及现代应用

药名	主要成分	有毒	药理作用	临床用药
硫黄	硫	有毒	软化表皮、杀疥虫、缓泻、镇咳祛痰	疥疮、痤疮、皮炎、湿疹、酒渣鼻、带状疱疹、脓疱疮、牛皮癣
雄黄	三硫化二砷 As_2S_3	有毒	抗菌、抑制皮肤真菌、抗血吸虫、抗疟原虫、抗肿瘤	面瘫、各种炎症、尿路感染、带状疱疹、腮腺炎、湿疹、疥疮、皮炎、虫积、胬肉
白矾	含水硫酸铝钾 $KAl(SO_4)_2 \cdot 10H_2O$	有毒	抗菌、抑制真菌、利胆、降脂、收敛、抗阴道滴虫	肠炎、痢疾、脱肛、烧烫伤、痔疮、口腔溃疡、中耳炎、疥癣、腮腺炎、阴道炎、疟疾
土荆皮	土荆皮酸、土荆皮苷	有毒	抗致病性真菌、止血、抗肿瘤、抗早孕	手足癣、湿疹、神经性皮炎、念珠性阴道炎
大蒜	大蒜辣素、酸制菌素、大蒜新素		降压、扩冠、降脂、抗肿瘤、增强免疫、抗胃溃疡、护肝	神经性皮炎、皮肤化脓性感染、湿疹、冻疮、深部霉菌感染、斑秃、银屑病、滴虫性阴道炎
蜂房	蜂蜡、树脂、露蜂房油		强心、扩血管、抗炎、镇痛、抑菌、利尿	鼻炎、骨髓炎、疔疮、皮肤病、龋齿牙痛
大风子	大风子油酸、次大风子油酸	有毒	抗菌	手癣、疥疮、神经性皮炎、酒渣鼻
炉甘石	碳酸锌（$ZnCO_3$）、煅炉甘石（ZnO）		防腐、抑菌、收敛、保护创面、止痒	慢性溃疡、皮肤湿疹、乳头皲裂，与他药配伍，外滴治结膜炎、角膜炎、泪囊炎
硼砂	四硼酸二钠（$Na_2B_4O_7 \cdot 8H_2O$）		抗菌、抗感染、皮肤收敛和保护作用	软组织损伤、烧伤、口腔溃疡、皮炎、脚癣、妇科炎症
砒石	三氧化二砷（As_2O_3）	大毒	局部腐蚀、抗菌、抗原虫	宫颈癌、皮肤癌、结核、疖肿、疟疾、斑秃
升药	氧化汞（HgO）	大毒	消毒、促组织再生、伤口愈合	骨髓炎、瘘管、白癜风、酒渣鼻、慢性疮疡
铅丹	四氧化三铅（Pb_3O_4）	有毒	杀菌、杀寄生虫、抑制黏液分泌	湿疹、鸡眼、油风、下肢慢性溃疡、鹅口疮
蛇床子	甲氧基欧芹酚、蛇床明素、蛇床子素、异虎耳草素等	小毒	抗皮肤真菌、抗流感病毒、抗滴虫、抑蛔虫	外阴瘙痒、滴虫性阴道炎、疥癣、湿疹、外阴白色病变、局部瘙痒症、阳痿、螨类皮炎、手足癣
密陀僧	氧化铅（PbO）	有毒	收敛局部黏膜血管、保护溃疡面、减少黏膜分泌、抗菌	溃疡、湿疹、肠炎、痢疾、酒渣鼻、狐臭、汗斑
滑石	含水硅酸镁 $Mg_3Si_4O_{10}(OH)_2$		保护皮肤及黏膜、抗炎、止泻	急慢性软组织损伤、痔疮、脓疱疮、皮炎、湿疹

续表

药名	主要成分	有毒	药理作用	临床用药
轻粉（甘汞）	氯化亚汞（Hg_2Cl_2）	有毒	抗真菌、通便、利尿、抗皮肤溃疡	慢性骨髓炎、手足皲裂、烧烫伤、肛裂、肛痔、阴道炎、神经性皮炎、急慢性中耳炎、酒渣鼻等
九一散	石膏、红粉		提脓、拔毒、去腐、生肌	疮疡痈疽溃、流腐未尽或已渐生新肉的疮口
马钱子散	马钱子、地龙		祛风湿、通经络	臂痛腰痛、周身疼痛及肢体萎缩
冰硼散	冰片、硼砂、朱砂、玄明粉		清热解毒、消肿止痛	咽喉疼痛、牙龈肿痛、口舌生疮

第二节 常用药物

马钱子 Maqianzi

【来源采制】本品为马钱子科植物马钱 *Strychnos nuxvomica* L. 的干燥成熟种子。冬季采收成熟果实，取出种子，晒干。

【主要成分】马钱子中含总生物碱 2% ~5%，主要为番木鳖碱（strychnine 士的宁）、马钱子碱（brucine），还有微量的番木鳖次碱（vomicine）、伪番木鳖碱（pseudostrychnine）、伪马钱子碱（pseudobrucine）、可鲁勃林（colubrine）等。此外尚含番木鳖苷（loganin）、脂肪油、蛋白质等成分。

【性味归经】味苦，性温，有大毒；归肝、脾经。

【主治功能】具有通络止痛、散结消肿的功效。用于跌打损伤，骨折肿痛，风湿顽痹，麻木瘫痪，痈疽疮毒，咽喉肿痛。

【药理作用】

1. 与功效主治相对应的主要药理作用

（1）镇痛　小鼠扭体法、热板法、电刺激法等镇痛实验结果表明，生马钱子及马钱子炮制品、马钱子碱均有明显的镇痛作用。对镇痛作用机理的研究结果表明，马钱子碱及其氮氧化物（马钱子碱加热反应后转化成的另一种化合物，毒性远低于马钱子碱）能抑制大鼠的前列腺素 E、5-HT 等致痛物质的释放，对感觉神经末梢可能有麻痹作用。

（2）抗炎　马钱子常配伍应用于类风湿性关节炎等的临床治疗。实验证实，马钱子生品及马钱子炮制品、马钱子总生物碱及马钱子碱均有较强的抗炎作用，对佐剂诱发的大鼠免疫性关节炎有对抗作用，对巴豆油、角叉菜胶所致实验性炎症亦有抑制作用，总生物碱和马钱子粉对大鼠棉球肉芽肿有明显的抑制作用。可抑制前列腺素 E 的释放，降低血中炎症介质的含量，促炎症渗出物吸收，改变局部组织营养状况。

2. 其他药理作用

（1）对中枢神经系统的作用　士的宁对整个中枢神经系统都有选择性兴奋作用。首先兴奋脊髓的反射功能，提高反射强度，缩短反射时间。过量则使脊髓反射兴奋显著亢进，引起强直性痉挛，可因呼吸肌痉挛而窒息死亡。大剂量士的宁对血管运动中枢、呼吸中枢、咳嗽中枢均有兴奋作用，使血压升高，呼吸加深加快。马钱子碱小剂量对中枢神经系统也有兴奋作用，大剂量则出现明显的镇静作用，使动物的活动量减少。

（2）抗菌　马钱子体外对链球菌、肺炎双球菌等有抑制作用，还可抗皮肤真菌。

（3）对心血管系统作用　研究发现，低浓度马钱子碱能阻断心肌细胞膜上的 K^+ 通道，高浓度抑制 Na^+、Ca^{2+} 通道。异马钱子碱能激动心肌细胞膜上的钙通道，使通道开放时间延长。马钱子碱及其氮氧化物还可对抗黄嘌呤-黄嘌呤氧化酶对心肌细胞肌丝和线粒体的损害，对心肌细胞有保护作用。

（4）对血液系统的影响　马钱子碱及其氮氧化物有类似阿司匹林样抑制血小板聚集及抗血栓形成的作用。此外，马钱子还可促进人淋巴细胞的有丝分裂。

（5）抑制肿瘤　马钱子碱 1.61～6.46mg/kg 对 Heps 和 S180 小鼠实体瘤有抑制作用，能使瘤重明显减轻。砂烫马钱子水煎液 0.072g/kg 对 S180 小鼠实体瘤有明显的抑制作用，还能明显延长 H_{22} 小鼠的生存时间。马钱子生物碱类对人宫颈癌细胞有细胞毒性，异马钱子碱氮氧化物能抗人喉癌细胞生长，破坏肿瘤细胞的形态结构。

（6）对免疫功能的影响　马钱子碱 10～20mg/kg 腹腔注射可显著增强二硝基氯苯的特异性免疫反应，可对抗环磷酰胺引起的免疫功能抑制，诱导 T 淋巴细胞增殖。对正常动物免疫功能无明显影响。

（7）抗氧化　油制、童便制和砂炒马钱子均能提高小鼠血清 SOD 活性。

综上所述，马钱子用种子，主含生物碱、士的宁，均有中枢兴奋作用，经烧碳去性存用后产生的氮氧化物毒性变低，对感觉神经末梢有麻痹作用。

【现代应用】

1. 神经系统疾病　马钱子切片贴于患侧治疗面瘫、马钱子膏贴患侧治疗三叉神经痛、制马钱子研末口服治疗坐骨神经痛及重症肌无力等，均有较好疗效。

2. 风湿性疾病　风痛散（马钱子与麻黄同煎后，弃麻黄，取马钱子油炙，研末，制成），口服治疗 58 例风湿性关节炎患者、16 例类湿风湿性关节炎患者，能明显缓解肌肉酸痛、胀麻、寒冷诸症，总有效率分别为 77.6% 和 56%。

3. 格林-巴利综合征　马钱子散治疗格林-巴利综合征 43 例，口服用药后，患者肌力提高，总有效率为 83%。

4. 手足癣　马钱子药油外擦，治疗手足癣患者 64 例，疗效较好。

【不良反应】马钱子有大毒，生马钱子为国家规定的毒性中药管理品种，使用需凭医生签名的正式处方，其所含的主要生物碱如士的宁等既是有效成分，又是毒性成分。中毒量则破坏反射活动的正常过程，使兴奋在整个脊髓中扩散而呈特有的强直性痉挛。严重者可因呼吸肌强直性收缩而引起窒息。士的宁还能加强阻止胆碱酯酶破坏乙酰胆碱的作用，使肠蠕动加强，致腹痛、腹泻。马钱子碱和士的宁极大剂量时，均可阻断神经肌内传，呈现箭毒样作用。马钱子也不例外可直接损害肾小管上皮细胞，导致急性肾功能衰竭、尿毒症。马钱子若炮制不当、过量或久服均可致中毒，严重者可见全身肌肉强直性痉挛，惊厥，角弓反张，过度兴奋致呼吸肌痉挛收缩，窒息而死亡。

本品所含有毒成分能被皮肤、黏膜吸收，故外用不宜大面积涂敷，口腔黏膜更须谨慎。忌生用、久用，不宜与麝香或延胡索配伍使用。体虚者慎服，孕妇禁用。

蛇床子　Shechuangzi

【来源采制】本品为伞形科植物蛇床 *Cnidium monnieri*（L.）Cuss 的干燥成熟果实。夏、秋二季果实成熟时采收，除去杂质，晒干。主产于河北、浙江、江苏、四川等地。

【主要成分】蛇床子主要含香豆素类化合物，另外还含有挥发油、倍半萜及糖类成分。香豆素类化合物主要成分是蛇床子素、欧芹属素乙、异虎耳草素、佛手柑内酯、花椒毒素、花椒毒酚、蛇床定、当归素等。挥发油主要包含 α-蒎烯、莰烯、柠檬烯、醋酸龙脑酯等。

【性味归经】味辛、苦，性温，有小毒；归肾经。

【主治功能】外用燥湿杀虫止痒；内服温肾壮阳，祛风燥湿。内服用于治疗阴痒带下，湿疹瘙痒，肾虚阳痿，宫冷不孕，寒痹腰痛；外治滴虫性阴道炎、手足癣感染等。

【药理作用】

1. 与功效主治相对应的主要药理作用

（1）抗病原微生物　蛇床子煎液在体外对金黄色葡萄球菌（包括耐药菌）、枯草杆菌、铜绿假单胞菌、变形杆菌等多种细菌，羊毛状小孢子菌、絮状表皮癣菌、石膏样癣菌等真菌均有抑制作用，对红色毛癣菌、许兰毛癣菌、石膏样小孢子菌、短发毛癣菌、紫色毛癣菌等致病性浅部真菌感染亦有不同程度抑制作用。

（2）抗炎　蛇床子素和花椒毒酚可抑制二甲苯引起的小鼠耳肿胀及醋酸引起的小鼠腹腔毛细血管通透性增高，明显抑制小鼠肉芽肿的生成。蛇床子素和花椒毒酚对角叉菜胶诱发的大鼠及切除双侧肾上腺的大鼠足肿胀有拮抗作用，其中花椒毒酚还可降低炎症部位组织内前列腺素含量，而蛇床子素对其影响则不明显。

（3）抗变态反应　蛇床子挥发油有止痒作用，此作用与拮抗组胺和抑制肥大细胞脱颗粒有关。蛇床子有效成分 R2 可提高磷酸组胺对豚鼠的致痒阈，抑制由 4-氨基吡啶所引起的小鼠皮肤瘙痒反应。蛇床子也具有抗变态反应的作用，能抑制小鼠同种被动皮肤过敏反应，抑制2,4-二硝基氯苯所诱发的小鼠迟发性超敏反应。

2. 其他药理作用

(1) 性激素样作用　蛇床子浸膏有雌激素样作用，能使小鼠子宫和卵巢的重量增加，延长交尾期。对小鼠也有雄激素样作用，能增加前列腺、精囊的重量。

(2) 抗诱变、抗癌　蛇床子素、欧芹属素乙、异虎耳草素、佛手柑内酯、花椒毒素对黄曲霉素 B_1 的诱发作用具有较高的抑制活性；蛇床子水提取液可抑制 S180 肉瘤的生长，并可延长动物生存时间。

(3) 抗心律失常　蛇床子的水提取物、总香豆素对氯仿诱发的小鼠室颤、氯化钙诱发的大鼠室颤均有明显的预防作用，蛇床子素和花椒毒酚同样具有此药理作用，并能提高家兔心室电致颤阈。蛇床子的水提取物、总香豆素、蛇床子素、花椒毒酚对心肌细胞膜的钠离子内流有明显抑制作用。

(4) 对中枢神经系统的影响　蛇床子总香豆素对中枢神经系统有一定的抑制作用，蛇床子素可显著增强阈下催眠剂量戊巴比妥钠对小鼠的催眠作用。蛇床子素有促进小鼠学习记忆的作用，能显著改善小鼠记忆获得、巩固及方向辨别能力。

综上所述，蛇床子用果实，主含香豆素类化合物，以及挥发油、倍半萜及糖类，香豆素类抑制中枢神经而止痒，挥发油可提高致痒阈，水提物和香豆素类抑制心肌细胞 Na^+ 内流而抗室颤。

【现代应用】

1. 湿疹、痒疹和荨麻疹　以蛇床子为主的复方（常与黄芩、牡丹皮、生地黄等配伍），常用于疱疹湿痒肿痛等湿疹、痒疹和荨麻疹。

2. 滴虫性阴道炎及霉菌感染　蛇床子单用（蛇床子散）常用于妇人阴寒、湿浊带下等滴虫性阴道炎及霉菌感染。

3. 性功能减退及不孕症　以蛇床子为主的复方常用于肾阳亏虚的阳痿、宫冷等性功能减退及不孕症。

【不良反应】服用蛇床子总香豆素后，少数患者有轻微口干、思睡、轻度胃部不适（饭后服用可避免），但均不影响继续治疗，停药后症状自行消失，对血压、心律等均无不良反应。用含蛇床子的煎剂熏洗，局部灼热、甚痒，出现红色斑疹，红肿起疱，流黄水等。

砒石 Pishi

【来源采制】砒石又名信石，有红砒和白砒两种。本品为砷矿中的神华矿石的加工品。除极少部分来自天然砷矿的氧化物外，大多数由砷矿石升华或使雄黄氧化升华而成。主要分布于甘肃、江西、湖南、广东、广西和贵州等地。

【主要成分】砒石主要成分为三氧化二砷（As_2O_3），白色，八面体结晶。红砒除含As_2O_3外，尚含少量红色矿物硫化砷。

【性味归经】味辛、酸，性大热，有大毒；归肺、肝经。

【主治功能】外用蚀疮去腐，杀虫；内服祛痰平喘，截疟。用于寒痰哮喘，久疟，恶疮腐肉不脱，痔疮，牙疳等。

【药理作用】

1. 与功效主治相对应的主要药理作用

（1）腐蚀　本品外用或内服对皮肤黏膜有强烈的腐蚀作用。

（2）抗病原微生物　本品对疟原虫、阿米巴原虫及其他微生物均有杀灭作用。

2. 其他药理作用

（1）平喘　对卵清白蛋白（OVA）哮喘模型，砒石能减轻其气道阻塞，降低气道高反应性，并能降低哮喘小鼠肺组织5-脂氧合酶激活蛋白基因表达、支气管肺泡灌洗液中的白三烯C_4水平，具有平喘作用。

（2）抗肿瘤　砒石对癌细胞有特定的毒性，对急性早幼粒细胞白血病等有较好的抑制作用。体外细胞培养实验表明，30μg/mL的砒石对白血病祖细胞具有明显抑制作用，其效果与柔红霉素相似。研究发现，三氧化二砷对急性早幼粒细胞白血病细胞株NB_4细胞有诱导凋亡和不完全分化的双重作用，而且能促进PML/PML-RARα蛋白的降解。

（3）同化作用　长期微量吸收砒石可使机体同化作用加强，有促进蛋白质合成，促脂肪组织增厚，改善皮肤营养，增强骨骼造血功能，促进红细胞和血红蛋白新生的作用。此作用机制与少量砒石抑制氧化引起同化作用增强有关。

【现代应用】

1. 支气管哮喘　以砒石为主的复方（如紫金丹）常用于祛痰平喘，治疗寒痰哮喘、日久不食等支气管哮喘等。

2. 内痔、肛瘘、早期宫颈癌、皮肤癌等　以砒石为主的复方（如枯痔散、四品散等）可外用治疗恶疮腐肉不脱、痔核肿痛、走马牙疳及瘰疬等。

3. 急性早幼粒细胞白血病　三氧化二砷注射液静脉点滴可用于治疗难治性急性早幼粒细胞白血病。

此外，砒石复方对结核病、神经性皮炎均有一定疗效。

【不良反应】砒石有剧毒，其中毒量个体差异很大，可相差10倍。一般认为成人中毒量为0.01g，致死量为0.1～1.2g。在常规剂量内已有不良反应。长期服用或稍大剂量使用就有明显的中毒反应，外用也能吸收中毒。多数急性白砒中毒患者的主要表现为恶心、呕吐、口渴、咽喉烧灼，重度中毒有黏液血便、意识不清、痉挛等。有的急性白砒中毒患者还有心电图的改变、隔神经麻痹及卟啉病等。白砒给小鼠灌胃的 LD_{50} 为 0. 14g/kg；红砒给小鼠灌胃的 LD_{50} 为 0. 24g/kg，中毒表现为拒食少动，肝瘀血，有肠积液。

复习思考

一、单选题

1. 下列哪项是马钱子的药理作用（　　）

A. 镇痛　B. 降血压　C. 降血脂

D. 降血糖　E. 抗惊厥

2. 马钱子严重中毒的症状（　　）

A. 心律失常　B. 呼吸肌痉挛收缩甚至窒息死亡

C. 剧烈腹泻　D. 严重水肿　E. 消化道出血

3. 马钱子的主要有效成分是（　　）

A. 挥发油　B. 番木鳖碱　C. 多种强心苷

D. 多种多糖　E. 多种有机酸